うつ病は心の弱さが原因ではない

監修・原作 近藤一博
「東京慈恵会医科大学教授」
漫画・原作 に[illegible]く

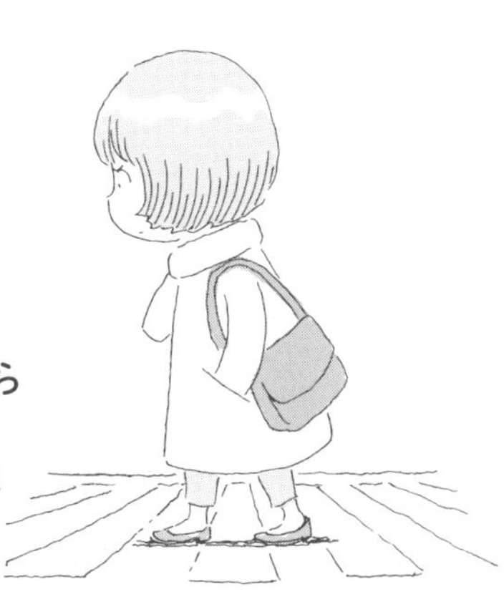

ウイルス原因説から
見える
うつ病治療の未来

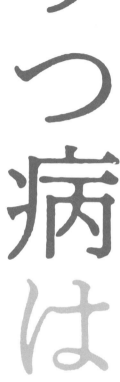

河出書房新社

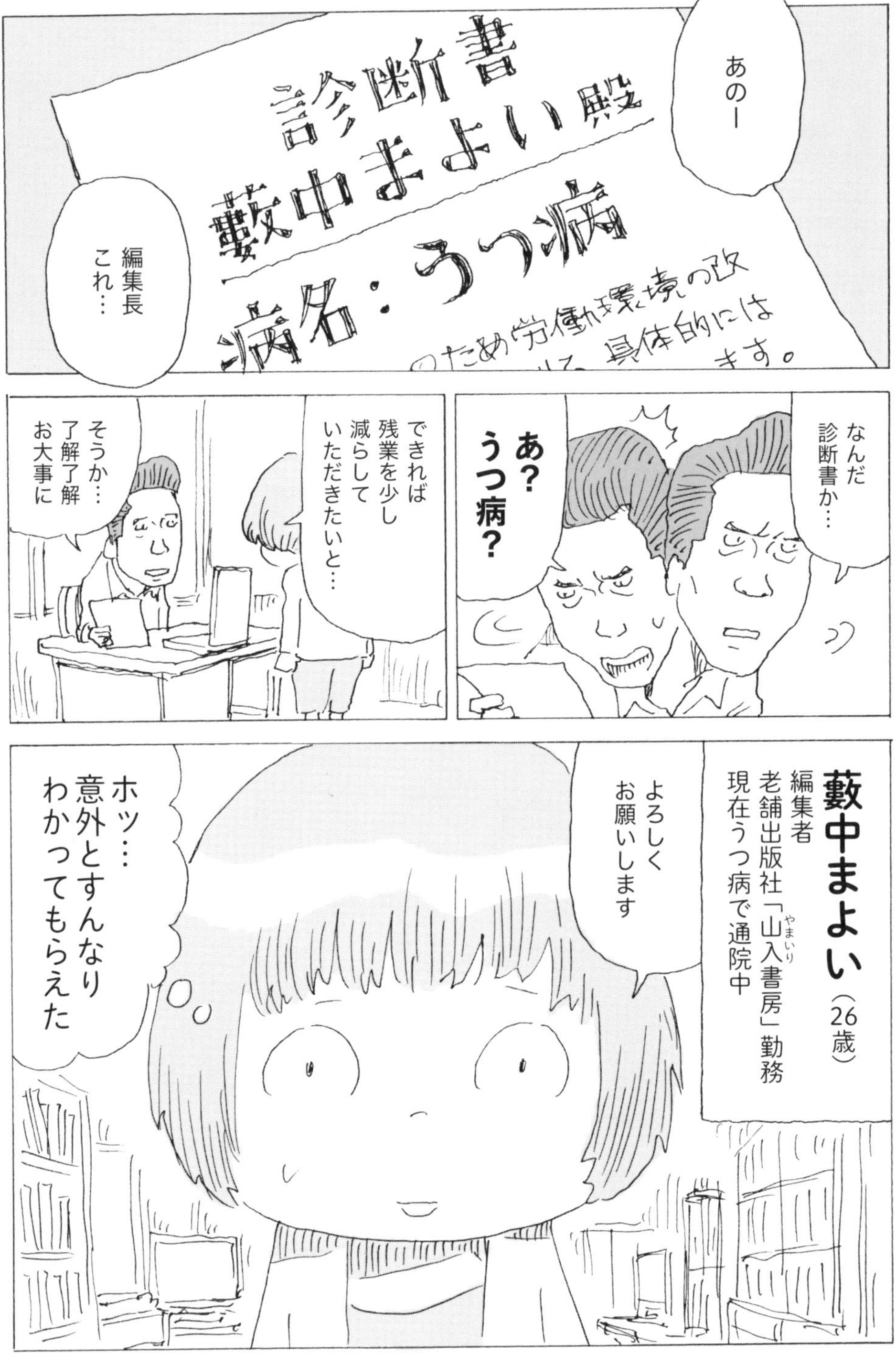
診断書
藪中まよい殿
病名：うつ病
のため労働環境の改
具体的には
きます。
あのー
編集長 これ…
なんだ 診断書か…
あ？ うつ病？
できれば 残業を少し 減らして いただきたいと…
そうか… 了解了解 お大事に
藪中まよい（26歳）
編集者
老舗出版社「山入《やまいり》書房」勤務
現在うつ病で通院中
よろしく お願いします
ホッ… 意外とすんなり わかってもらえた

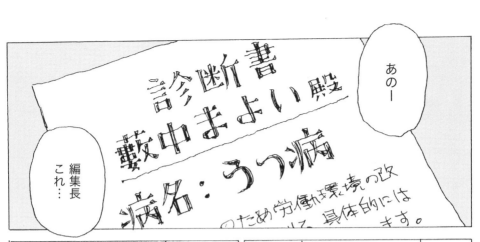

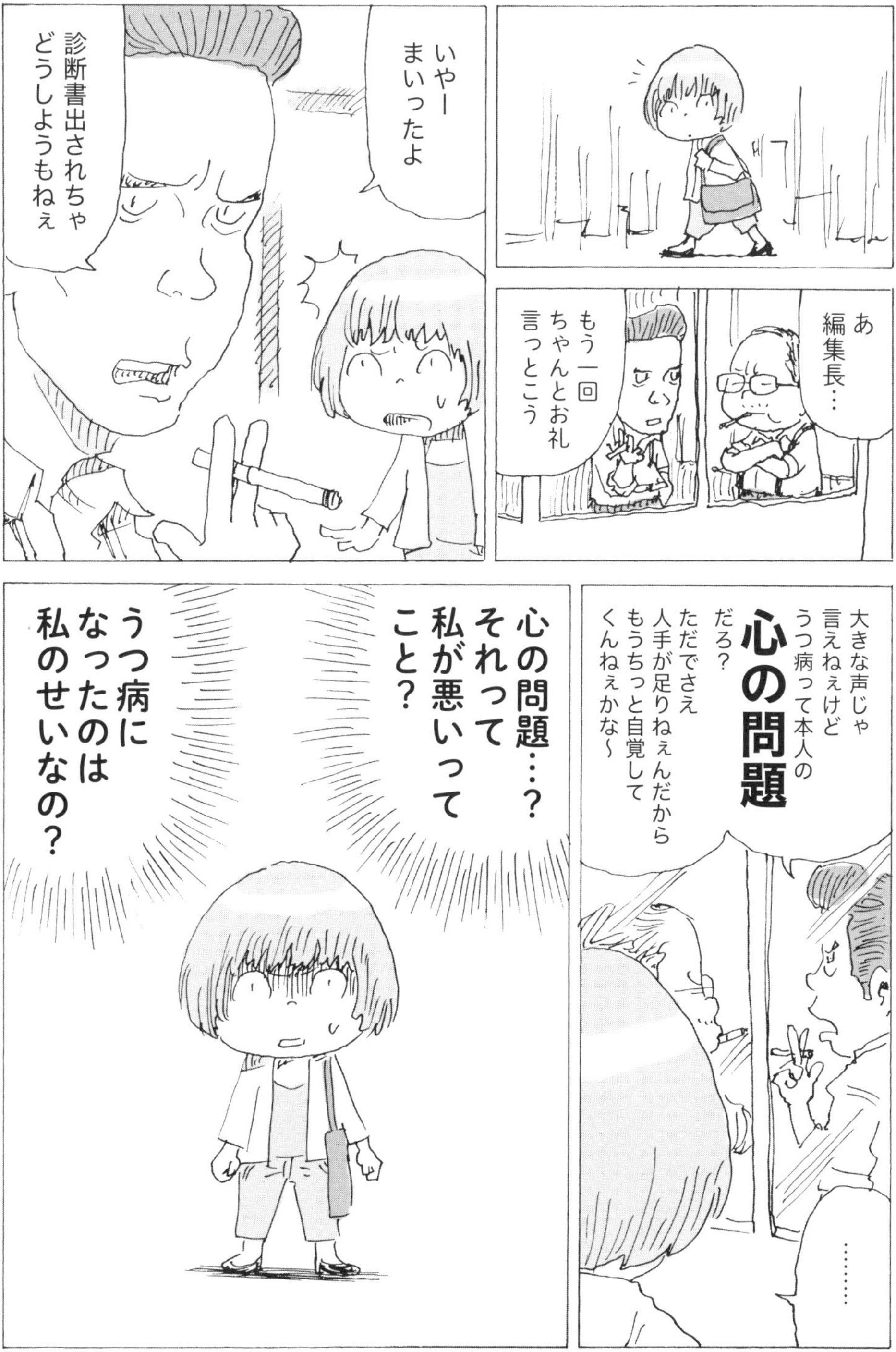
あ
編集長…
もう一回
ちゃんとお礼
言っとこう
いやー
まいったよ
診断書出されちゃ
どうしようもねぇ
大きな声じゃ
言えねぇけど
うつ病って本人の
心の問題
だろ？
ただでさえ
人手が足りねぇんだから
もうちっと自覚して
くんねぇかな～
………
心の問題…？
それって
私が悪いって
こと？
うつ病に
なったのは
私のせいなの？

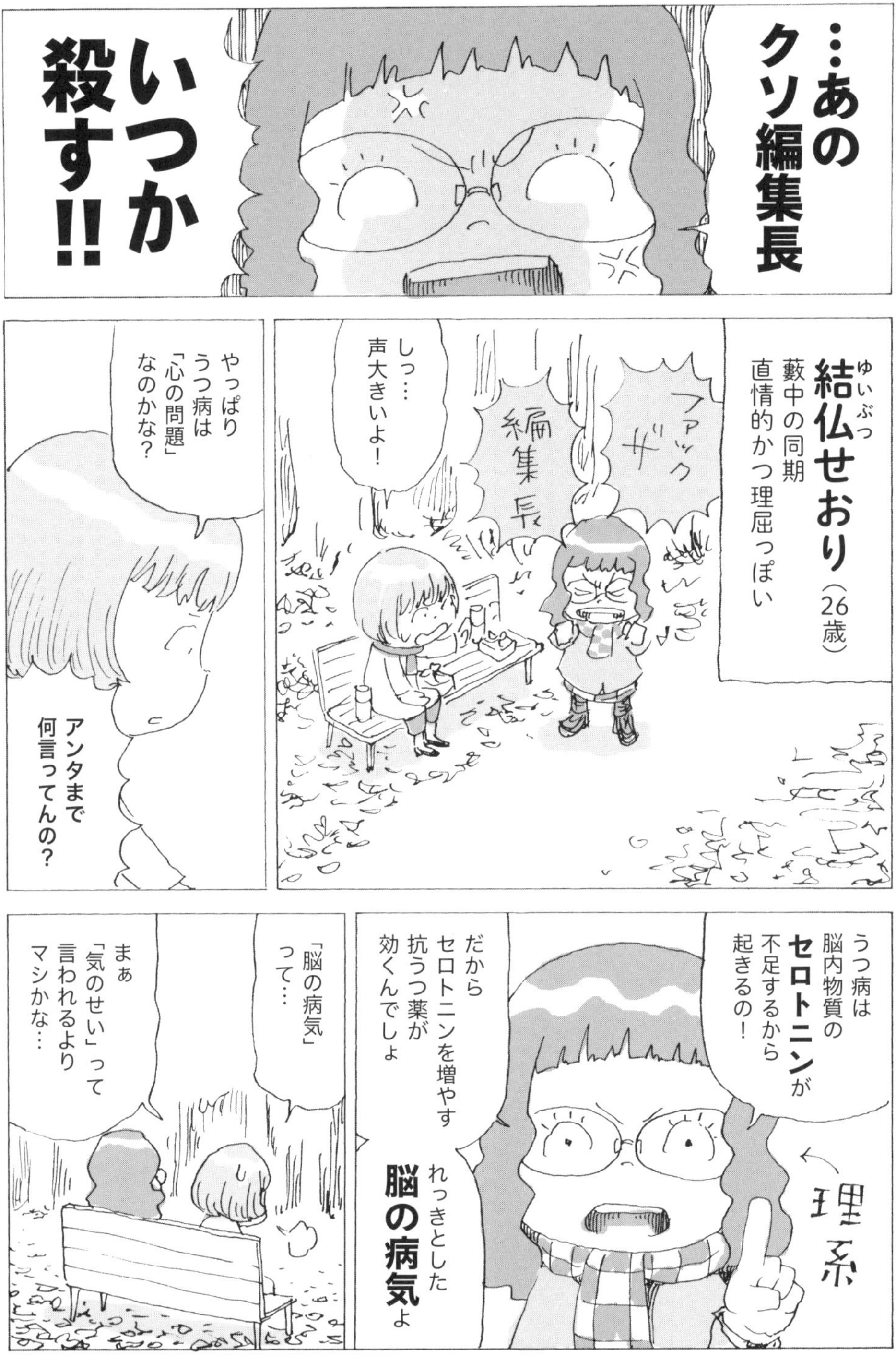
…あの
クソ編集長
いつか
殺す!!
結仏《ゆいぶつ》せおり(26歳)
藪中の同期
直情的かつ理屈っぽい
ファック
ザ
編集長
しっ…
声大きいよ!
やっぱり
うつ病は
「心の問題」
なのかな?
アンタまで
何言ってんの?
うつ病は
脳内物質の
セロトニンが
不足するから
起きるの!
理系
だから
セロトニンを増やす
抗うつ薬が
効くんでしょ
れっきとした
脳の病気よ
「脳の病気」
って…
まぁ
「気のせい」って
言われるより
マシかな…

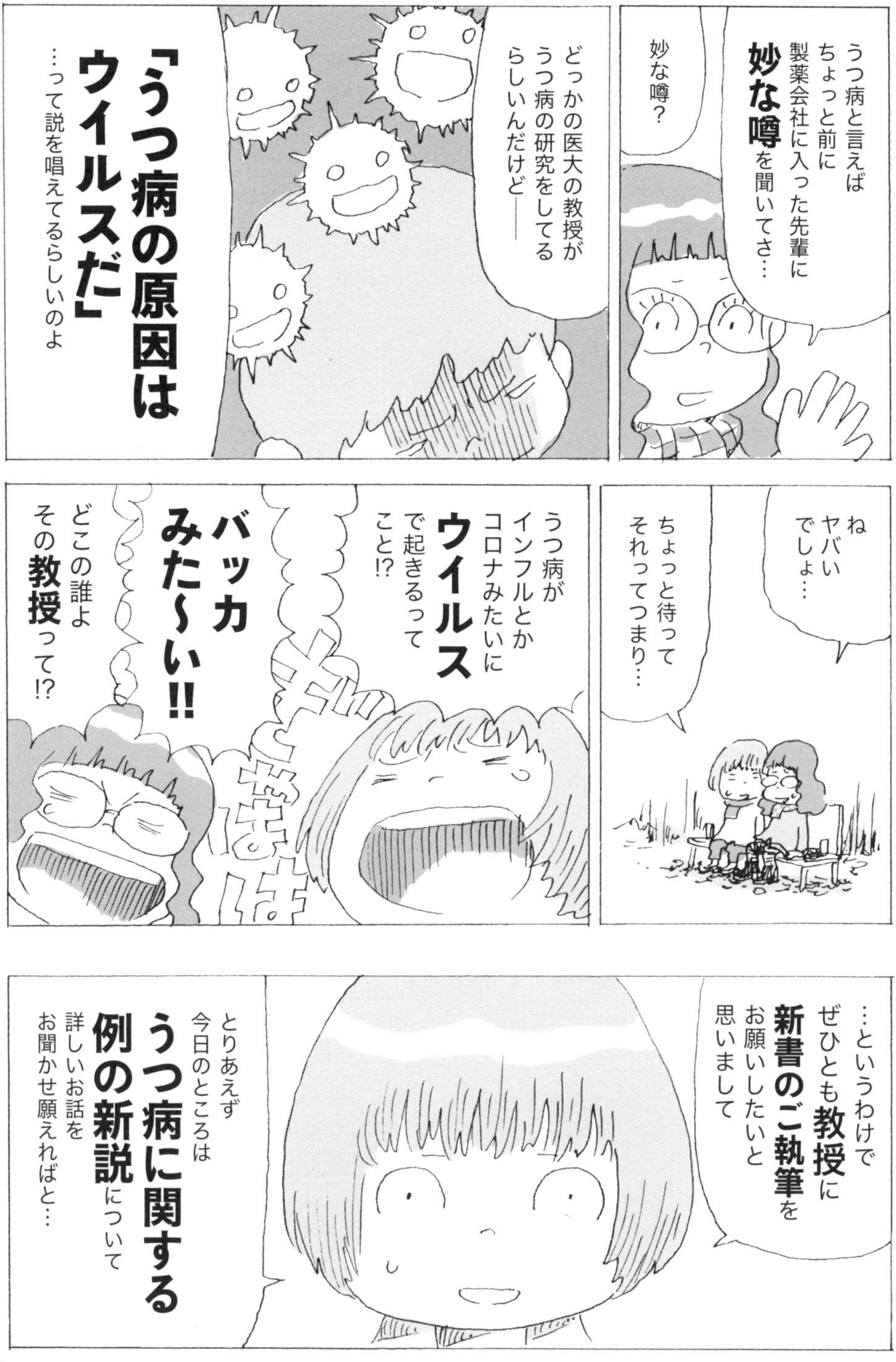
うつ病と言えば ちょっと前に 製薬会社に入った先輩に 妙な噂を聞いてさ…
妙な噂？
どっかの医大の教授が うつ病の研究をしてる らしいんだけど――
「うつ病の原因はウイルスだ」
…って説を唱えてるらしいのよ
ね ヤバいでしょ…
ちょっと待って それってつまり…
うつ病が インフルとか コロナみたいに ウイルスで起きるって こと!?
バッカみた〜い!!
どこの誰よ その教授って!?
…というわけで ぜひとも教授に 新書のご執筆を お願いしたいと 思いまして
とりあえず 今日のところは うつ病に関する 例の新説について 詳しいお話を お聞かせ願えればと…

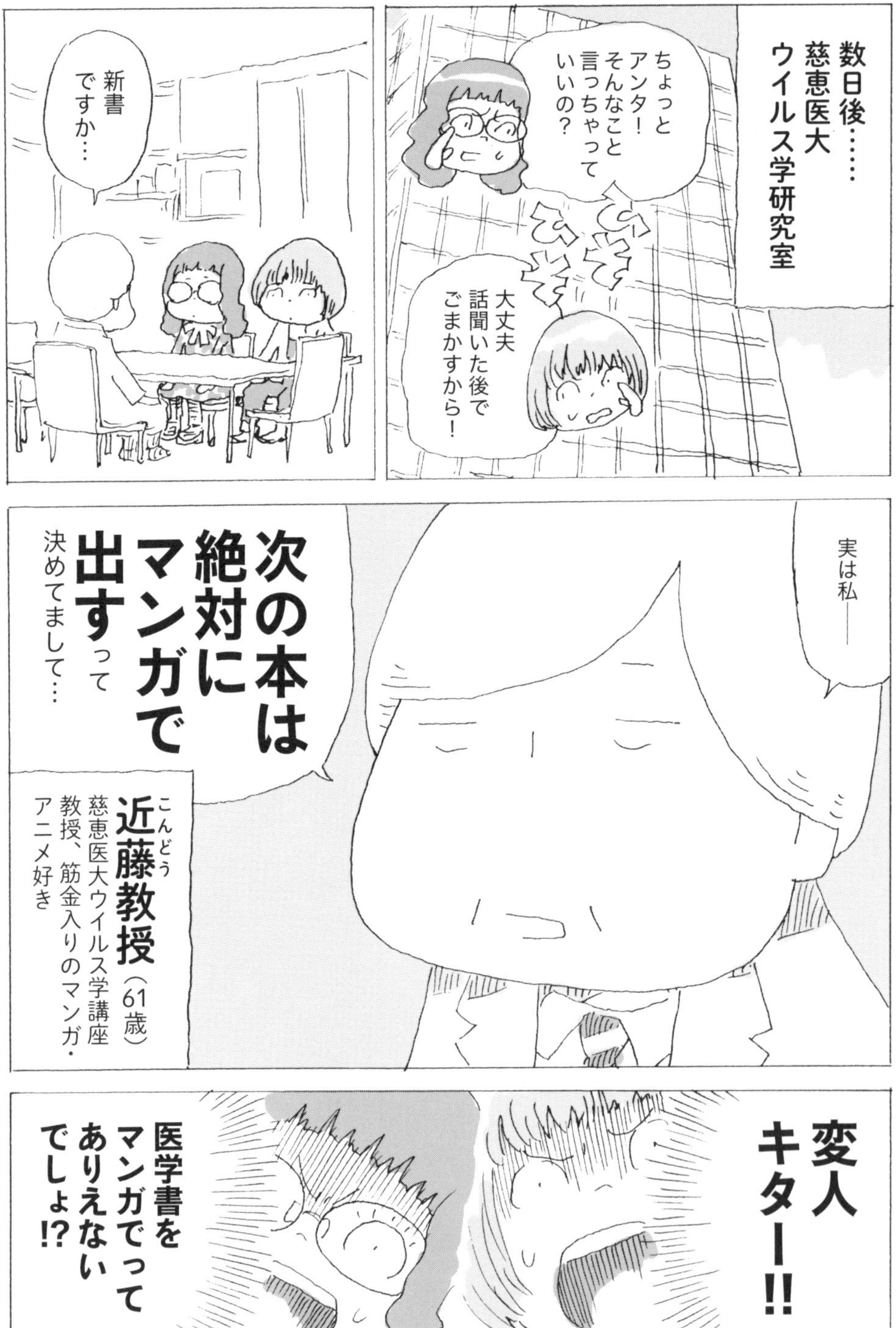

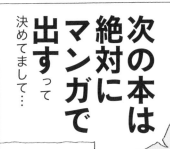

数日後……
慈恵医大
ウイルス学研究室
ちょっと
アンタ！
そんなこと
言っちゃって
いいの？
ひそ
ひそ
大丈夫
話聞いた後で
ごまかすから！
新書
ですか…
実は私――
次の本は
絶対に
マンガで
出すって
決めてまして…
近藤《こんどう》教授（61歳）
慈恵医大ウイルス学講座
教授、筋金入りのマンガ・
アニメ好き
変人
キター!!
医学書を
マンガでって
ありえない
でしょ!?

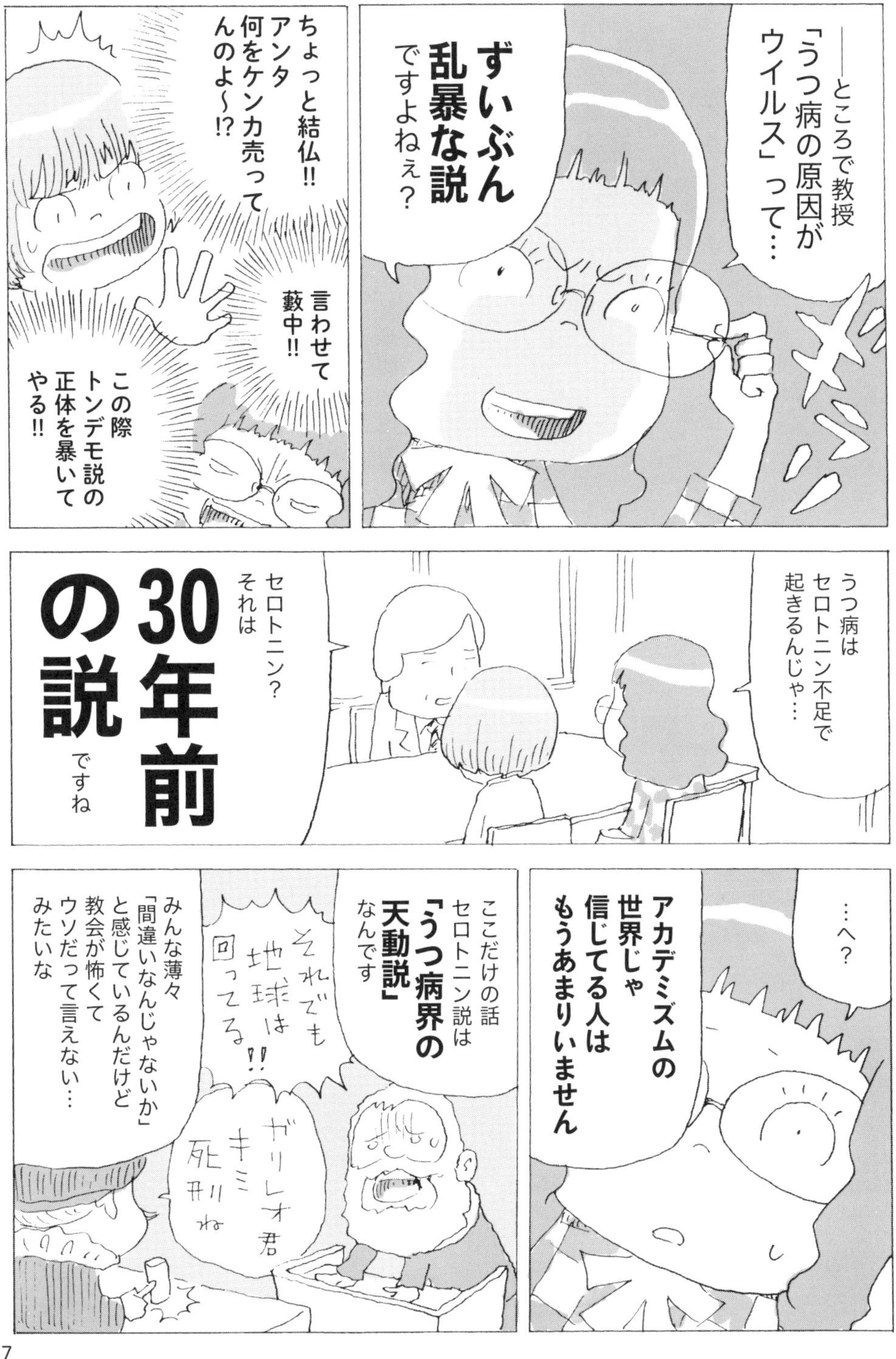
——ところで教授
「うつ病の原因がウイルス」って…
ずいぶん乱暴な説ですよねぇ？
ちょっと結仏!!
アンタ何をケンカ売ってんのよ〜!?
言わせて藪中!!
この際トンデモ説の正体を暴いてやる!!
うつ病はセロトニン不足で起きるんじゃ…
セロトニン？
それは30年前の説ですね
…へ？
アカデミズムの世界じゃ信じてる人はもうあまりいません
ここだけの話セロトニン説は「うつ病界の天動説」なんです
みんな薄々「間違いなんじゃないか」と感じているんだけど教会が怖くてウソだって言えない…みたいな
それでも地球は回ってる!!
ガリレオ君キミ死刑ね

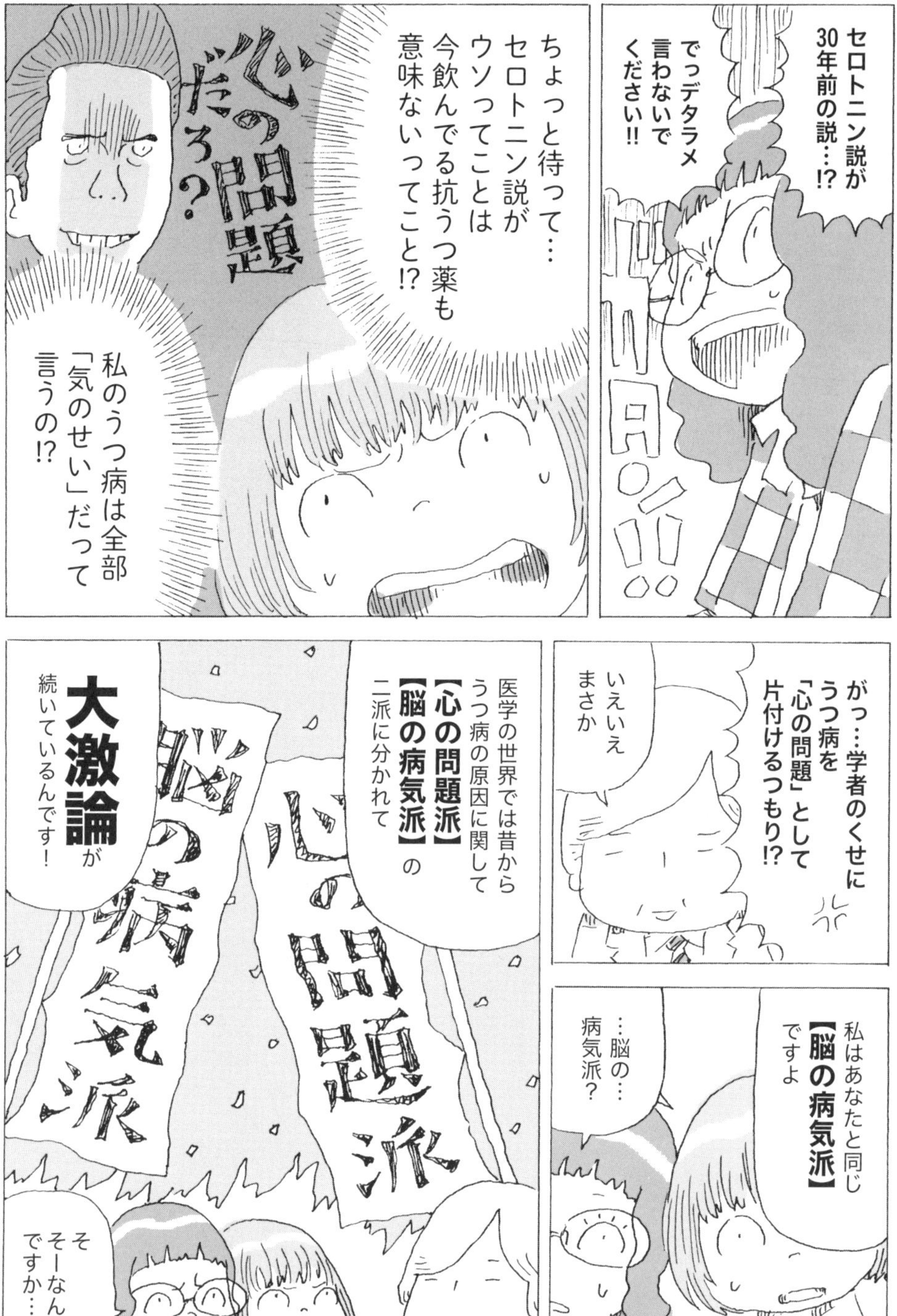
セロトニン説が30年前の説…!?
でっデタラメ言わないでください!!
ちょっと待って…セロトニン説がウソってことは今飲んでる抗うつ薬も意味ないってこと!?
心の問題だろ?
私のうつ病は全部「気のせい」だって言うの!?
がっ…学者のくせにうつ病を「心の問題」として片付けるつもり!?
いえいえまさか
私はあなたと同じ【脳の病気派】ですよ
…脳の…病気派?
医学の世界では昔からうつ病の原因に関して【心の問題派】【脳の病気派】の二派に分かれて
大激論が続いているんです!
心の問題派
脳の病気派
そ そーなんですか…

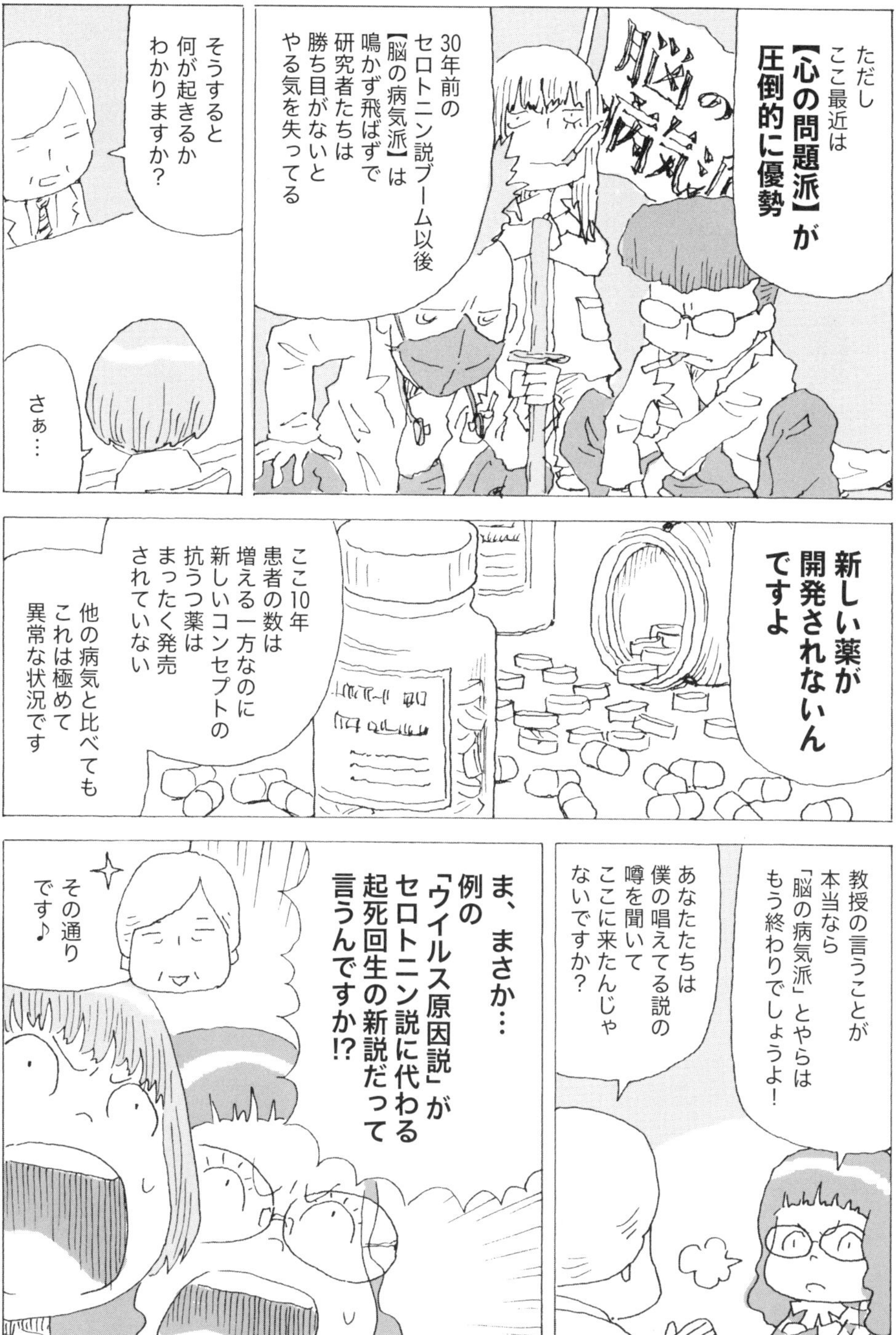
ただし ここ最近は 【心の問題派】が 圧倒的に優勢
脳の病気派
30年前の セロトニン説ブーム以後 【脳の病気派】は 鳴かず飛ばずで 研究者たちは 勝ち目がないと やる気を失ってる
そうすると 何が起きるか わかりますか?
さぁ…
新しい薬が 開発されないんですよ
ここ10年 患者の数は 増える一方なのに 新しいコンセプトの 抗うつ薬は まったく発売 されていない
他の病気と比べても これは極めて 異常な状況です
教授の言うことが 本当なら 「脳の病気派」とやらは もう終わりでしょうよ!
あなたたちは 僕の唱えてる説の 噂を聞いて ここに来たんじゃ ないですか?
ま、まさか… 例の 「ウイルス原因説」が セロトニン説に代わる 起死回生の新説だって 言うんですか!?
その通り です♪

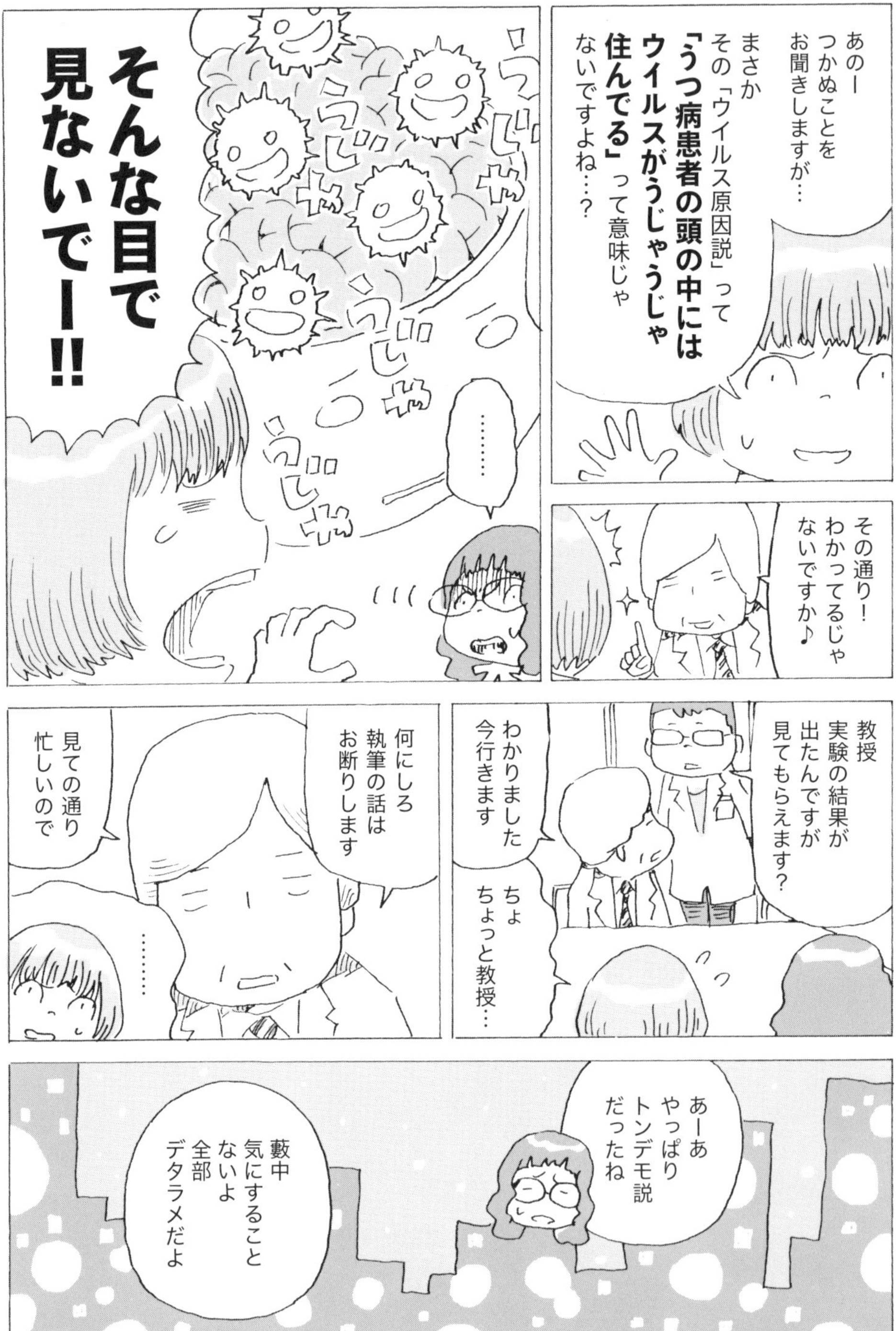
あのー
つかぬことを
お聞きしますが…
まさか
その「ウイルス原因説」って
「うつ病患者の頭の中にはウィルスがうじゃうじゃ住んでる」って意味じゃないですよね…?
うじゃうじゃ
……
そんな目で見ないでー!!
その通り!
わかってるじゃないですか♪
教授
実験の結果が出たんですが見てもらえます?
わかりました
今行きます
ちょ
ちょっと教授…
何にしろ
執筆の話は
お断りします
見ての通り
忙しいので
……
あーあ
やっぱり
トンデモ説
だったね
藪中
気にすること
ないよ
全部
デタラメだよ

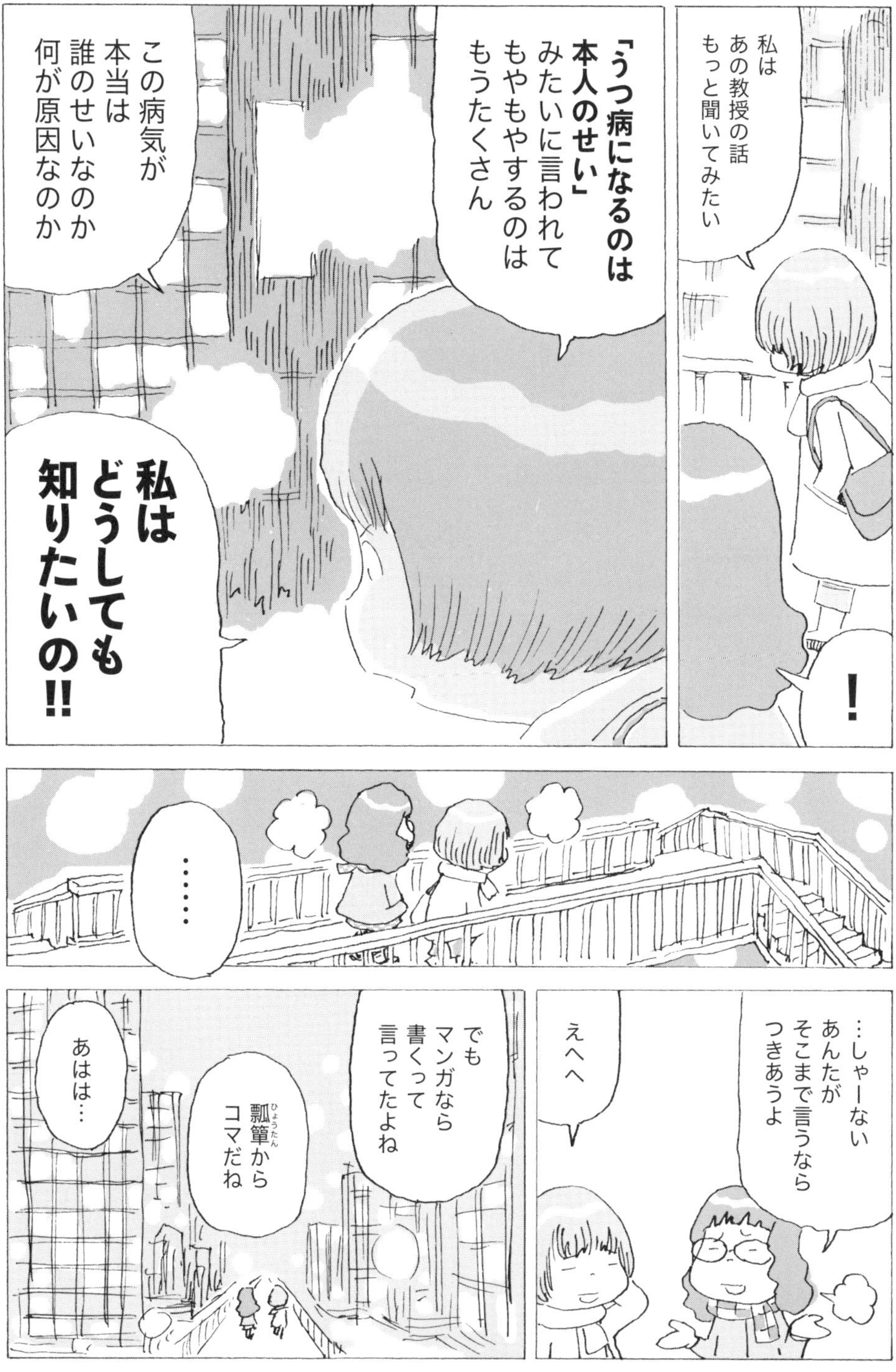

私は あの教授の話 もっと聞いてみたい
!
「うつ病になるのは本人のせい」みたいに言われてもやもやするのはもうたくさん
この病気が本当は誰のせいなのか何が原因なのか
私はどうしても知りたいの!!
……
…しゃーない あんたが そこまで言うなら つきあうよ
えへへ
でも マンガなら 書くって 言ってたよね
瓢箪《ひょうたん》から コマだね
あはは…

はじめに

この本は、うつ病の正しい知識を持つことで、うつ病に対するあきらめや偏見をなくすことを目標としています

東京慈恵会医科大学・ウイルス学講座教授の近藤です。
うつ病の問題の深刻さは、今さら申し上げるまでもなく、
今世紀初頭から、十分に理解されてきました。
うつ病は過労死の最大の原因。２０３０年には世界でもっとも重要な疾患となる等々…。
さらに、新型コロナウイルスの流行は、うつ病の深刻さにさらに拍車をかけています。
しかし、うつ病の原因究明はいっこうに進んでいません。
むしろ、どんどん袋小路に入っていってしまっている感さえあります。
原因が見つからない、特効薬が開発できない。
ここから出てくるのは、「うつ病は病気ではないのではないか」という考え方です。
うつ病は病気ではなく、心の問題。心の弱さや性格が原因。
そんなふうに考えておられる方も多いのではないでしょうか？
この考え方は今に始まったことではなく、１００年以上前からある考え方です。
そして、この考え方の厄介なのは、悪意ではなく、善意から出たものだという点です。
うつ病は、偏見が少なくなったとは言え、やはり精神疾患だという重みがあります。
家族や友達、そして自分が精神疾患にかかったとは思いたくないものです。
その結果、「うつ病は気のせいだから、そんなに気にすることはないよ」とか、

「悩みがあるなら聞くから一緒に考えよう」とか、
「ストレスがたまっているだけだから気分転換しよう」などといったセリフがよく聞かれます。
どれも善意なのですが、その結果、せっかくの気遣いが患者さんを苦しめます。
気のせい、すなわち「自分の責任」というところに行き着いてしまうのです。
自分のせいだからといって会社を休めない人もいます。
場合によっては、気のせいだといって、親が医者にかからせてくれない人もいます。
結果として、正しい治療が受けられずに、うつ病がどんどん悪化してしまいます。
現在の日本が抱えているうつ病の問題の多くがここにあると思います。
「これを打破するには、うつ病の原因を明らかにするしかない」と我々は考えました。
幸い最近、うつ病患者の8割が、ヒトヘルペスウイルス6というウイルスの影響でうつ病になっていることを発見することができました。
この本は、この研究成果をわかりやすく解説するとともに、
うつ病に対するあきらめや偏見と戦う方法をお伝えすることを目的にしています。
理論武装とまではいきませんが、自分を責める気持ちを跳ね返したり、
友達がうつ病で苦しんでいる時に
周囲の偏見に反論したりする方法を知ってもらうことはできると考えています。
この本を読んで、うつ病で苦しんでいる自分や周りの人に対して、
本当の意味で優しくなっていただければと願っています。

Contents

うつ病は心の弱さが原因ではない
ウイルス原因説から見えるうつ病治療の未来

Characters

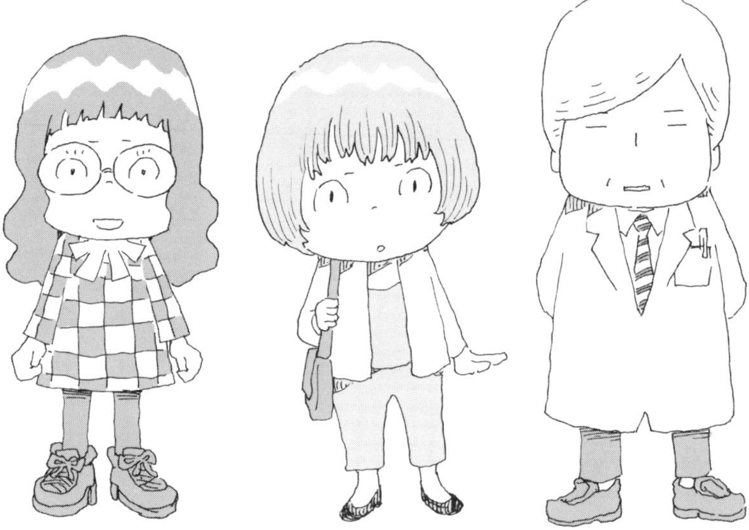

近藤《こんどう》教授（61歳）
慈恵医大ウイルス学講座教授。
「うつ病ウイルス原因説」を唱えている。
筋金入りのマンガ・アニメ好き。

藪中《やぶなか》まよい（26歳）
編集者。老舗出版社「山入書房」勤務。
現在うつ病で通院中。
マジメで引っ込み思案。

結仏《ゆいぶつ》せおり（26歳）
藪中の同期。
アメリカ帰りのリケジョ編集者。
理屈っぽくて攻撃的な性格。

第一章

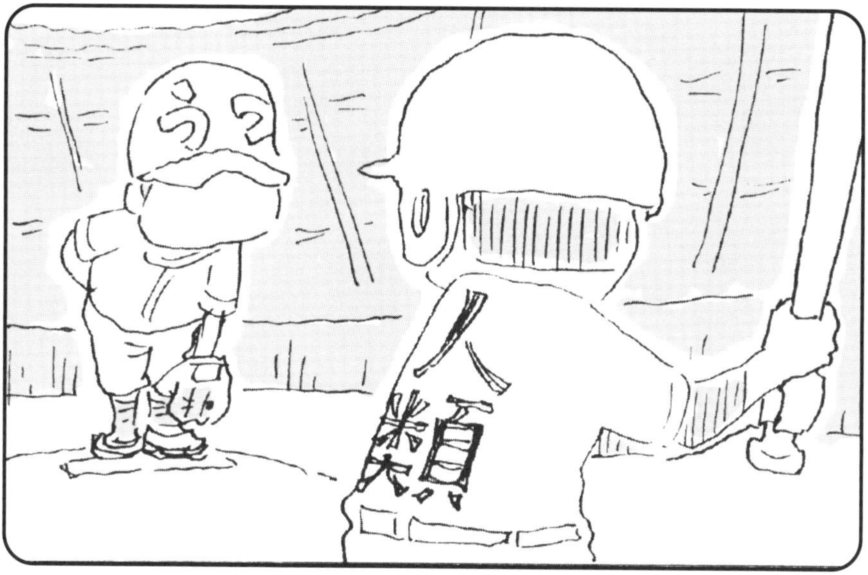

「心の問題派」vs「脳の病気派」
そもそもうつ病って病気なの？

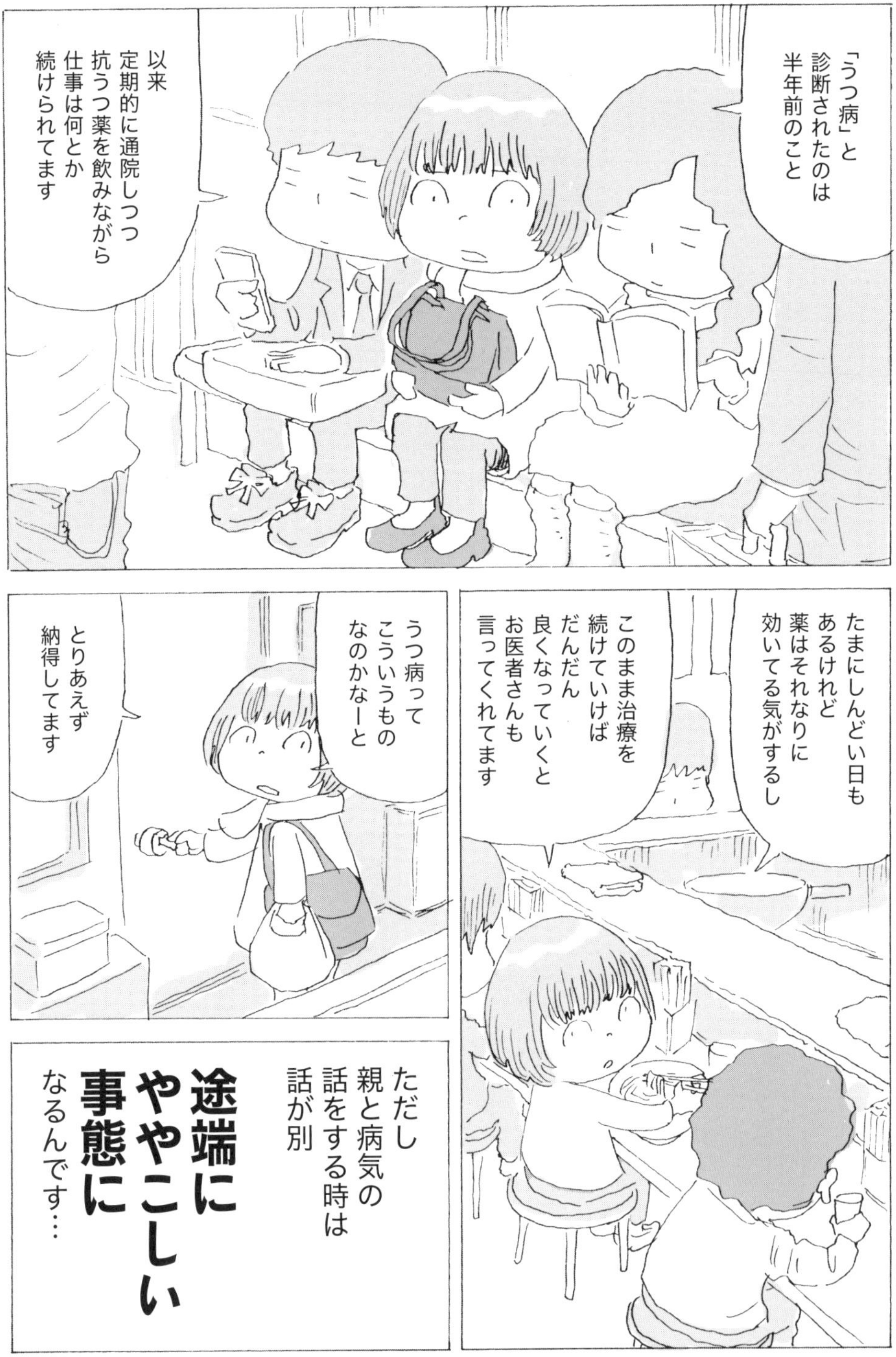
「うつ病」と診断されたのは半年前のこと
以来 定期的に通院しつつ抗うつ薬を飲みながら仕事は何とか続けられてます
たまにしんどい日もあるけれど薬はそれなりに効いてる気がするし
このまま治療を続けていけばだんだん良くなっていくとお医者さんも言ってくれてます
うつ病ってこういうものなのかなーと
とりあえず納得してます
ただし親と病気の話をする時は話が別
途端にややこしい事態になるんです…

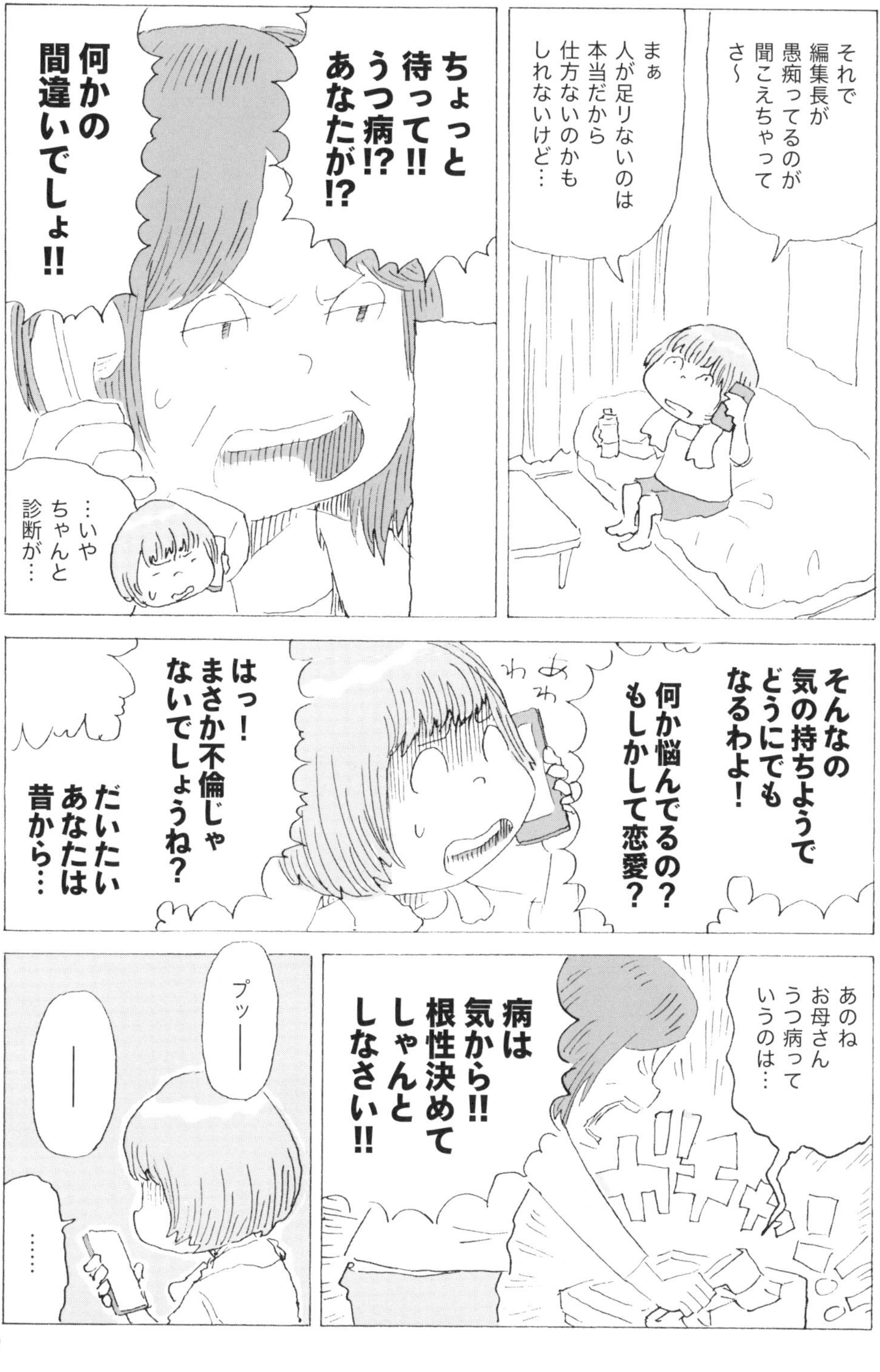
それで
編集長が
愚痴ってるのが
聞こえちゃって
さ〜
まぁ
人が足りないのは
本当だから
仕方ないのかも
しれないけど…
ちょっと
待って!!
うつ病!?
あなたが!?
何かの
間違いでしょ!!
…いや
ちゃんと
診断が…
そんなの
気の持ちようで
どうにでも
なるわよ!
何か悩んでるの?
もしかして恋愛?
はっ!
まさか不倫じゃ
ないでしょうね?
だいたい
あなたは
昔から…
あのね
お母さん
うつ病って
いうのは…
病は
気から!!
根性決めて
しゃんと
しなさい!!
プッ——
——
……

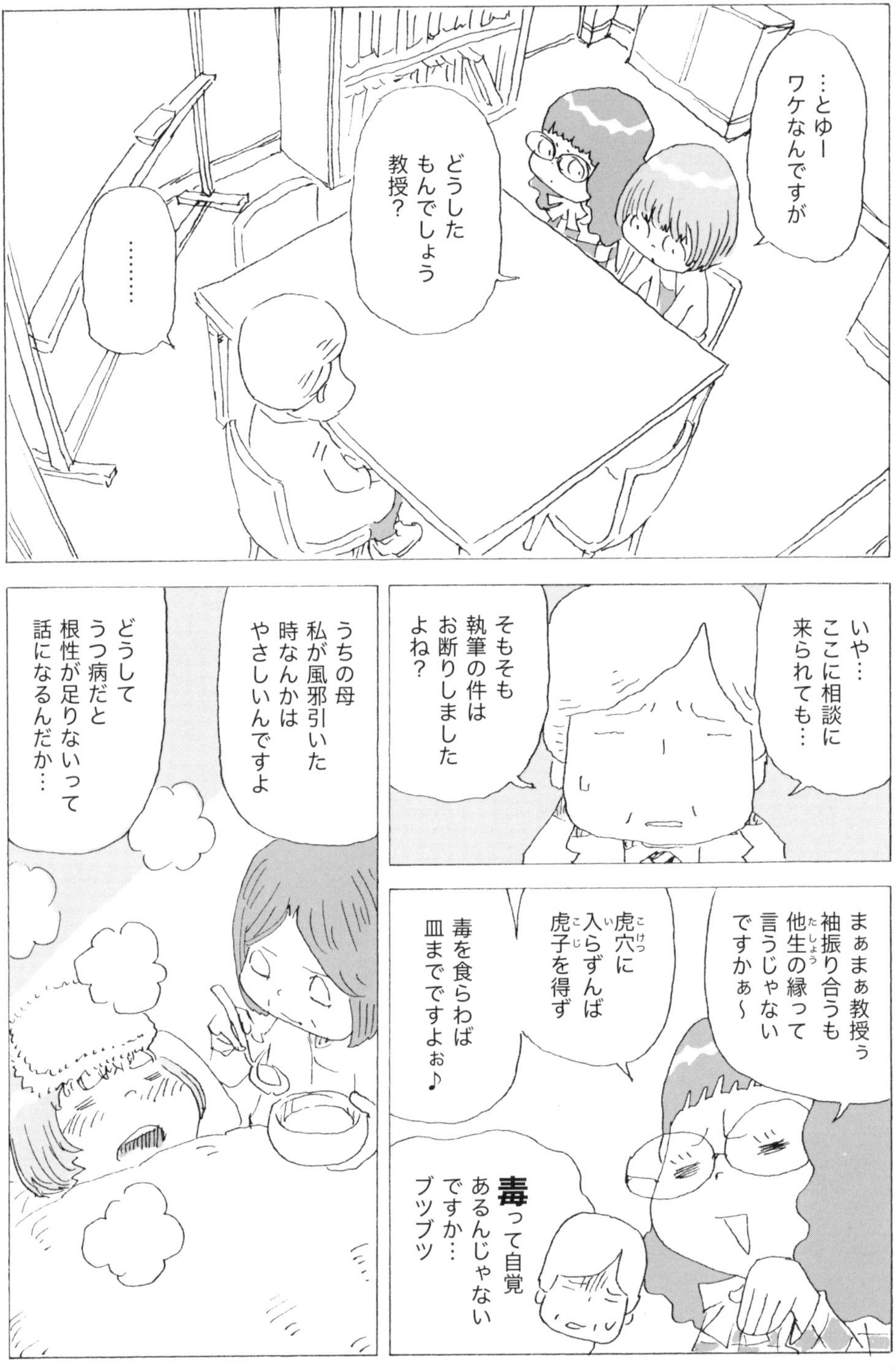
…とゆー ワケなんですが
どうした もんでしょう 教授？
………
いや… ここに相談に 来られても…
そもそも 執筆の件は お断りしました よね？
まぁまぁ教授ぅ 袖振り合うも 他生《たしょう》の縁って 言うじゃない ですかぁ～
虎穴《こけつ》に 入《い》らずんば 虎子《こじ》を得ず
毒を食らわば 皿までですよぉ♪
毒って自覚 あるんじゃない ですか… ブツブツ
うちの母 私が風邪引いた 時なんかは やさしいんですよ
どうして うつ病だと 根性が足りないって 話になるんだか…

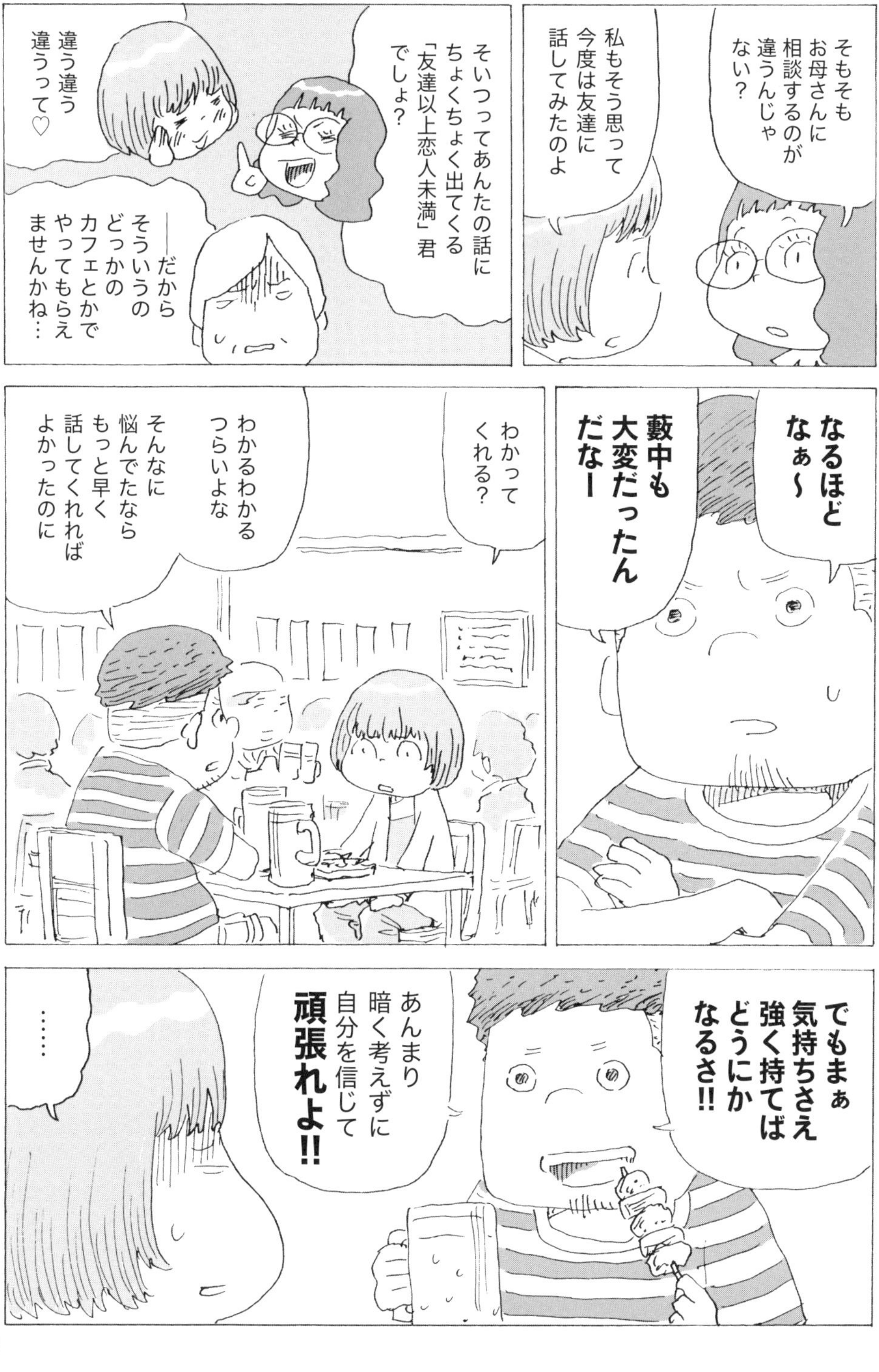
そもそも お母さんに 相談するのが 違うんじゃ ない？
私もそう思って 今度は友達に 話してみたのよ
そいつってあんたの話に ちょくちょく出てくる 「友達以上恋人未満」君 でしょ？
違う違う 違うって♡
——だから そういうの どっかの カフェとかで やってもらえ ませんかね…
なるほど なぁ〜
藪中も 大変だったん だなー
わかって くれる？
わかるわかる つらいよな
そんなに 悩んでたなら もっと早く 話してくれれば よかったのに
でもまぁ 気持ちさえ 強く持てば どうにか なるさ!!
あんまり 暗く考えずに 自分を信じて 頑張れよ!!
……

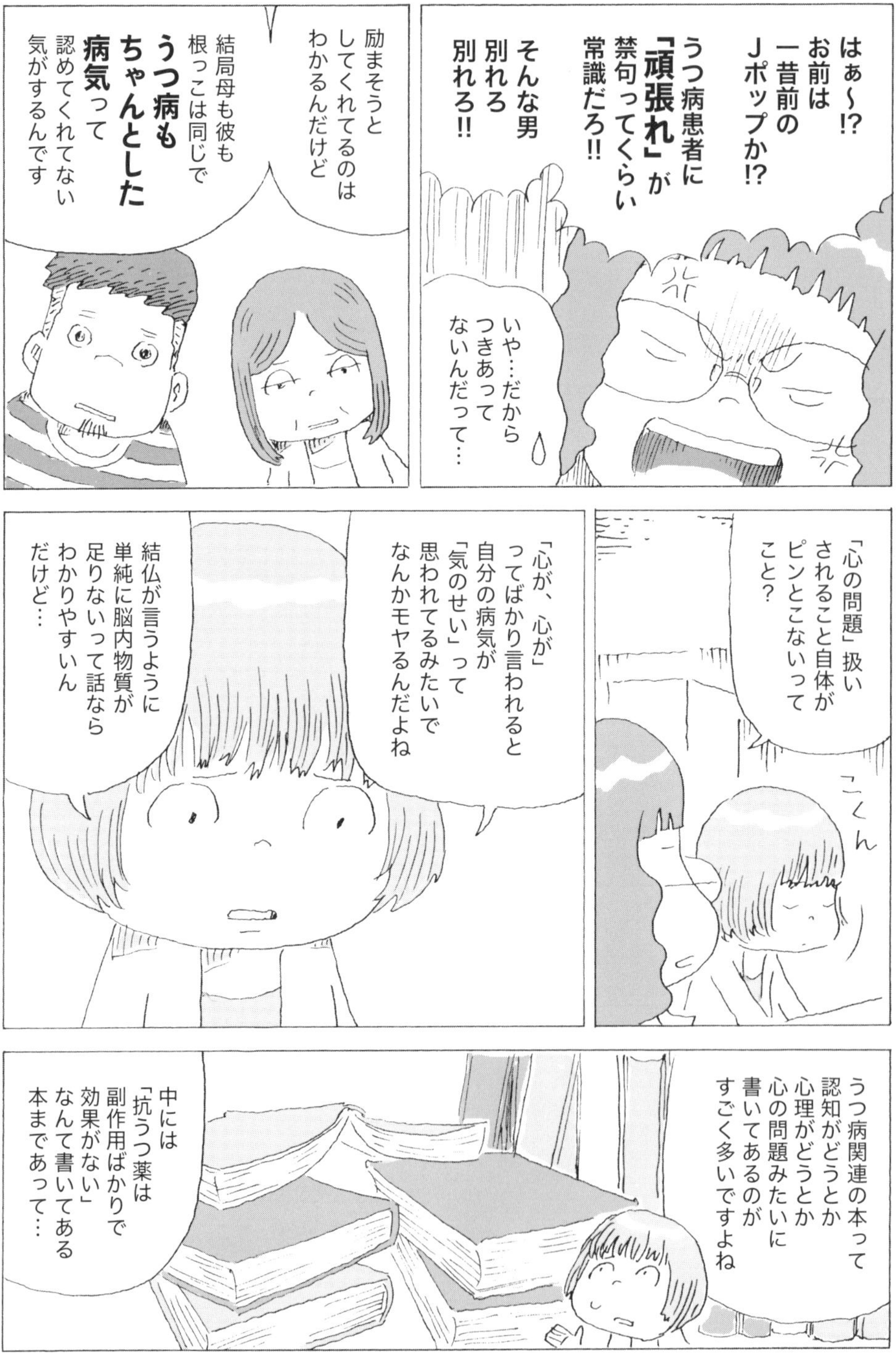
はぁ～!? お前は 一昔前の Jポップか!?
うつ病患者に「頑張れ」が 禁句ってくらい 常識だろ!!
そんな男 別れろ 別れろ!!
いや…だから つきあって ないんだって…
励まそうと してくれてるのは わかるんだけど
結局母も彼も 根っこは同じで うつ病も ちゃんとした 病気って 認めてくれてない 気がするんです
「心の問題」扱い されること自体が ピンとこないって こと?
こくん
「心が、心が」 ってばかり言われると 自分の病気が 「気のせい」って 思われてるみたいで なんかモヤるんだよね
結仏が言うように 単純に脳内物質が 足りないって話なら わかりやすいん だけど…
うつ病関連の本って 認知がどうとか 心理がどうとか 心の問題みたいに 書いてあるのが すごく多いですよね
中には 「抗うつ薬は 副作用ばかりで 効果がない」 なんて書いてある 本まであって…

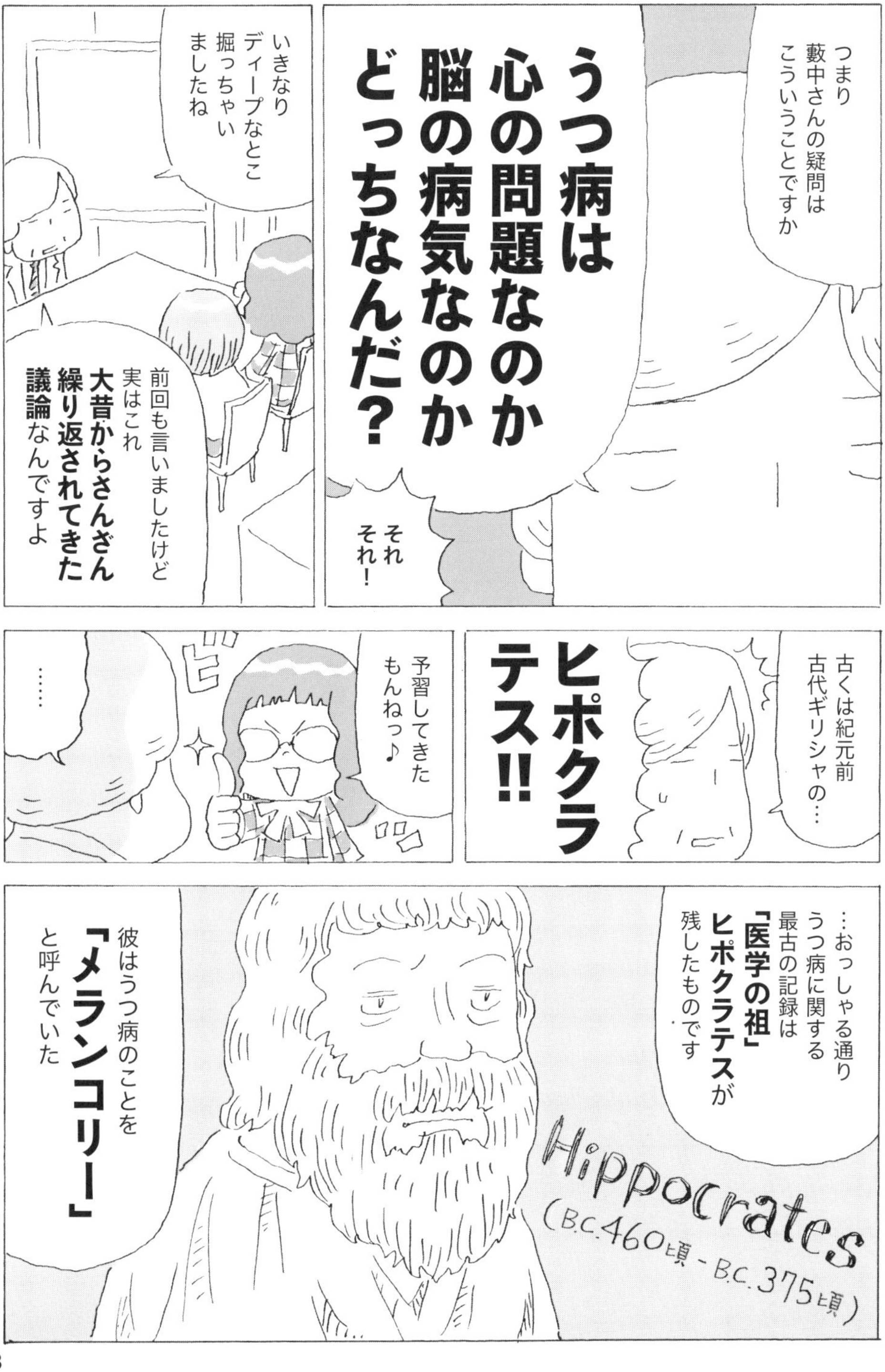
つまり藪中さんの疑問はこういうことですか
うつ病は心の問題なのか脳の病気なのかどっちなんだ？
それそれ！
いきなりディープなとこ掘っちゃいましたね
前回も言いましたけど実はこれ**大昔からさんざん繰り返されてきた議論**なんですよ
古くは紀元前古代ギリシャの…
ヒポクラテス!!
予習してきたもんねっ♪
ビ
……
…おっしゃる通りうつ病に関する最古の記録は**「医学の祖」ヒポクラテス**が残したものです
Hippocrates (B.C.460頃－B.C.375頃)
彼はうつ病のことを**「メランコリー」**と呼んでいた

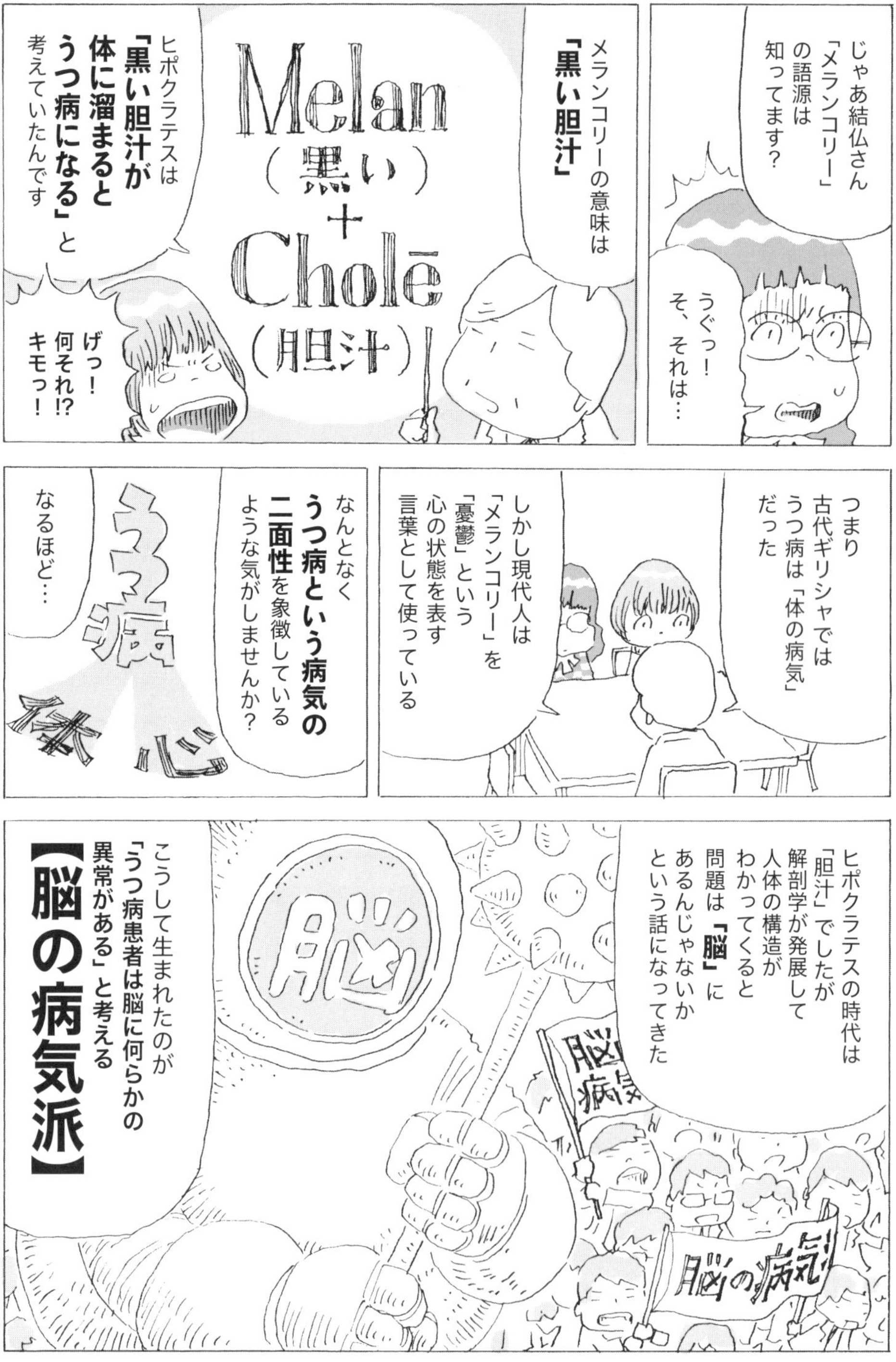
じゃあ結仏さん「メランコリー」の語源は知ってます？
うぐっ！そ、それは…
メランコリーの意味は「黒い胆汁」
Melan（黒い）＋Cholē（胆汁）
ヒポクラテスは「黒い胆汁が体に溜まるとうつ病になる」と考えていたんです
げっ！何それ!? キモっ！
つまり古代ギリシャではうつ病は「体の病気」だった
しかし現代人は「メランコリー」を「憂鬱」という心の状態を表す言葉として使っている
なんとなくうつ病という病気の二面性を象徴しているような気がしませんか？
うつ病
体
心
なるほど…
ヒポクラテスの時代は「胆汁」でしたが解剖学が発展して人体の構造がわかってくると問題は「脳」にあるんじゃないかという話になってきた
こうして生まれたのが「うつ病患者は脳に何らかの異常がある」と考える
【脳の病気派】
脳
脳の病気

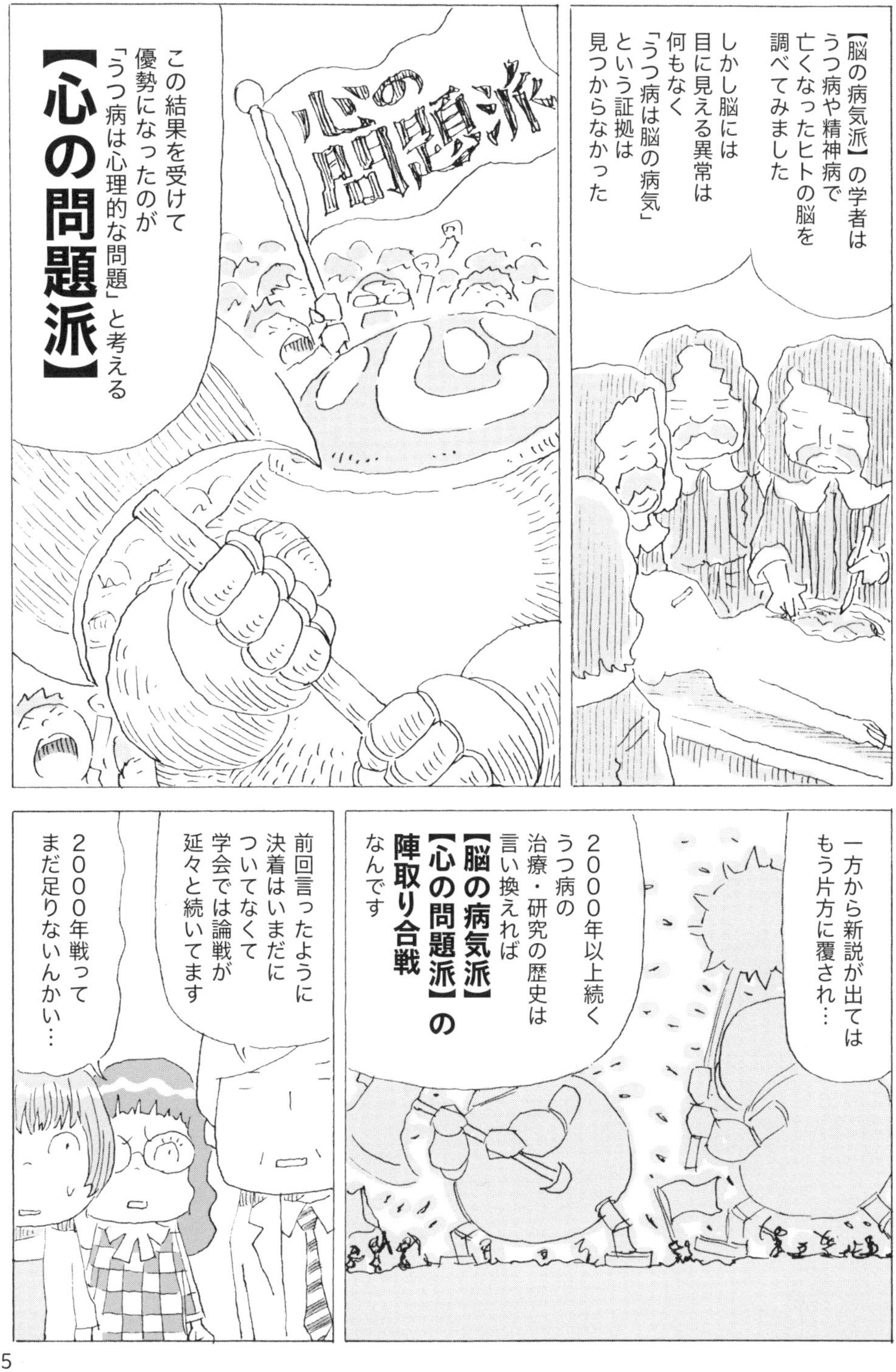
【脳の病気派】の学者は
うつ病や精神病で
亡くなったヒトの脳を
調べてみました
しかし脳には
目に見える異常は
何もなく
「うつ病は脳の病気」
という証拠は
見つからなかった
心の問題派
この結果を受けて
優勢になったのが
「うつ病は心理的な問題」と考える
【心の問題派】
一方から新説が出ては
もう片方に覆され…
2000年以上続く
うつ病の
治療・研究の歴史は
言い換えれば
【脳の病気派】
【心の問題派】の
陣取り合戦
なんです
前回言ったように
決着はいまだに
ついてなくて
学会では論戦が
延々と続いてます
2000年戦って
まだ足りないんかい…

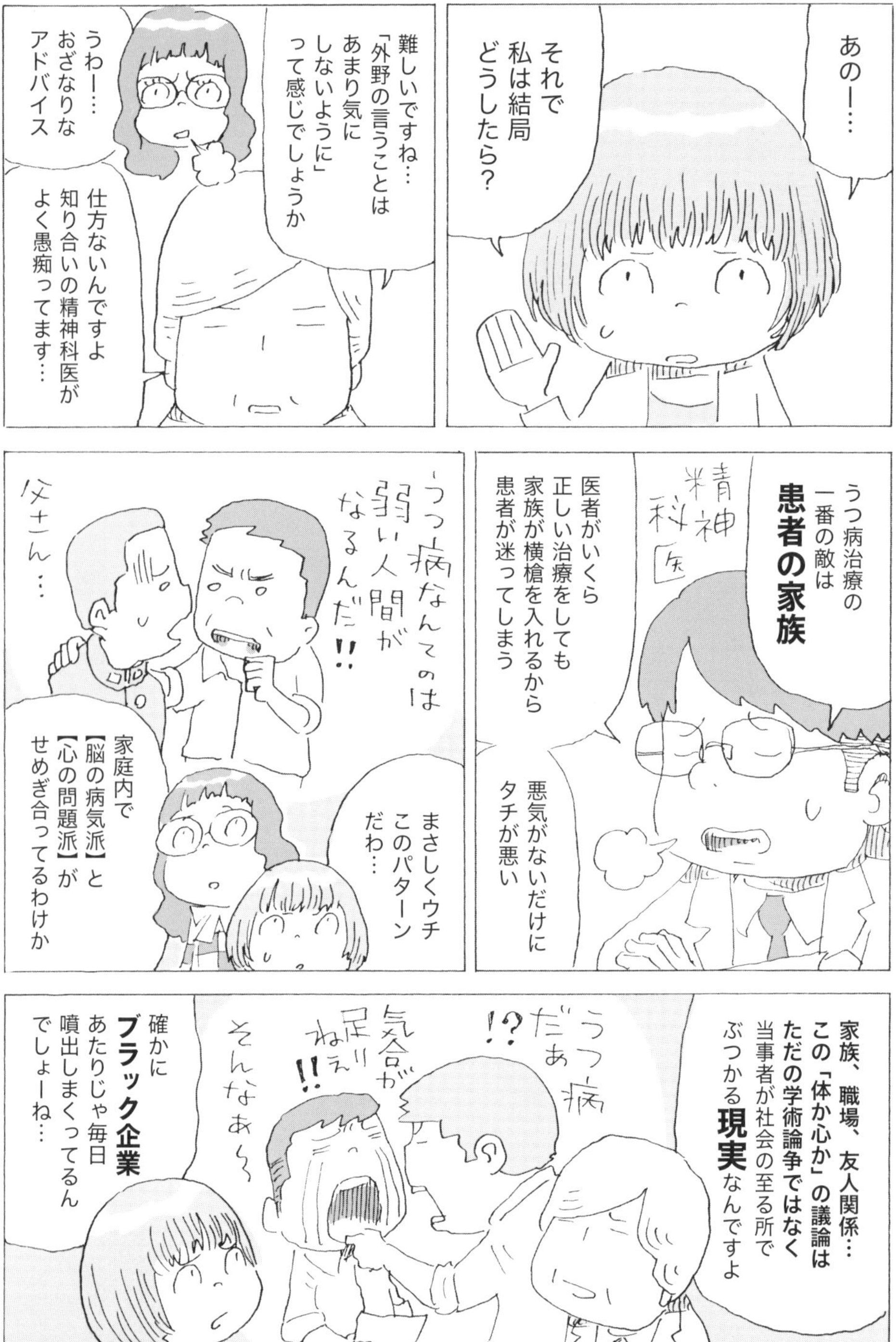
あのー…
それで私は結局どうしたら？
難しいですね…「外野の言うことはあまり気にしないように」って感じでしょうか
うわー…おざなりなアドバイス
仕方ないんですよ知り合いの精神科医がよく愚痴ってます…
うつ病治療の一番の敵は**患者の家族**
精神科医
医者がいくら正しい治療をしても家族が横槍を入れるから患者が迷ってしまう
悪気がないだけにタチが悪い
うつ病なんてのは弱い人間がなるんだ!!
父さん…
まさしくウチこのパターンだわ…
家庭内で【脳の病気派】と【心の問題派】がせめぎ合ってるわけか
家族、職場、友人関係…**この「体か心か」の議論は**ただの学術論争ではなく当事者が社会の至る所でぶつかる**現実**なんですよ
うつ病だあ!?
気合が足りねえ!!
そんなあ～
確かに**ブラック企業**あたりじゃ毎日噴出しまくってるんでしょーね…

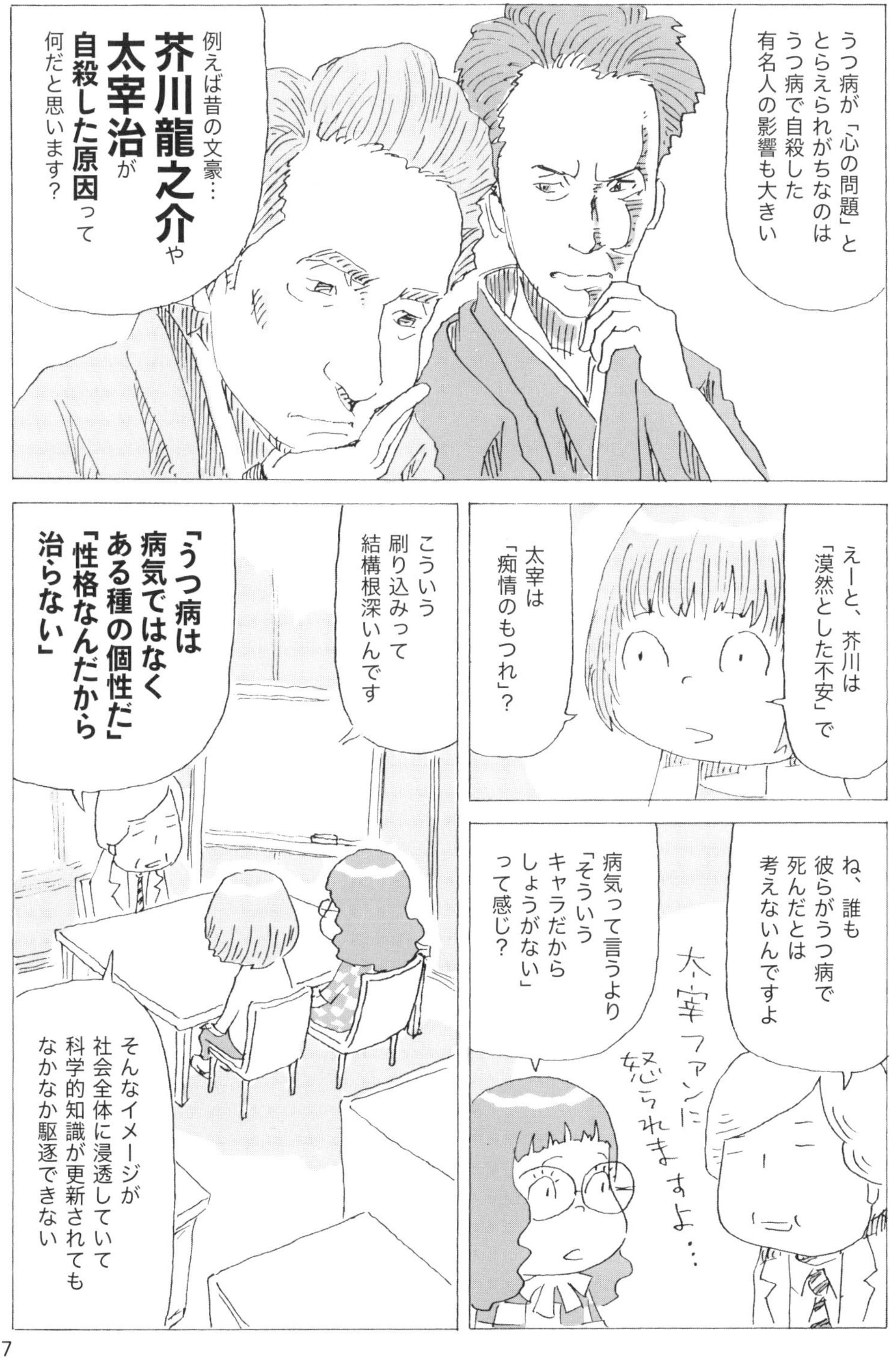
うつ病が「心の問題」と
とらえられがちなのは
うつ病で自殺した
有名人の影響も大きい
例えば昔の文豪…
芥川龍之介や
太宰治が
自殺した原因って
何だと思います？
えーと、芥川は
「漠然とした不安」で
太宰は
「痴情のもつれ」？
ね、誰も
彼らがうつ病で
死んだとは
考えないんですよ
病気って言うより
「そういう
キャラだから
しょうがない」
って感じ？
太宰ファンに怒られますよ…
こういう
刷り込みって
結構根深いんです
「うつ病は
病気ではなく
ある種の個性だ」
「性格なんだから
治らない」
そんなイメージが
社会全体に浸透していて
科学的知識が更新されても
なかなか駆逐できない

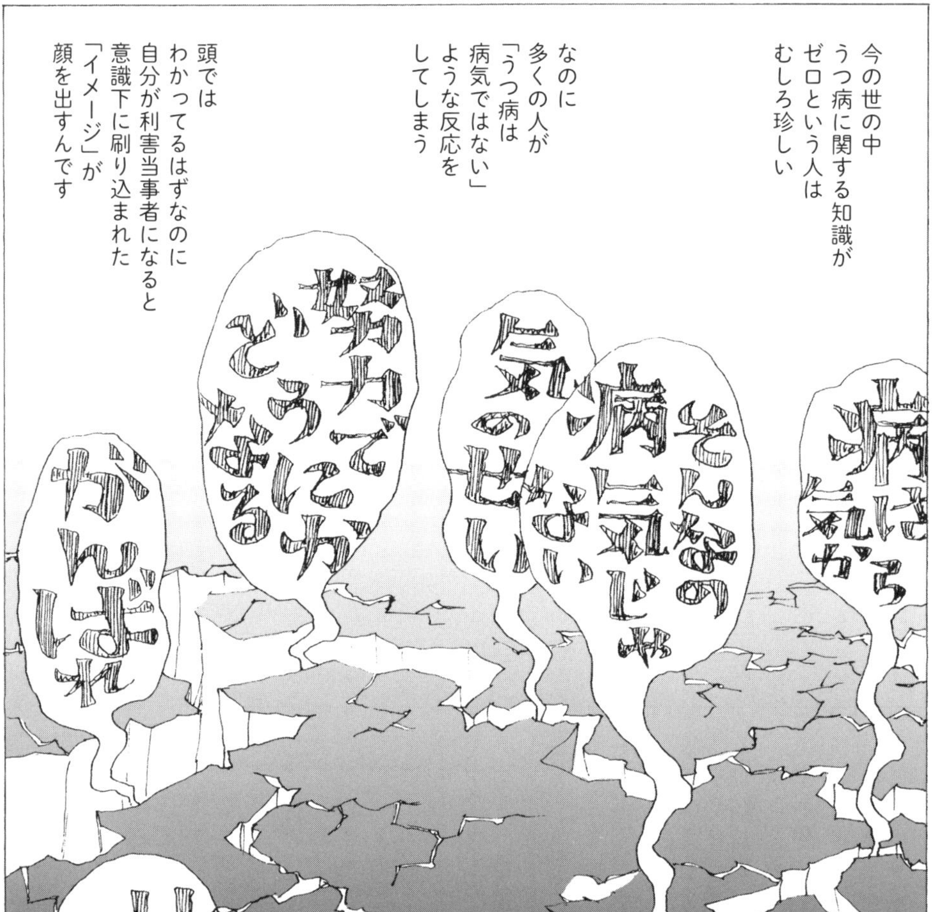
今の世の中
うつ病に関する知識が
ゼロという人は
むしろ珍しい
なのに
多くの人が
「うつ病は
病気ではない」
ような反応を
してしまう
頭では
わかってるはずなのに
自分が利害当事者になると
意識下に刷り込まれた
「イメージ」が
顔を出すんです
病は気から
そんなの病気じゃない
気のせい
努力でどうにかなる
がんばれ
甘える

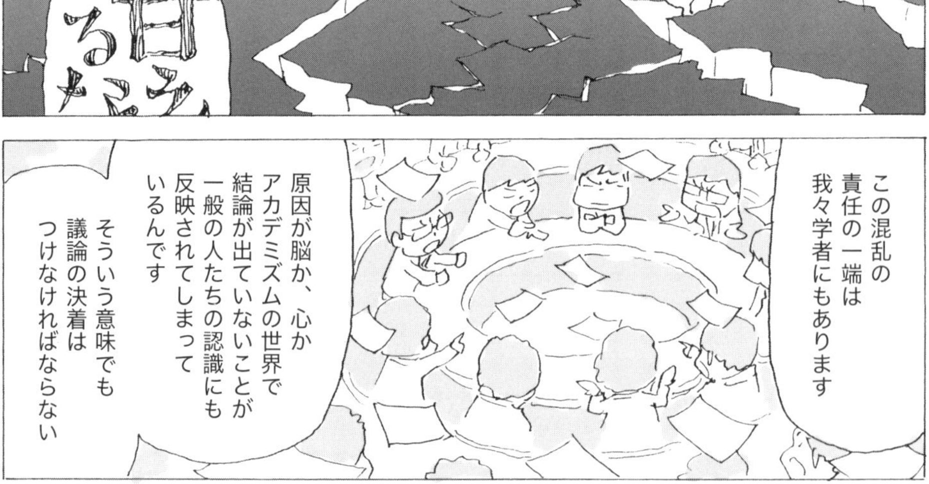
この混乱の
責任の一端は
我々学者にもあります
原因が脳か、心か
アカデミズムの世界で
結論が出ていないことが
一般の人たちの認識にも
反映されてしまって
いるんです
そういう意味でも
議論の決着は
つけなければならない

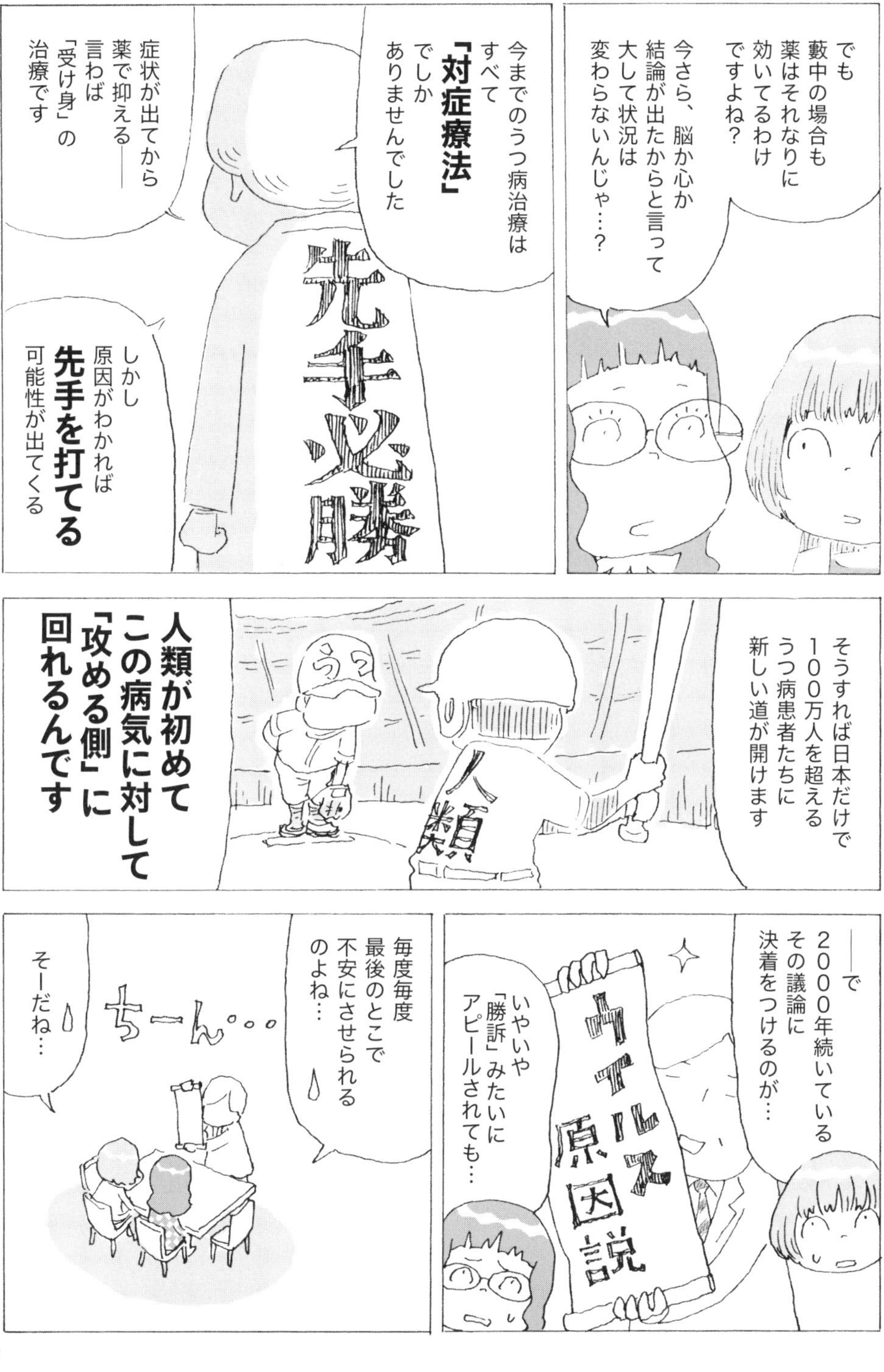
でも
藪中の場合も
薬はそれなりに
効いてるわけ
ですよね？
今さら、脳か心か
結論が出たからと言って
大して状況は
変わらないんじゃ…？
今までのうつ病治療は
すべて
「対症療法」
でしか
ありませんでした
症状が出てから
薬で抑える――
言わば
「受け身」の
治療です
先手必勝
しかし
原因がわかれば
先手を打てる
可能性が出てくる
そうすれば日本だけで
100万人を超える
うつ病患者たちに
新しい道が開けます
うつ
人類
人類が初めて
この病気に対して
「攻める側」に
回れるんです
――で
2000年続いている
その議論に
決着をつけるのが…
ウイルス原因説
いやいや
「勝訴」みたいに
アピールされても…
毎度毎度
最後のとこで
不安にさせられる
のよね…
ちーん。。。
そーだね…

解説①

うつ病は心の問題という考え方は根が深い

うつ病の原因究明や治療法開発を遅らせている最大の原因。
それは、「うつ病は病気ではない」という考え方です。
病気ではないのですから、原因究明や治療法の開発がされるはずはありません。
これは、嘘のような本当の話です。
それでは、うつ病は何だというのでしょうか？
うつ病は、「正常なこころの反応だ」というのです。
このような考え方が生じる最大の原因は、有名な文学者や芸術家には、
うつ病の人が多いという事実だと思います。
我々の人生観や物の見方に大きな影響を与えた傑作が、実は病気のせいで生まれた、
というのはちょっと悲しいものがあります。
やはり、大傑作は、深く考え抜いて、最高の精神的到達点として生まれた
と言ってほしいものです。
また、大芸術家には、うつ病で自殺した人が多いですが、
これも、深く考え抜いた末に、あえて自死を選択したと考えたいものです。
特に、武士道精神のしみついている我が国では、この傾向が強いと思います。
このような理由から、うつ病は個性であって、

あくまでも正常な心の働きだという考え方が根強いのです。
その一方で、「うつ病は病気だ」とする証拠の方はどうでしょうか？
この章では、「うつ病は病気ではない」とする考え方が定着した時代の話を描いていますが、
「うつ病は病気だ」と主張できる証拠はありませんでした。
ははーん、これからの章で「うつ病は病気だ」という証拠がぞろぞろ出るんでしょう？
申しわけありません。先に謝っておきます。
「うつ病は病気だ」という証拠は、しばらく出てきません。
でも、最後には「うつ病は脳の病気だ」と証明して御覧にいれますので、ご安心ください。
とはいうものの、今現在、「心の問題派」の方が圧倒的に優勢です。
主人公の藪中さんは、うつ病なんか病気じゃないという親や恋人（？）を振り切って、
何とか医者にかかることができました。
それでは、お医者さんは、「うつ病は脳の病気だ」と考えているのでしょうか？
答えは、半分半分だと思います。
これは、「脳の病気派」のお医者さんが半分、
「心の問題派」のお医者さんが半分という意味と、
同じ一人のお医者さんの中でも、
この二つの考え方が葛藤しているという意味でもあります。
それでは、お医者さんは、どのようにうつ病の治療をしているのでしょうか？
次の二〜三章では、うつ病の治療法に潜む問題点を詳しく見ていきましょう。

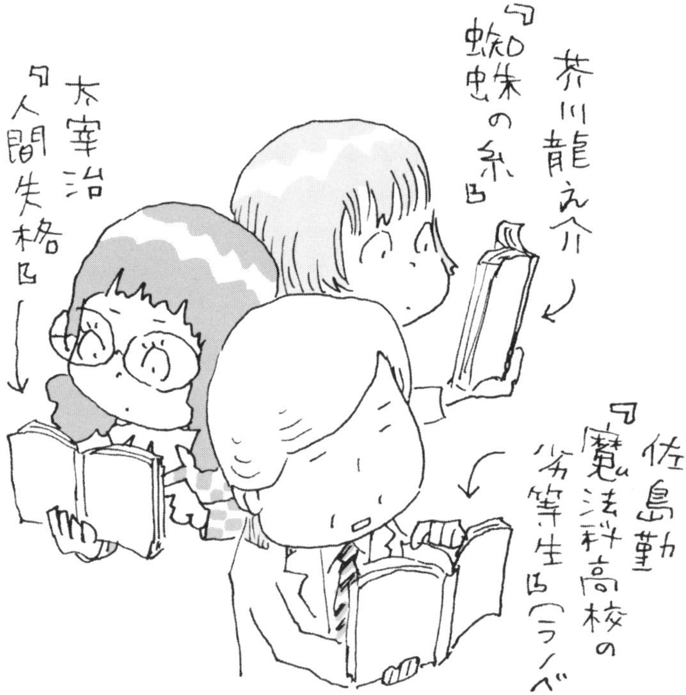

芥川龍之介
『蜘蛛の糸』
太宰治
『人間失格』
佐島勤
『魔法科高校の劣等生』(ラノベ)

第二章

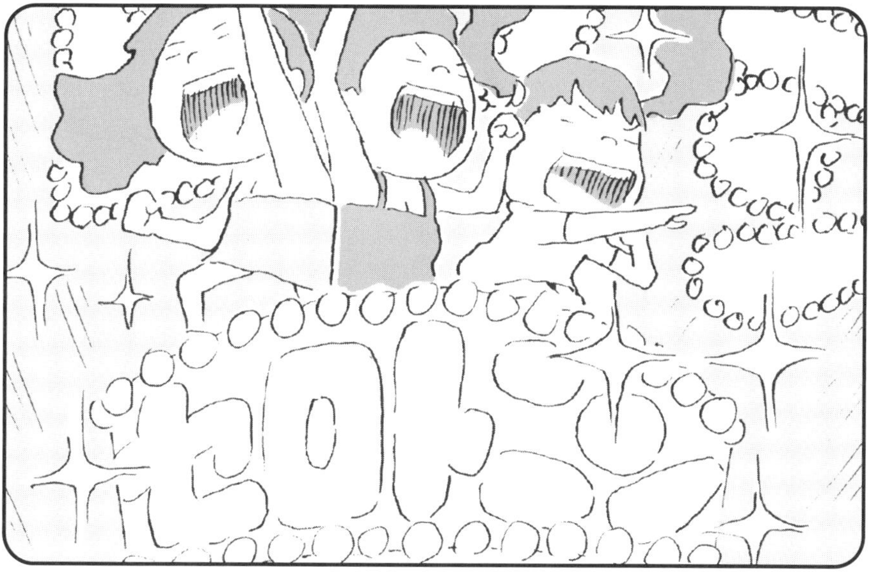

実は終わってる？セロトニン説

30年前から進歩なし、うつ病界の天動説

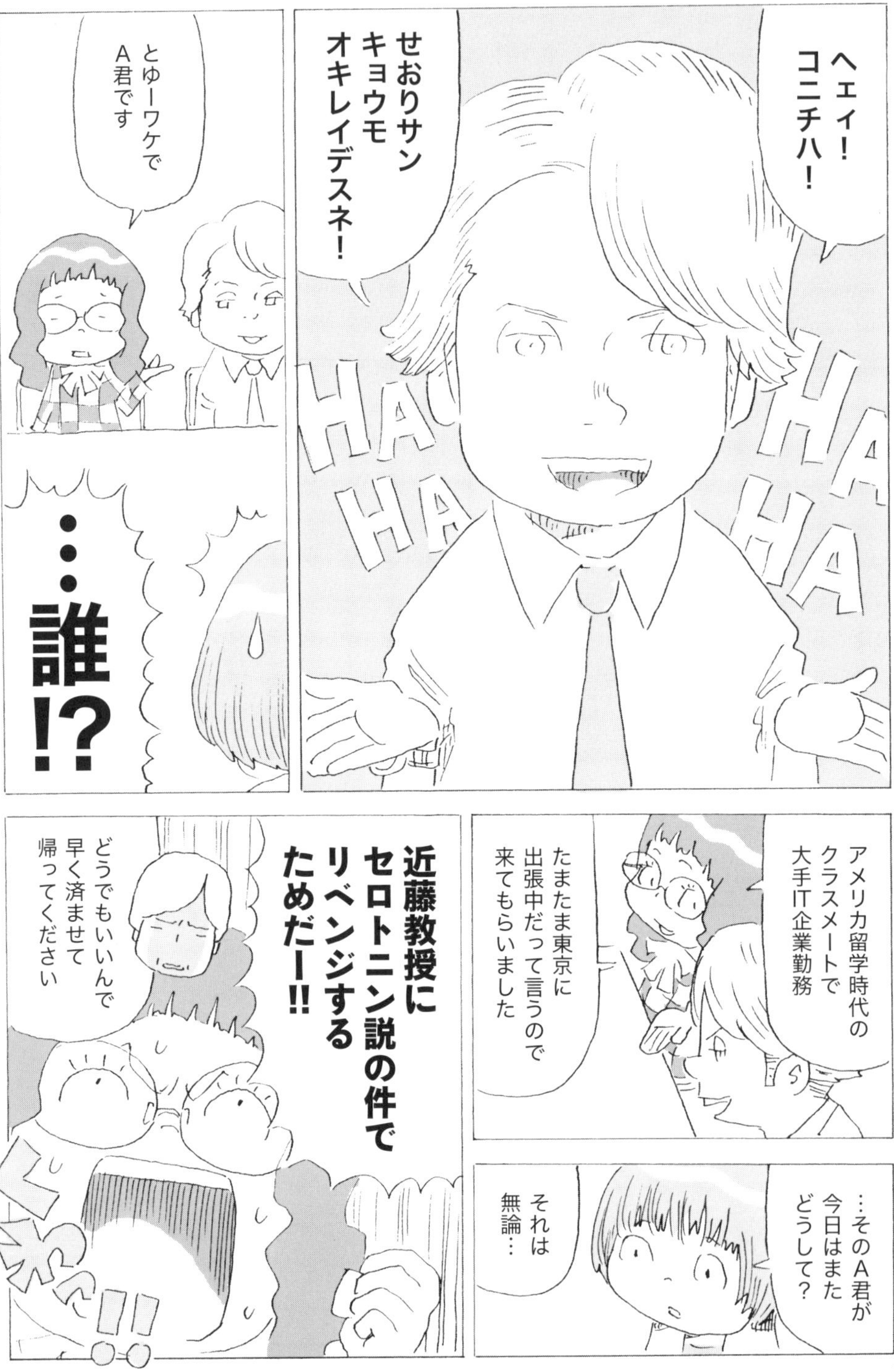
ヘェイ！コニチハ！
せおりサン キョウモ オキレイデスネ！
HA HA
HA HA
とゆーワケで A君です
…誰!?
アメリカ留学時代の クラスメートで 大手IT企業勤務
たまたま東京に 出張中だって言うので 来てもらいました
…そのA君が 今日はまた どうして？
それは 無論…
近藤教授に セロトニン説の件で リベンジするためだー!!
どうでもいいんで 早く済ませて 帰ってください

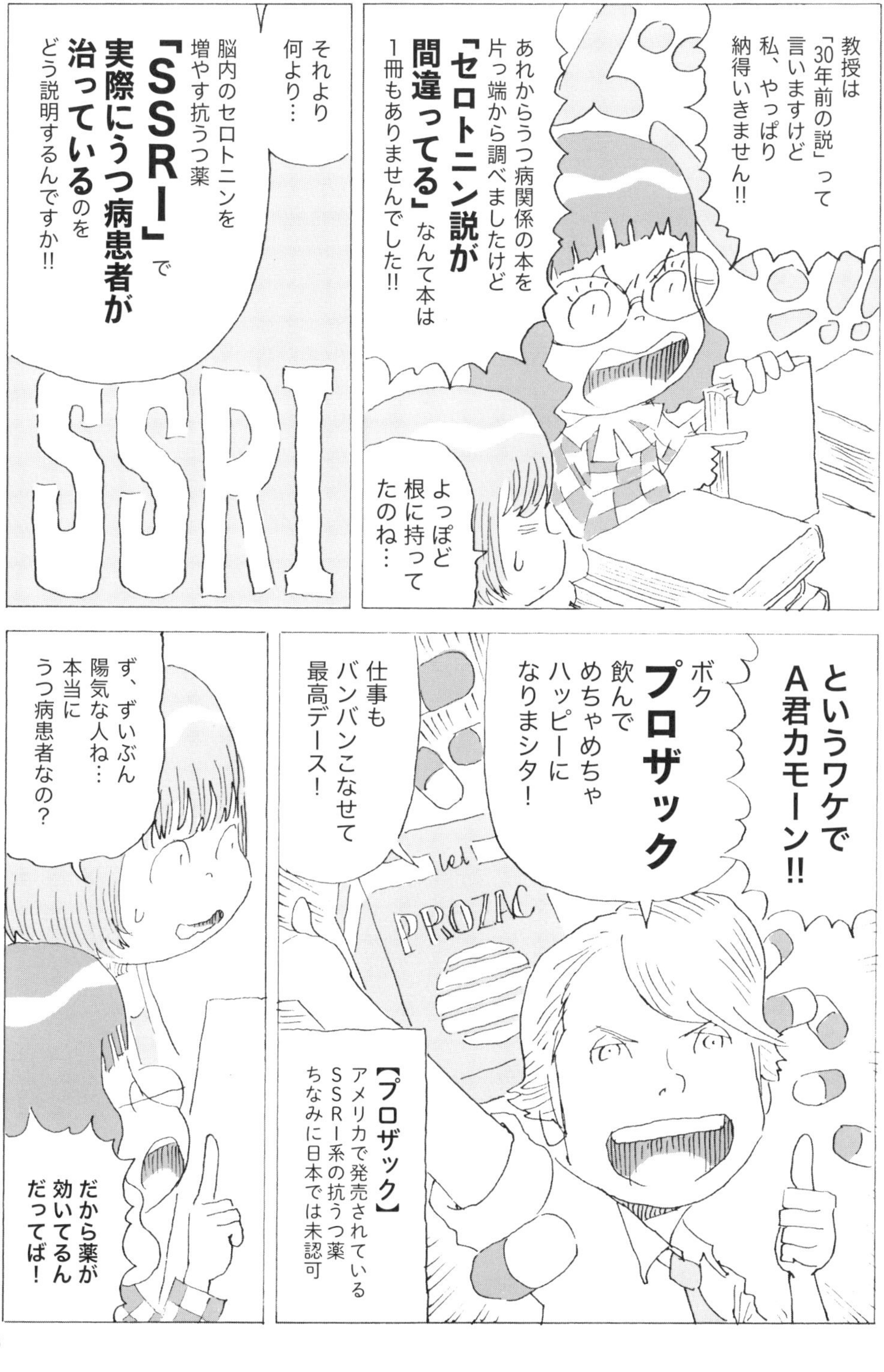
教授は
「30年前の説」って
言いますけど
私、やっぱり
納得いきません!!
あれからうつ病関係の本を
片っ端から調べましたけど
「セロトニン説が
間違ってる」なんて本は
1冊もありませんでした!!
よっぽど
根に持って
たのね…
それより
何より…
脳内のセロトニンを
増やす抗うつ薬
「SSRI」で
実際にうつ病患者が
治っているのを
どう説明するんですか!!
SSRI
というワケで
A君カモーン!!
ボク
プロザック
飲んで
めちゃめちゃ
ハッピーに
なりまシタ！
仕事も
バンバンこなせて
最高デース！
PROZAC
【プロザック】
アメリカで発売されている
SSRI系の抗うつ薬
ちなみに日本では未認可
ず、ずいぶん
陽気な人ね…
本当に
うつ病患者なの？
だから薬が
効いてるん
だってば！

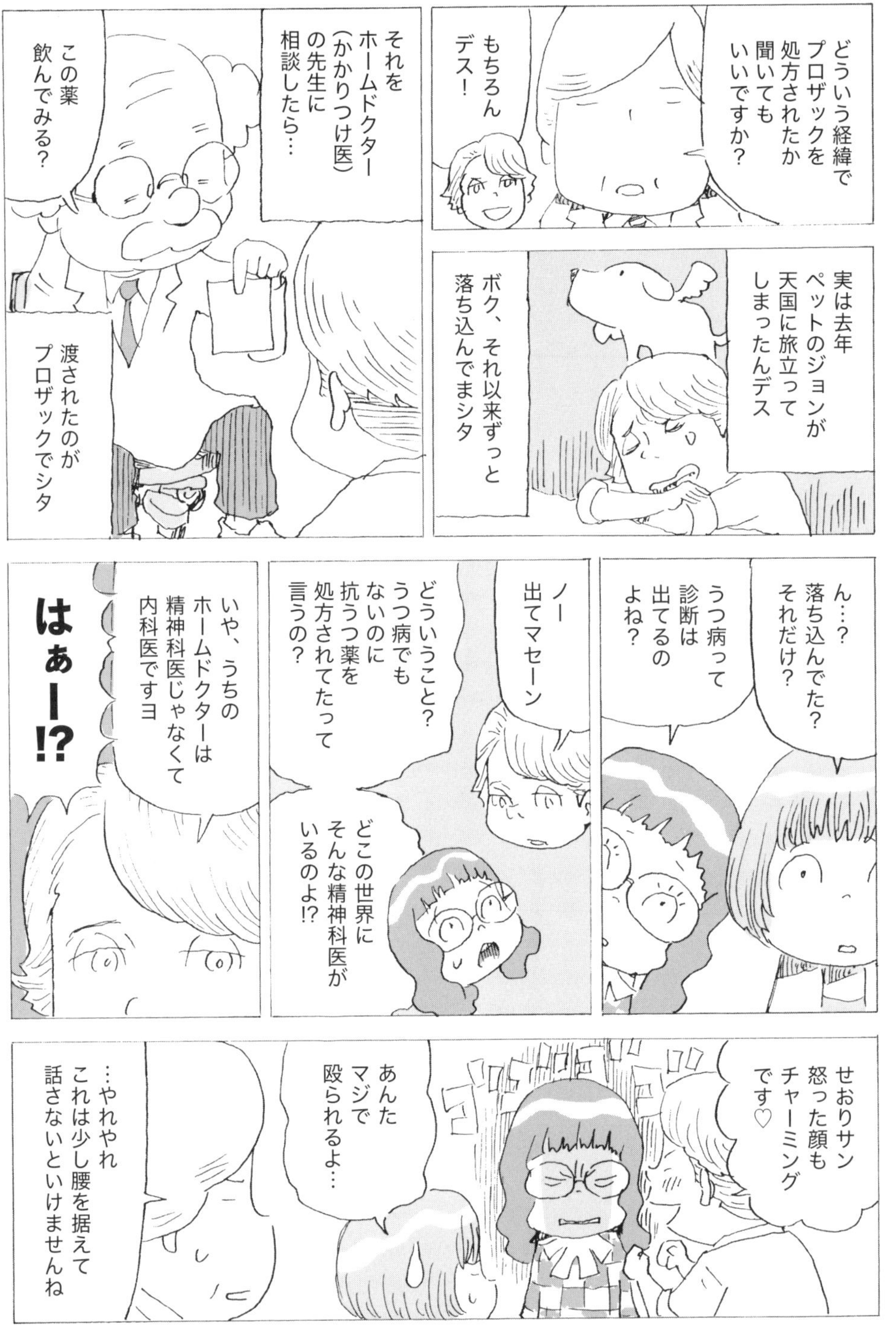

どういう経緯でプロザックを処方されたか聞いてもいいですか?
もちろんデス!
実は去年ペットのジョンが天国に旅立ってしまったんデス
ボク、それ以来ずっと落ち込んでまシタ
それをホームドクター(かかりつけ医)の先生に相談したら…
この薬飲んでみる?
渡されたのがプロザックでシタ
ん…?落ち込んでた?それだけ?
うつ病って診断は出てるのよね?
ノー出てマセーン
どういうこと?うつ病でもないのに抗うつ薬を処方されてたって言うの?
どこの世界にそんな精神科医がいるのよ!?
いや、うちのホームドクターは精神科医じゃなくて内科医ですヨ
はぁー!?
せおりサン怒った顔もチャーミングです♡
あんたマジで殴られるよ…
…やれやれこれは少し腰を据えて話さないといけませんね

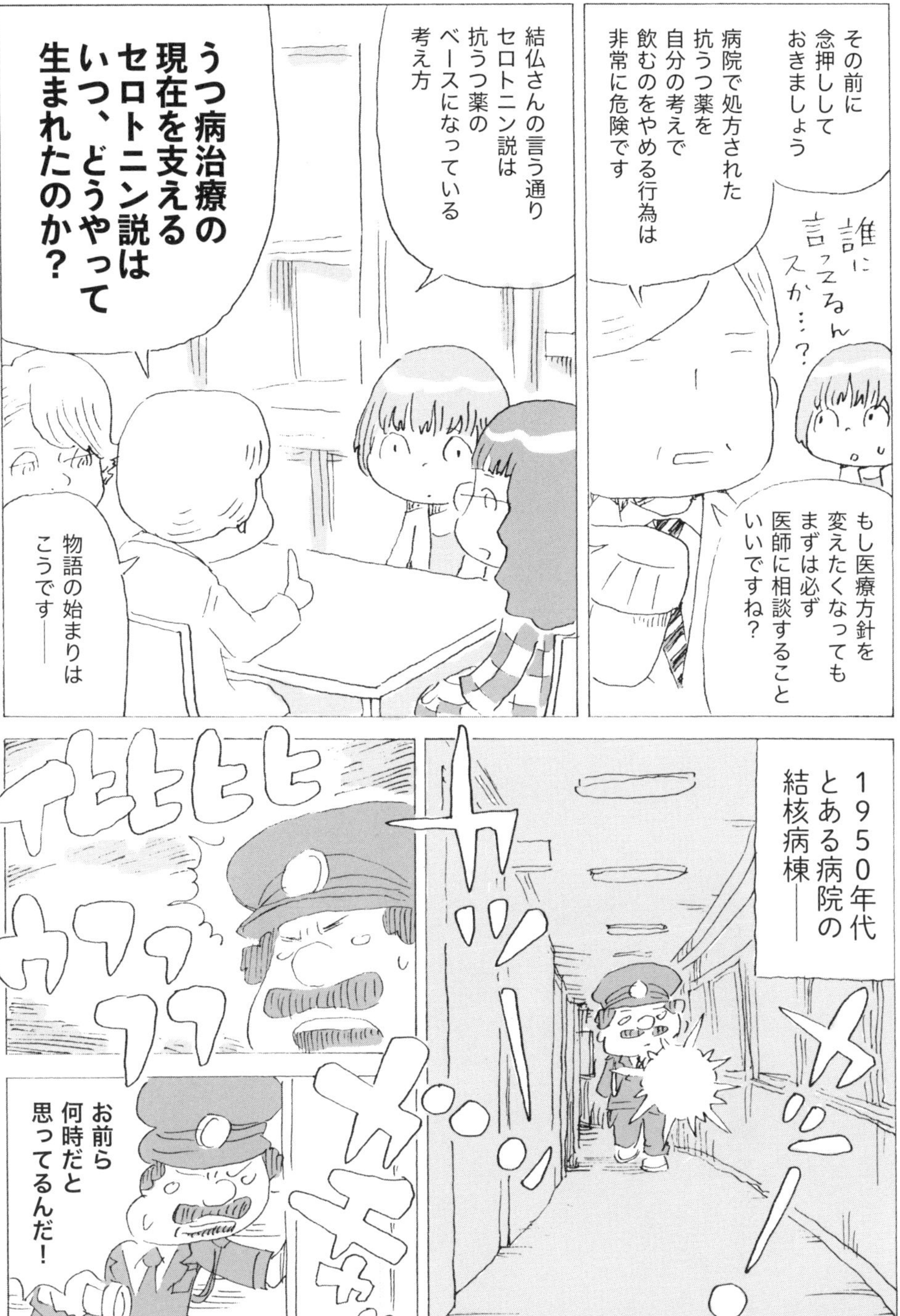
その前に念押ししておきましょう
病院で処方された抗うつ薬を自分の考えで飲むのをやめる行為は非常に危険です
誰に言ってるんスか…？
もし医療方針を変えたくなってもまずは必ず医師に相談することいいですね？
結仏さんの言う通りセロトニン説は抗うつ薬のベースになっている考え方
うつ病治療の現在を支えるセロトニン説はいつ、どうやって生まれたのか？
物語の始まりはこうです――
1950年代とある病院の結核病棟――
イヒヒヒヒ
ウフフフフ
お前ら何時だと思ってるんだ！

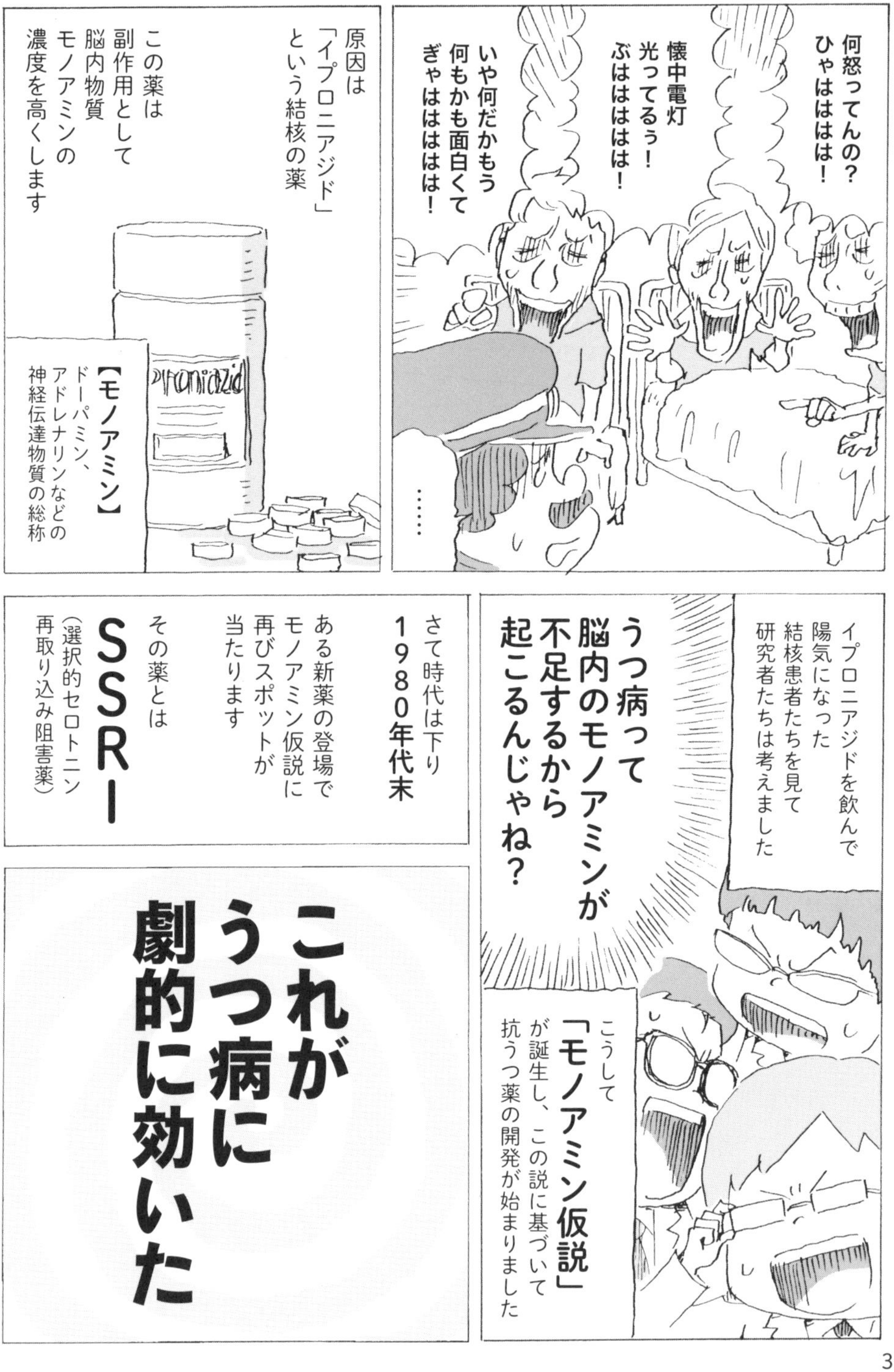
何怒ってんの？
ひゃははは！
懐中電灯
光ってるぅ！
ぶはははは！
いや何だかもう
何もかも面白くて
ぎゃははははは！
……
原因は
「イプロニアジド」
という結核の薬
この薬は
副作用として
脳内物質
モノアミンの
濃度を高くします
【モノアミン】
ドーパミン、
アドレナリンなどの
神経伝達物質の総称
イプロニアジドを飲んで
陽気になった
結核患者たちを見て
研究者たちは考えました
うつ病って
脳内のモノアミンが
不足するから
起こるんじゃね？
こうして
「モノアミン仮説」
が誕生し、この説に基づいて
抗うつ薬の開発が始まりました
さて時代は下り
1980年代末
ある新薬の登場で
モノアミン仮説に
再びスポットが
当たります
その薬とは
SSRI
（選択的セロトニン
再取り込み阻害薬）
これが
うつ病に
劇的に効いた

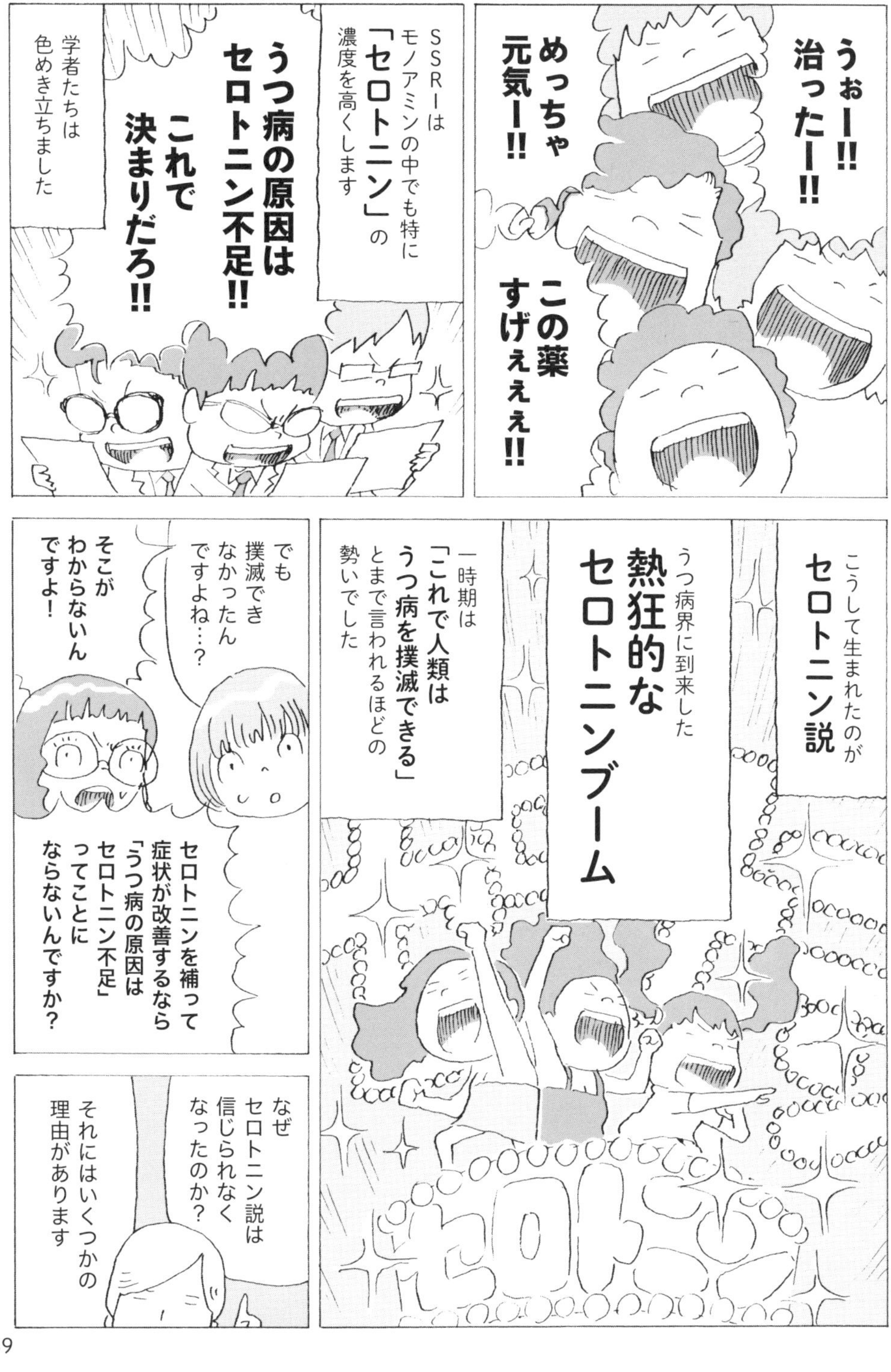
うぉー!!
治ったー!!
めっちゃ元気ー!!
この薬すげぇぇぇ!!
SSRIはモノアミンの中でも特に「セロトニン」の濃度を高くします
うつ病の原因はセロトニン不足!!
これで決まりだろ!!
学者たちは色めき立ちました
こうして生まれたのがセロトニン説
うつ病界に到来した
熱狂的なセロトニンブーム
一時期は「これで人類はうつ病を撲滅できる」とまで言われるほどの勢いでした
でも撲滅できなかったんですよね…？
そこがわからないんですよ！
セロトニンを補って症状が改善するなら「うつ病の原因はセロトニン不足」ってことにならないんですか？
なぜセロトニン説は信じられなくなったのか？
それにはいくつかの理由があります

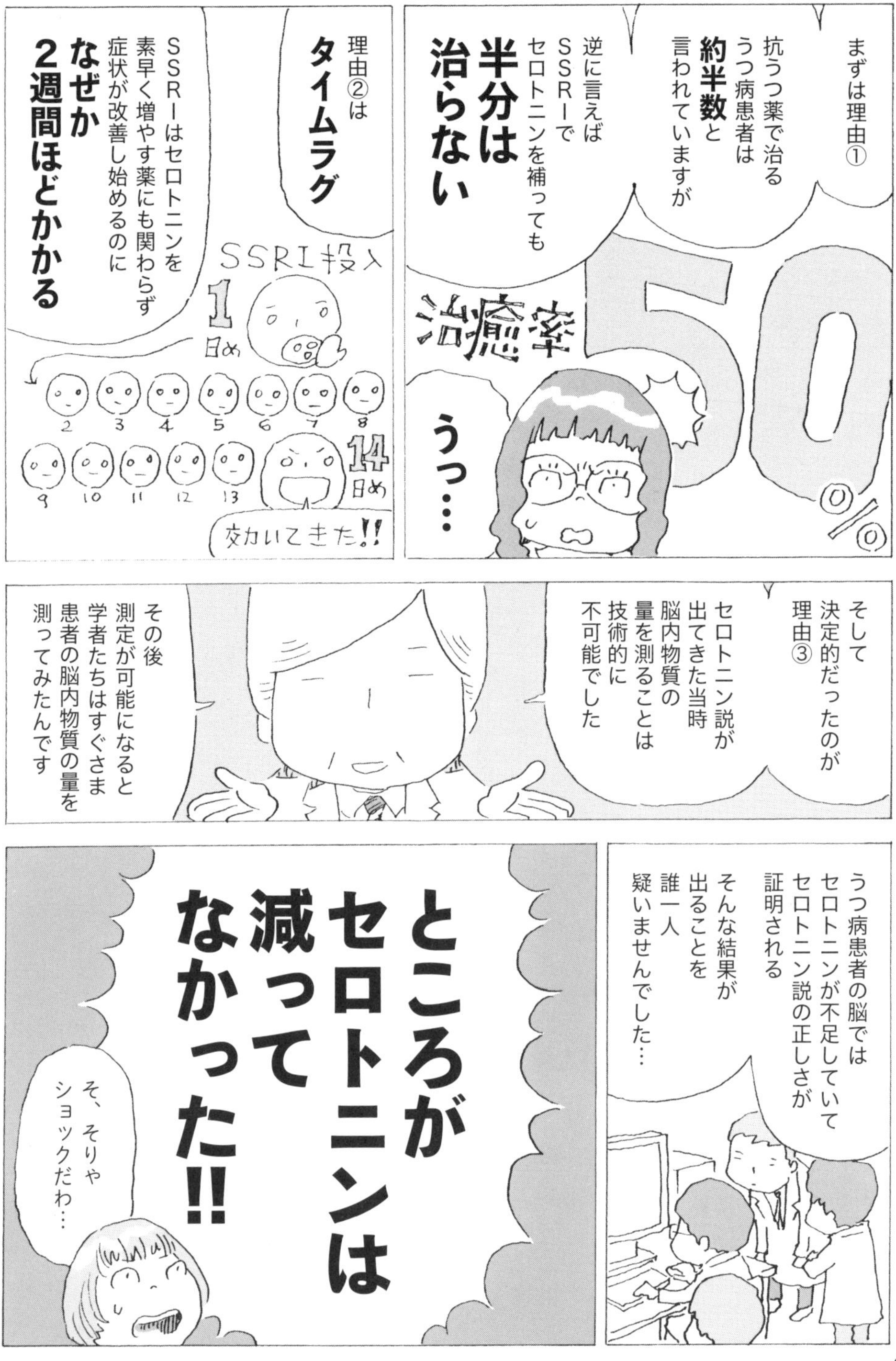

まずは理由①
抗うつ薬で治るうつ病患者は**約半数**と言われていますが
逆に言えばSSRIでセロトニンを補っても**半分は治らない**
治癒率
50%
うっ…
理由②は**タイムラグ**
SSRIはセロトニンを素早く増やす薬にも関わらず症状が改善し始めるのに**なぜか2週間ほどかかる**
SSRI投入
1日め
2 3 4 5 6 7 8
9 10 11 12 13
14日め
効いてきた!!
そして決定的だったのが理由③
セロトニン説が出てきた当時脳内物質の量を測ることは技術的に不可能でした
その後測定が可能になると学者たちはすぐさま患者の脳内物質の量を測ってみたんです
うつ病患者の脳ではセロトニンが不足していてセロトニン説の正しさが証明される
そんな結果が出ることを誰一人疑いませんでした…
ところがセロトニンは減ってなかった!!
そ、そりゃショックだわ…

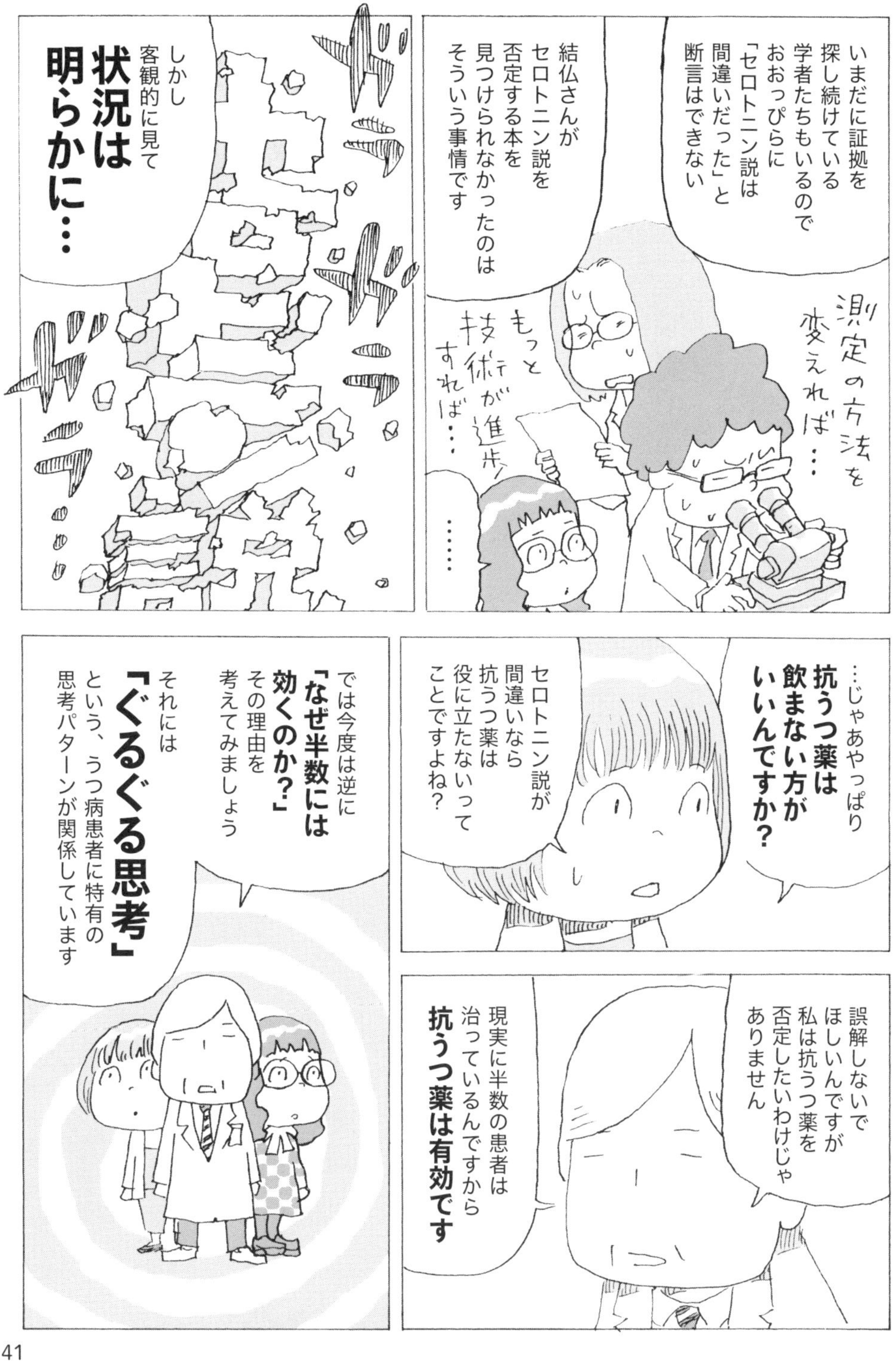
いまだに証拠を探し続けている学者たちもいるのでおおっぴらに「セロトニン説は間違いだった」と断言はできない
結仏さんがセロトニン説を否定する本を見つけられなかったのはそういう事情です
測定の方法を変えれば・・・
もっと技術が進歩すれば・・・
……
しかし客観的に見て
状況は明らかに…
…じゃあやっぱり
抗うつ薬は飲まない方がいいんですか？
セロトニン説が間違いなら抗うつ薬は役に立たないってことですよね？
誤解しないでほしいんですが私は抗うつ薬を否定したいわけじゃありません
現実に半数の患者は治っているんですから
抗うつ薬は有効です
では今度は逆に
「なぜ半数には効くのか？」
その理由を考えてみましょう
それには
「ぐるぐる思考」
という、うつ病患者に特有の思考パターンが関係しています

うつ病に特徴的な ぐるぐる思考の落とし穴

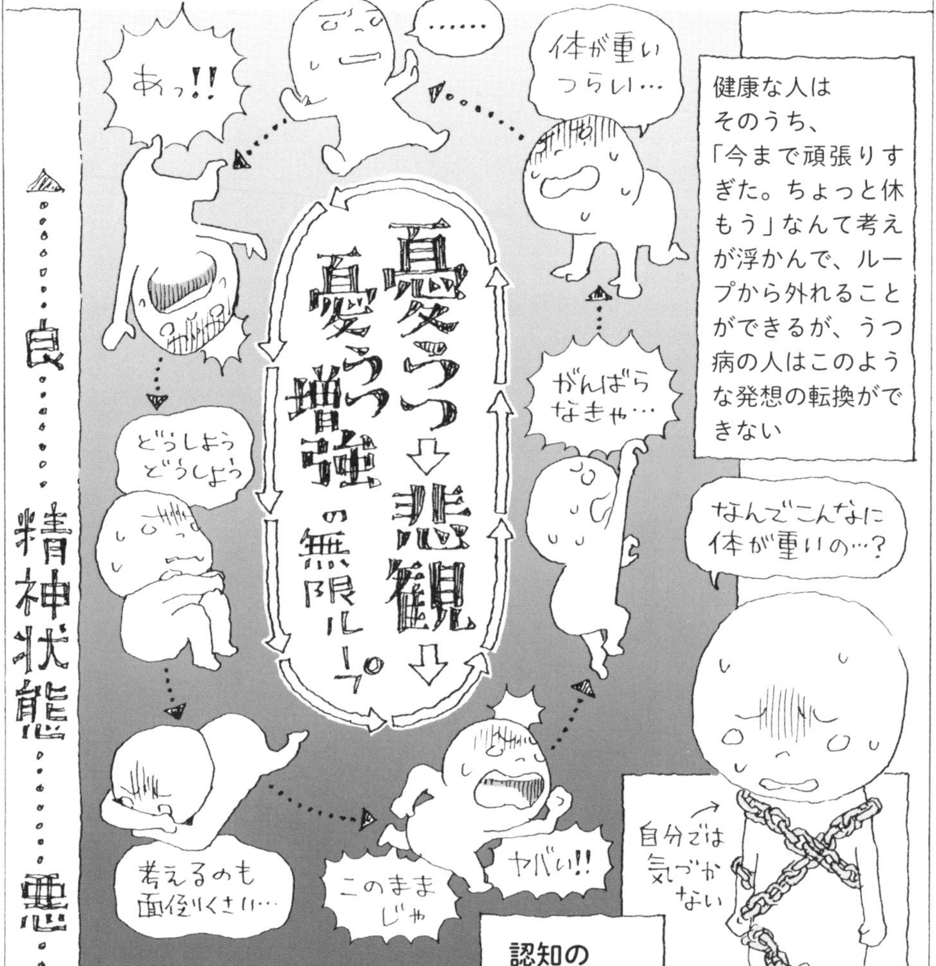
……
あっ!!
体が重い つらい…
がんばらなきゃ…
ヤバい!!
このままじゃ
考えるのも面倒くさい…
どうしよう どうしよう
憂うつ⇩悲観⇩憂うつ増強の無限ループ
精神状態
良
悪
健康な人はそのうち、「今まで頑張りすぎた。ちょっと休もう」なんて考えが浮かんで、ループから外れることができるが、うつ病の人はこのような発想の転換ができない
なんでこんなに体が重いの…?
自分では気づかない
認知のゆがみ
ぐるぐる思考から抜けられないと最悪の場合「死んだら楽になれる」と考えてしまう…
「ぐるぐる思考」が生じるのは自分と周囲の現象を正しく認識できない「認知のゆがみ」が原因だと考えられている

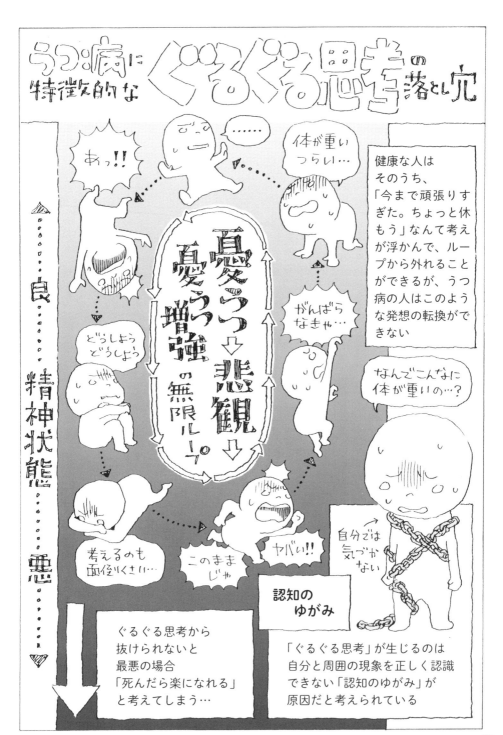

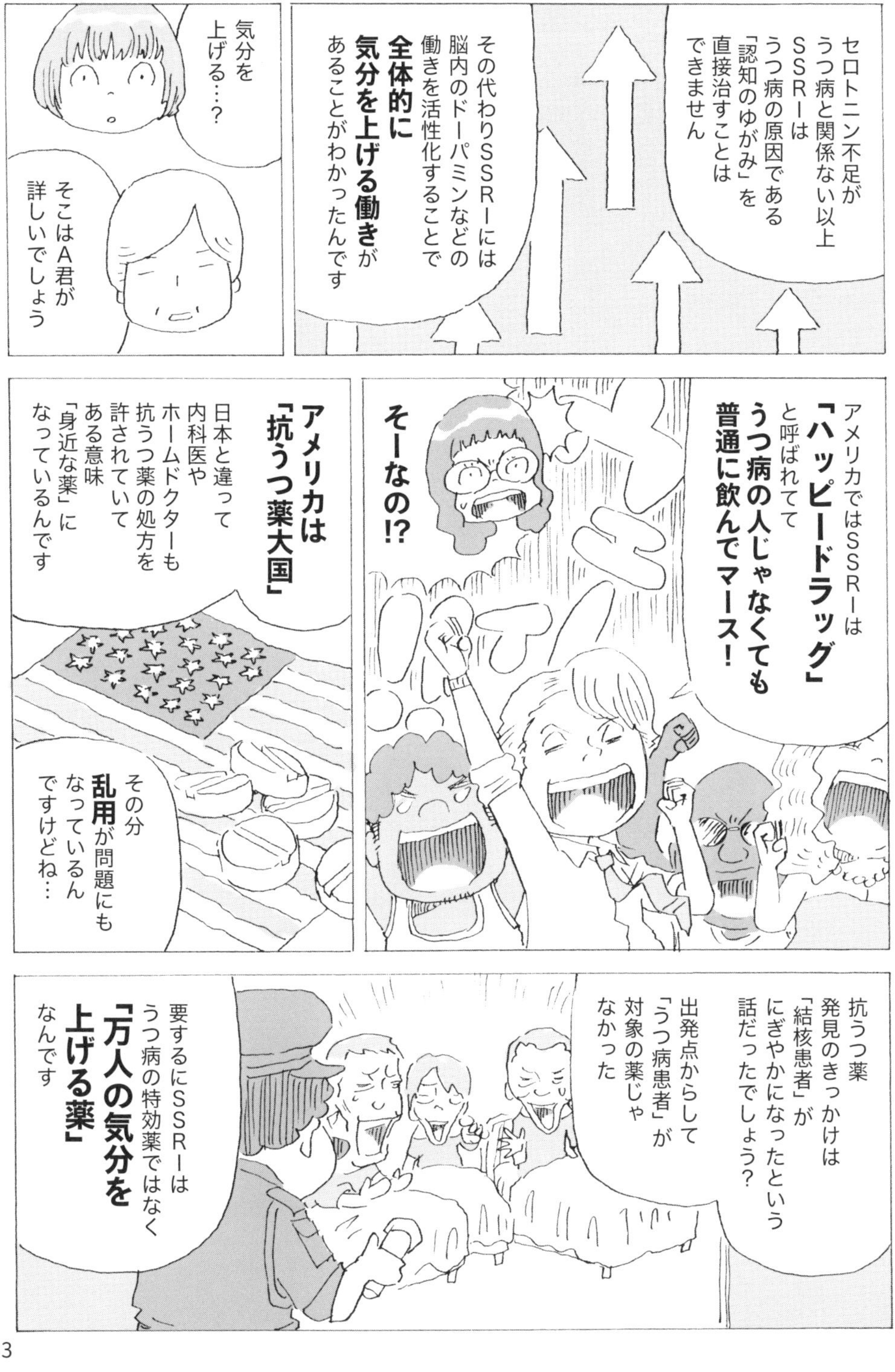
セロトニン不足がうつ病と関係ない以上SSRIはうつ病の原因である「認知のゆがみ」を直接治すことはできません
その代わりSSRIには脳内のドーパミンなどの働きを活性化することで**全体的に気分を上げる働き**があることがわかったんです
気分を上げる…？
そこはA君が詳しいでしょう
アメリカではSSRIは**「ハッピードラッグ」**と呼ばれてて**うつ病の人じゃなくても普通に飲んでマース！**
そーなの!?
アメリカは「抗うつ薬大国」
日本と違って内科医やホームドクターも抗うつ薬の処方を許されていてある意味「身近な薬」になっているんです
その分**乱用**が問題にもなっているんですけどね…
抗うつ薬発見のきっかけは「結核患者」がにぎやかになったという話だったでしょう？
出発点からして「うつ病患者」が対象の薬じゃなかった
要するにSSRIはうつ病の特効薬ではなく**「万人の気分を上げる薬」**なんです

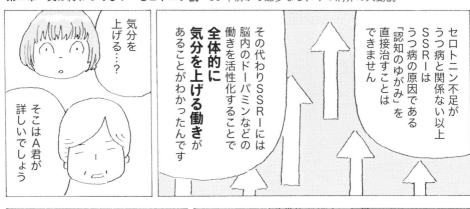

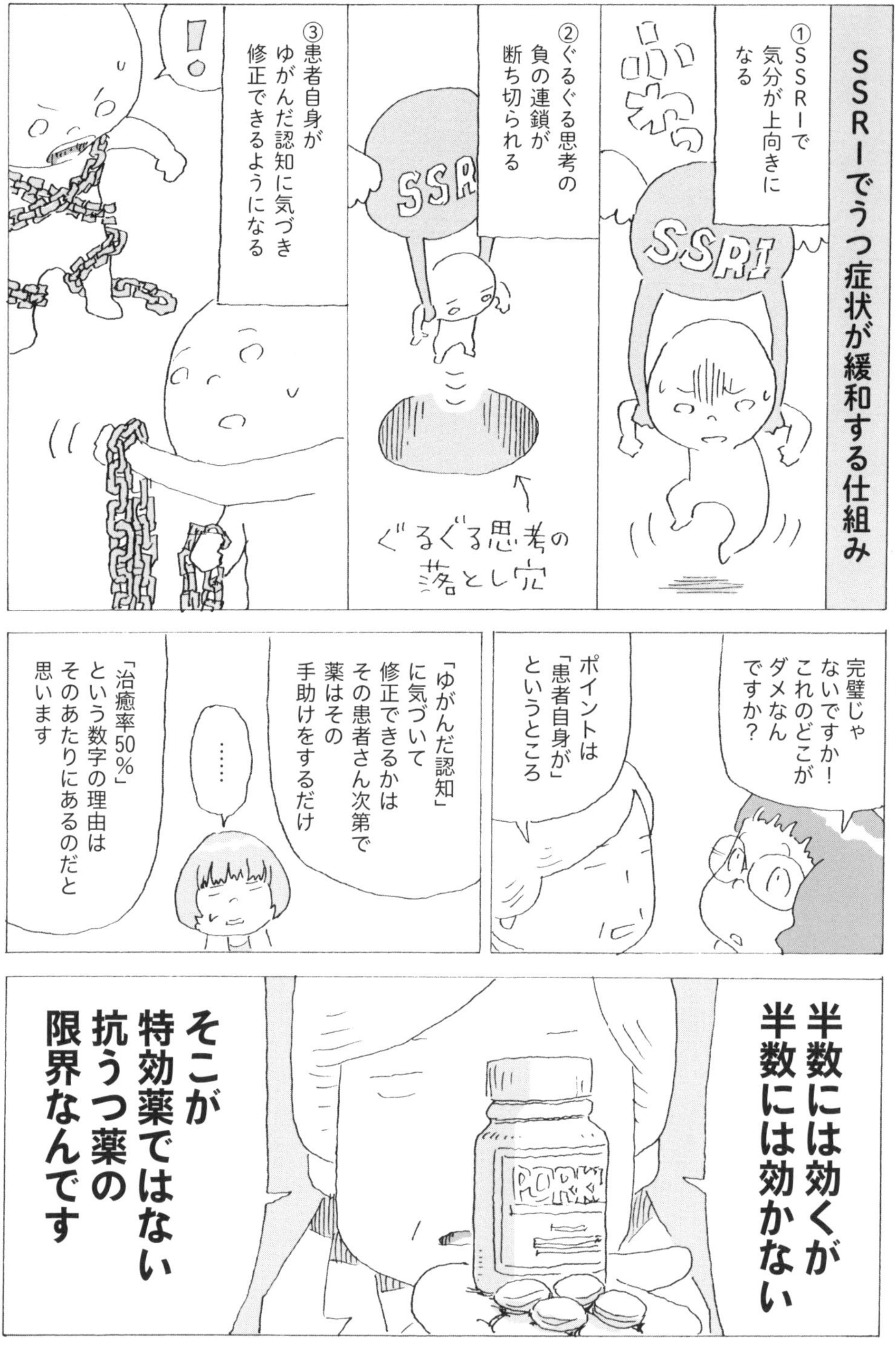
SSRIでうつ症状が緩和する仕組み
①SSRIで気分が上向きになる
SSRI
②ぐるぐる思考の負の連鎖が断ち切られる
SSRI
ぐるぐる思考の落とし穴
③患者自身がゆがんだ認知に気づき修正できるようになる
!
完璧じゃないですか！これのどこがダメなんですか？
ポイントは「患者自身が」というところ
「ゆがんだ認知」に気づいて修正できるかはその患者さん次第で薬はその手助けをするだけ
……
「治癒率50％」という数字の理由はそのあたりにあるのだと思います
半数には効くが半数には効かない
そこが特効薬ではない抗うつ薬の限界なんです

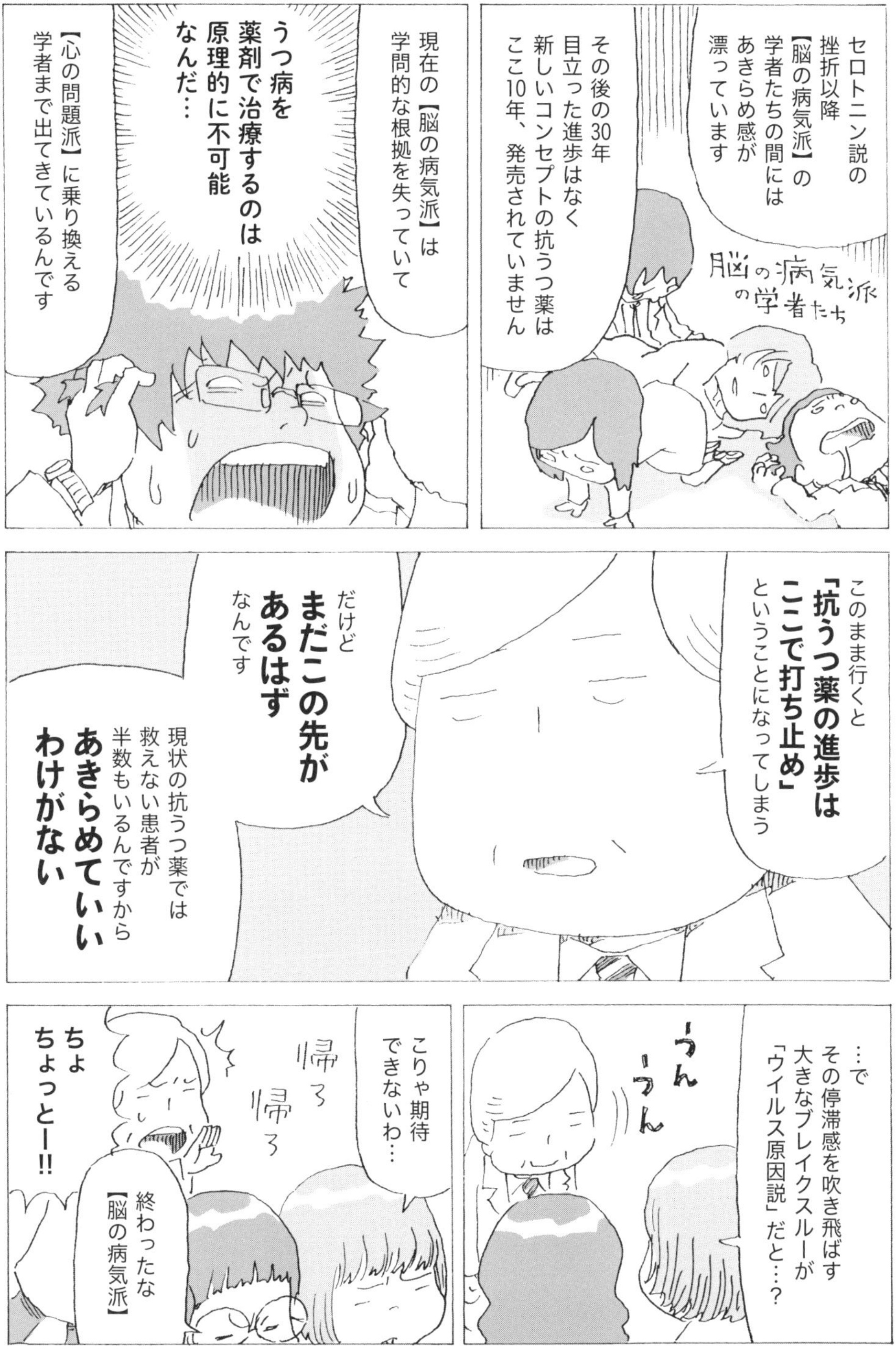
セロトニン説の挫折以降【脳の病気派】の学者たちの間にはあきらめ感が漂っています
その後の30年目立った進歩はなく新しいコンセプトの抗うつ薬はここ10年、発売されていません
脳の病気派の学者たち
現在の【脳の病気派】は学問的な根拠を失っていて
うつ病を薬剤で治療するのは原理的に不可能なんだ…
【心の問題派】に乗り換える学者まで出てきているんです
このまま行くと「抗うつ薬の進歩はここで打ち止め」ということになってしまう
だけどまだこの先があるはずなんです
現状の抗うつ薬では救えない患者が半数もいるんですから
あきらめていいわけがない
…でその停滞感を吹き飛ばす大きなブレイクスルーが「ウイルス原因説」だと…？
うんうん
こりゃ期待できないわ…
帰ろ
帰ろ
ちょちょっとー!!
終わったな【脳の病気派】

解説②

SSRIとセロトニン説の光と影

プロローグで思い切りけなしておいて、
「光と影」もないだろうと思われるかもしれません。
たしかに、うつ病の原因を解明するという意味では、
セロトニン説は誤りであったと言わざるを得ません。
しかし、実際のうつ病の治療という点では、
SSRIとセロトニン説が果たした役割はとても大きいのです。
罪滅ぼしのために、ちょっと詳しく説明します。
うつ病患者のセロトニンは減っていなかった。
このため、セロトニンの減少がうつ病の原因というわけではないと考えられています。
それではSSRIはどのように効くのでしょうか?
現在では、SSRIは、2週間くらいかけて、脳内のドーパミンやノルアドレナリンなどの、
興奮性の神経伝達物質に対する反応性を増やす働きがあると言われています。
簡単に言うと、脳の反応が良くなって、気分が明るくなるのです。
うつ病に対する特異性はなくて、健康な人でも気分が明るくなるので、
ハッピードラッグとして乱用されることもあります。
このあたりの怪しさも、SSRIなどの抗うつ薬を嫌う人がいる原因かもしれません。

しかし、この気分が明るくなるというのは、うつ病の治療ではとても大事です。
「うつ病の人には頑張れと言ってはいけない」とよく言われます。
これは、うつ病の人は、「こんなに頑張っているのに、まだ足りないのか。
自分はなんてダメな人間なんだ」と思ってしまうからだと言われています。
まさに、認知のゆがみです。
この状態の時は、どんなに「あなたは悪くない」と説得しても、
まったく聞き入れてもらうことはできません。
でも、SSRIで少し気分が明るくなると、
「仕事がうまく進まないのは、同じ部署にいる働かないおじさんが全然仕事をしないせいで、
自分のせいではない」という正しい現実が認識できるようになります。
この状態であれば、心理療法もよく効いて、
ぐるぐる思考から抜け出すこともできるでしょう。
セロトニン説の最盛期に生み出されたものに、
「うつ病は心の風邪」という標語と、駅前精神科クリニックがあります。
最近、批判も多いですが、とりあえず、うつ病を病気と認めて、
薬をもらうために医者に行くという点では、とても良いことだと思います。
少なくとも半分の人は、「うつ病は自分のせいだ。もうダメだ」という
「心の問題派」の罠から抜け出せる可能性があるからです。
そういう意味では、SSRIの果たしている役割はとても大きいのです。

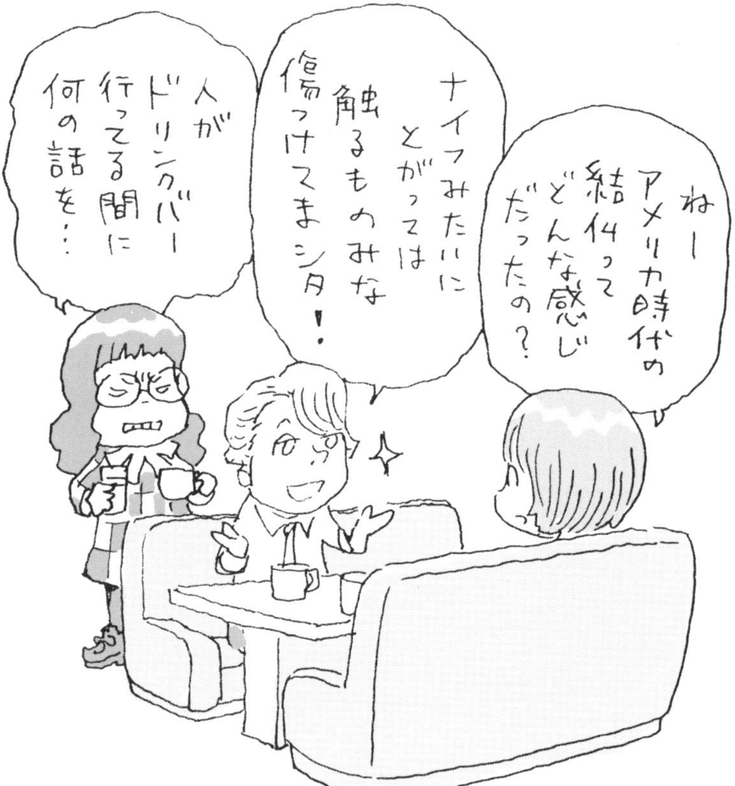
ねー
アメリカ時代の
結仏って
どんな感じ
だったの？
ナイフみたいに
とがっては
触るものみな
傷つけてまシタ！
人が
ドリンクバー
行ってる間に
何の話を・・・

第三章

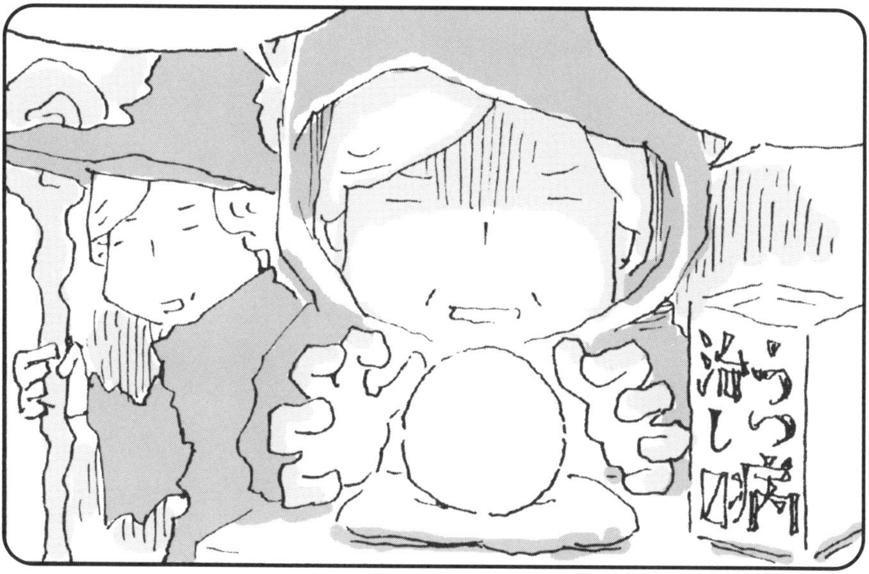

「こころ派」のすそ野は果てしなく広い
心理療法とスピリチュアルの間

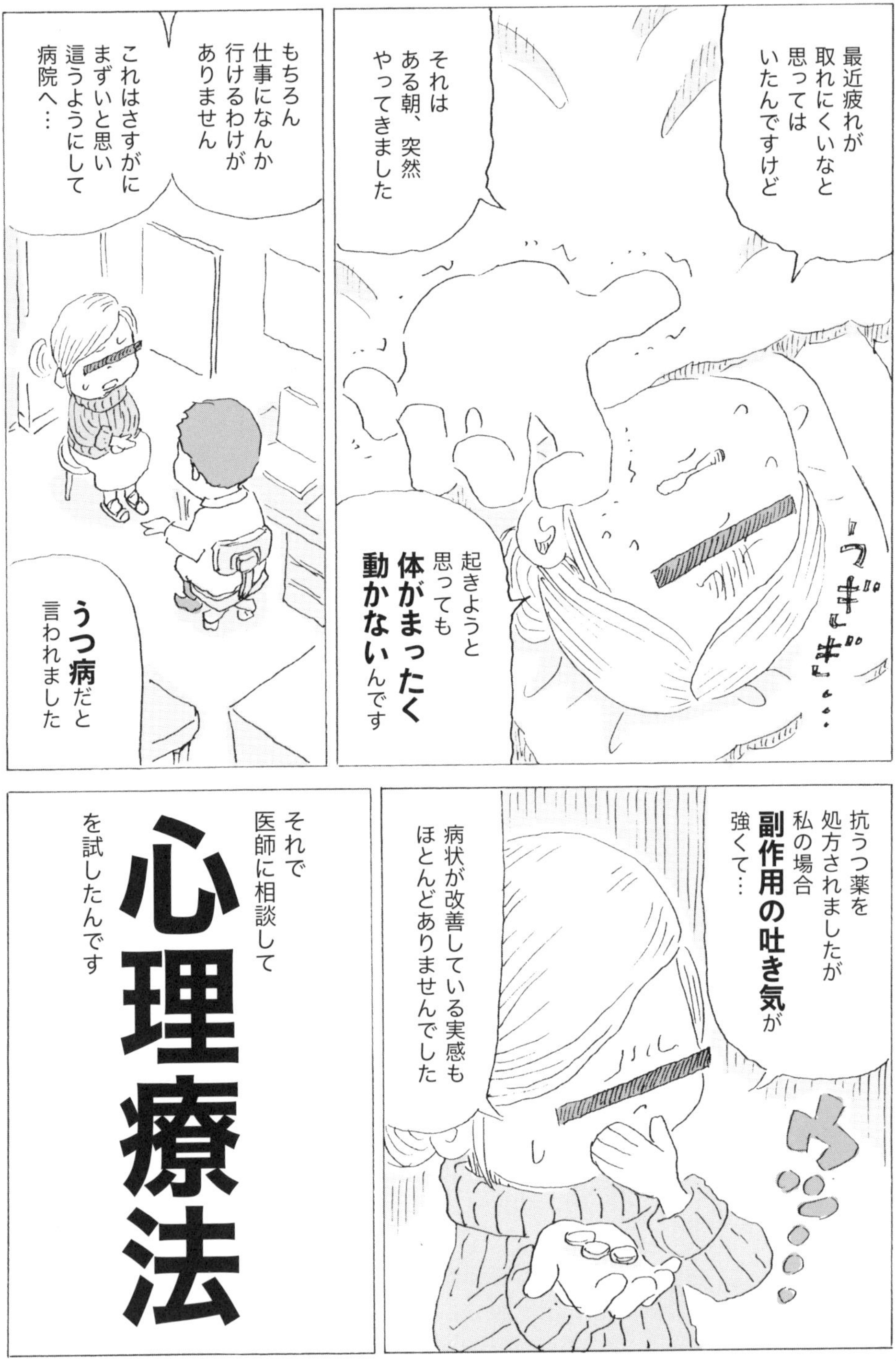
最近疲れが取れにくいなと思ってはいたんですけど
それはある朝、突然やってきました
起きようと思っても**体がまったく動かない**んです
うぎぎ…
もちろん仕事になんか行けるわけがありません
これはさすがにまずいと思い這うようにして病院へ…
うつ病だと言われました
抗うつ薬を処方されましたが私の場合**副作用の吐き気**が強くて…
病状が改善している実感もほとんどありませんでした
ウ
それで医師に相談して
心理療法
を試したんです

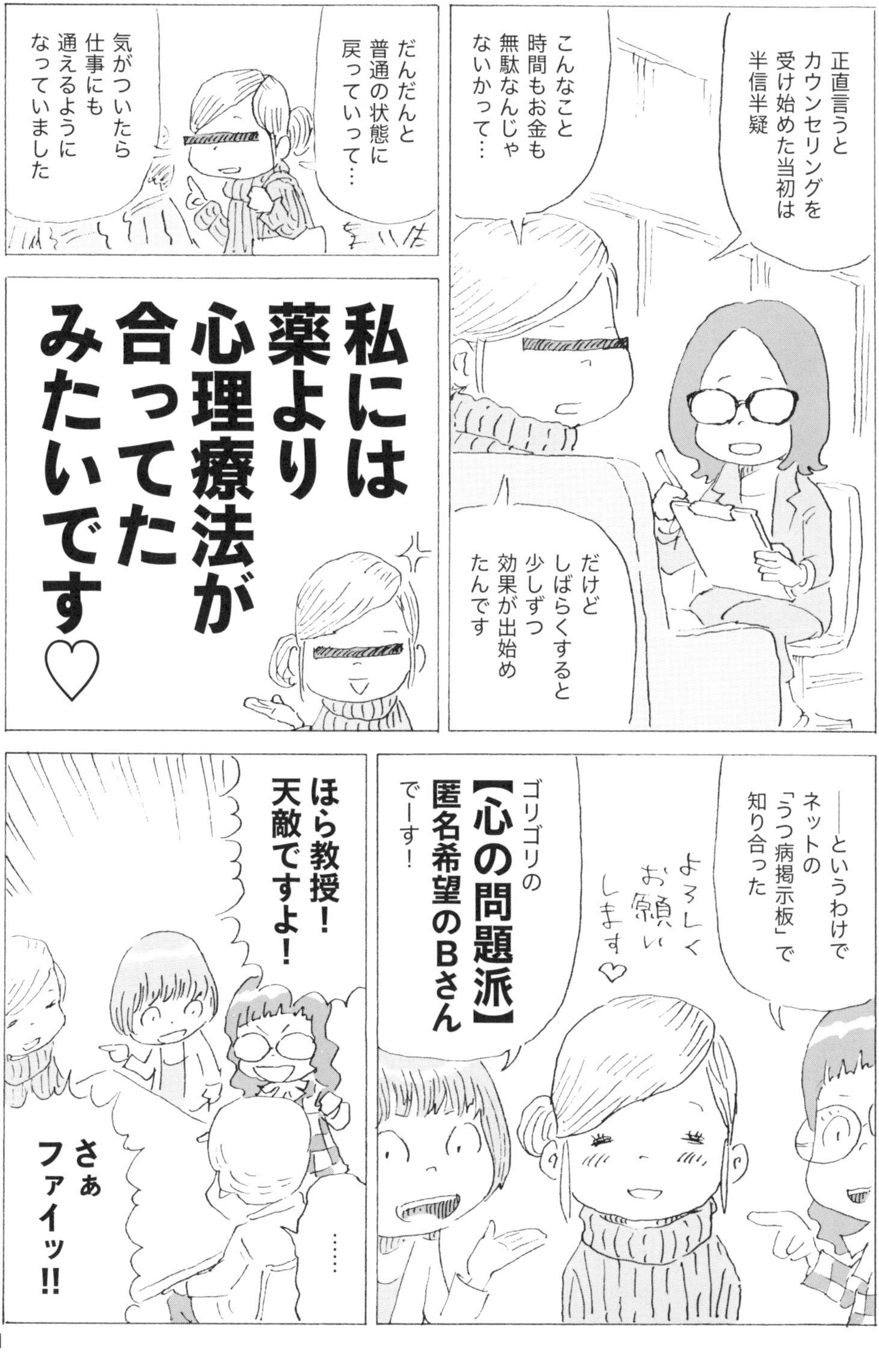
正直言うと カウンセリングを 受け始めた当初は 半信半疑
こんなこと 時間もお金も 無駄なんじゃ ないかって…
だけど しばらくすると 少しずつ 効果が出始め たんです
だんだんと 普通の状態に 戻っていって…
気がついたら 仕事にも 通えるように なっていました
私には 薬より 心理療法が 合ってた みたいです♡
——というわけで ネットの 「うつ病掲示板」で 知り合った
ゴリゴリの 【心の問題派】 匿名希望のBさん でーす！
よろしく お願い します♡
ほら教授！ 天敵ですよ！
……
さぁ ファイッ!!

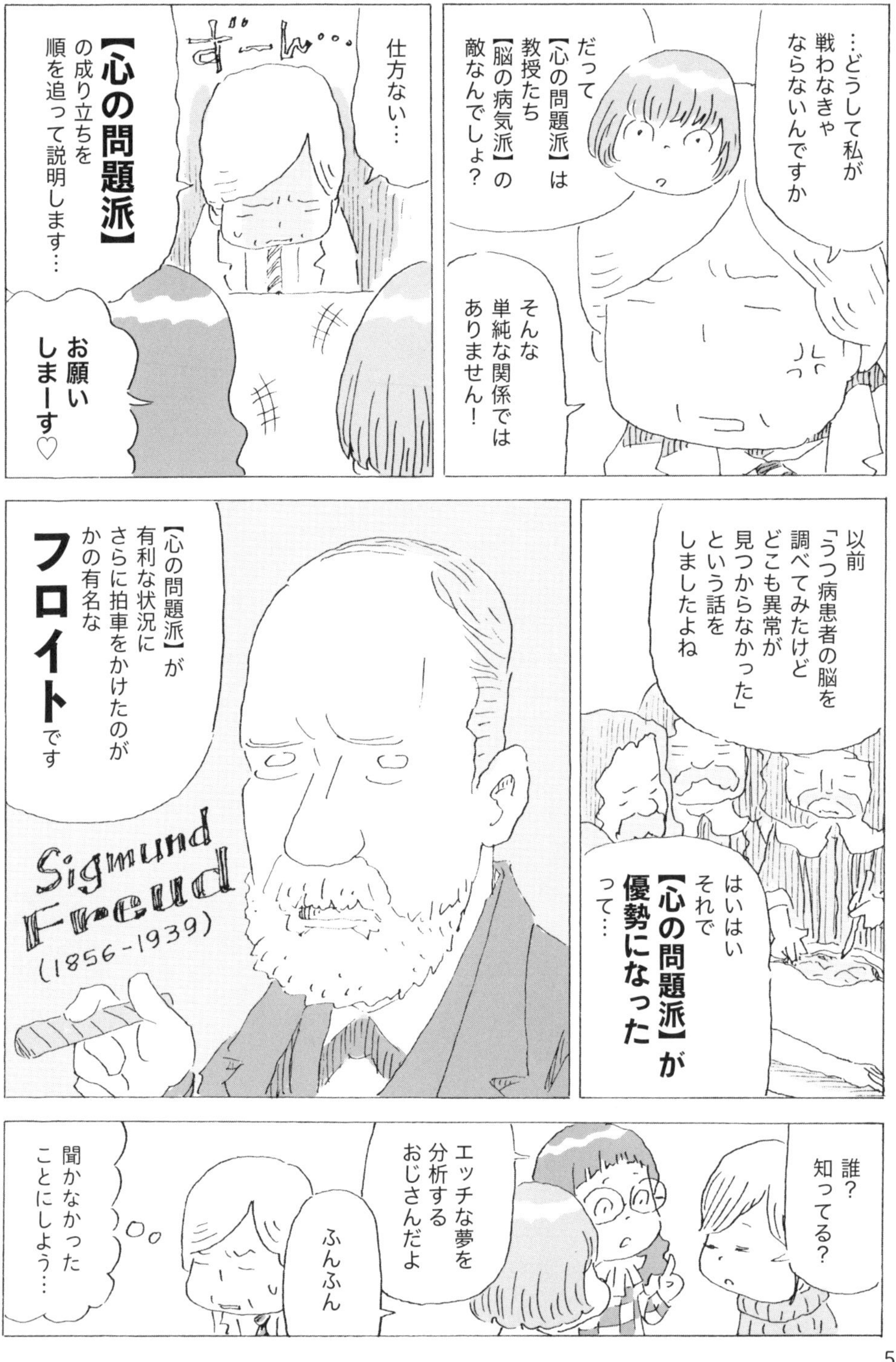
…どうして私が戦わなきゃならないんですか
だって【心の問題派】は教授たち【脳の病気派】の敵なんでしょ？
そんな単純な関係ではありません！
仕方ない…
ず〜ん。。。
【心の問題派】の成り立ちを順を追って説明します…
お願いしまーす♡
以前「うつ病患者の脳を調べてみたけどどこも異常が見つからなかった」という話をしましたよね
はいはいそれで【心の問題派】が優勢になったって…
【心の問題派】が有利な状況にさらに拍車をかけたのがかの有名なフロイトです
Sigmund Freud (1856-1939)
誰？知ってる？
エッチな夢を分析するおじさんだよ
ふんふん
聞かなかったことにしよう…

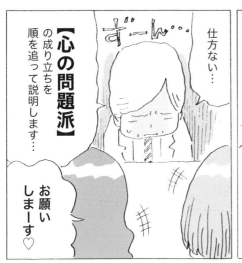

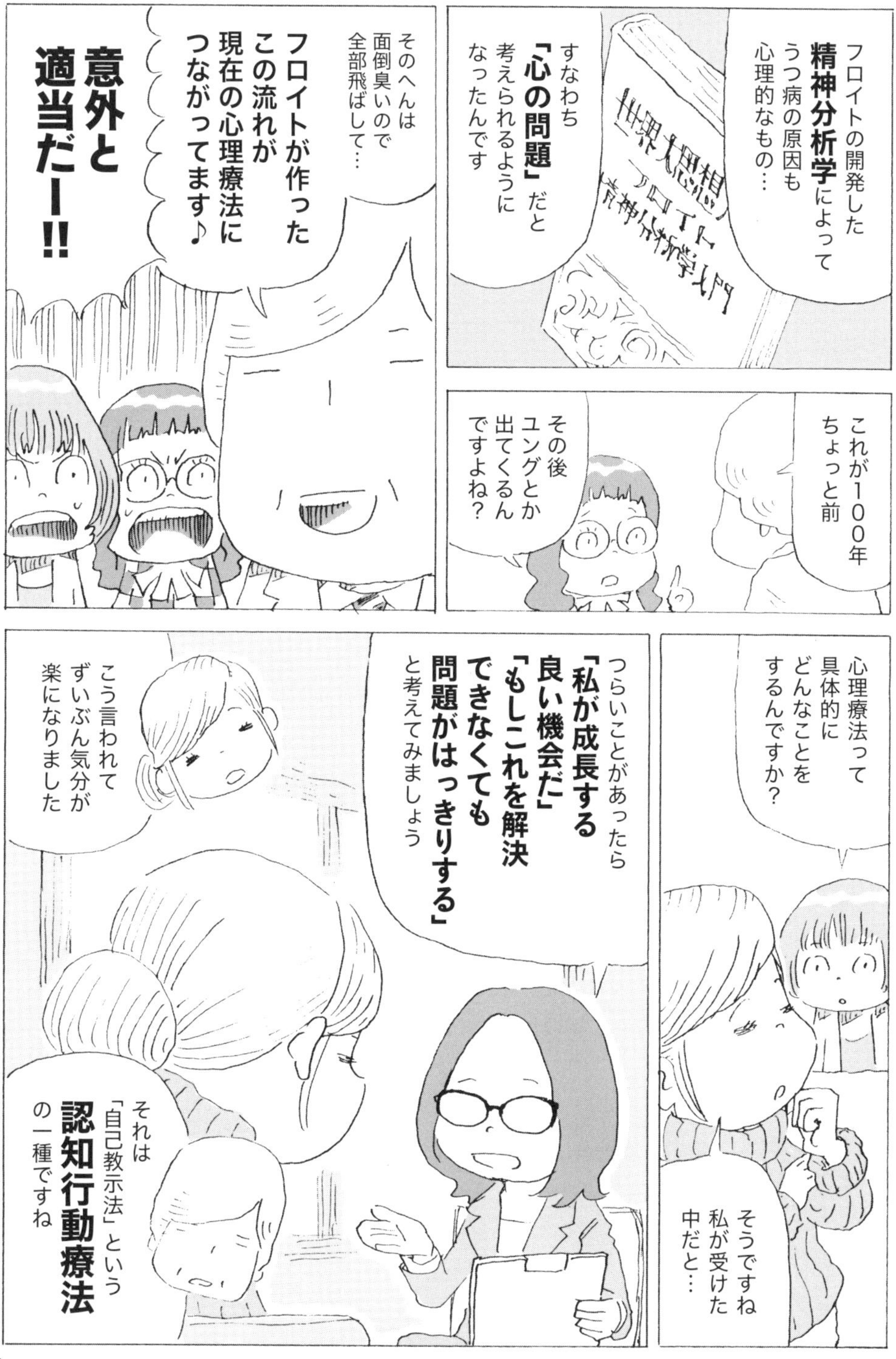
フロイトの開発した精神分析学によってうつ病の原因も心理的なもの…
すなわち「心の問題」だと考えられるようになったんです
これが100年ちょっと前
その後ユングとか出てくるんですよね?
そのへんは面倒臭いので全部飛ばして…
フロイトが作ったこの流れが現在の心理療法につながってます♪
意外と適当だー!!
心理療法って具体的にどんなことをするんですか?
そうですね私が受けた中だと…
つらいことがあったら「私が成長する良い機会だ」「もしこれを解決できなくても問題がはっきりする」と考えてみましょう
こう言われてずいぶん気分が楽になりました
それは「自己教示法」という認知行動療法の一種ですね

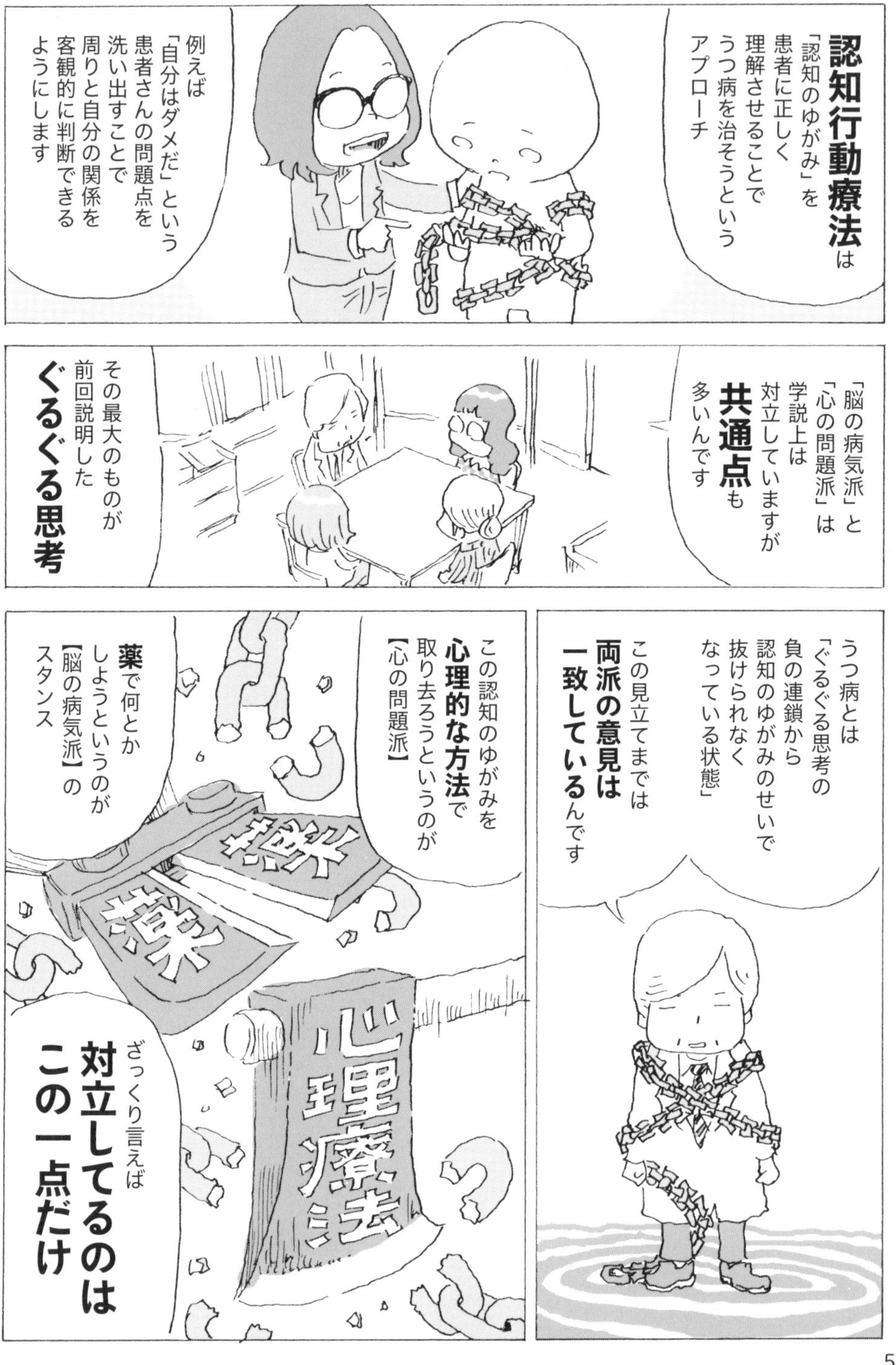

認知行動療法は「認知のゆがみ」を患者に正しく理解させることでうつ病を治そうというアプローチ
例えば「自分はダメだ」という患者さんの問題点を洗い出すことで周りと自分の関係を客観的に判断できるようにします
「脳の病気派」と「心の問題派」は学説上は対立していますが共通点も多いんです
その最大のものが前回説明したぐるぐる思考
うつ病とは「ぐるぐる思考の負の連鎖から認知のゆがみのせいで抜けられなくなっている状態」
この見立てまでは両派の意見は一致しているんです
この認知のゆがみを心理的な方法で取り去ろうというのが【心の問題派】
薬で何とかしようというのが【脳の病気派】のスタンス
心理療法
ざっくり言えば対立してるのはこの一点だけ

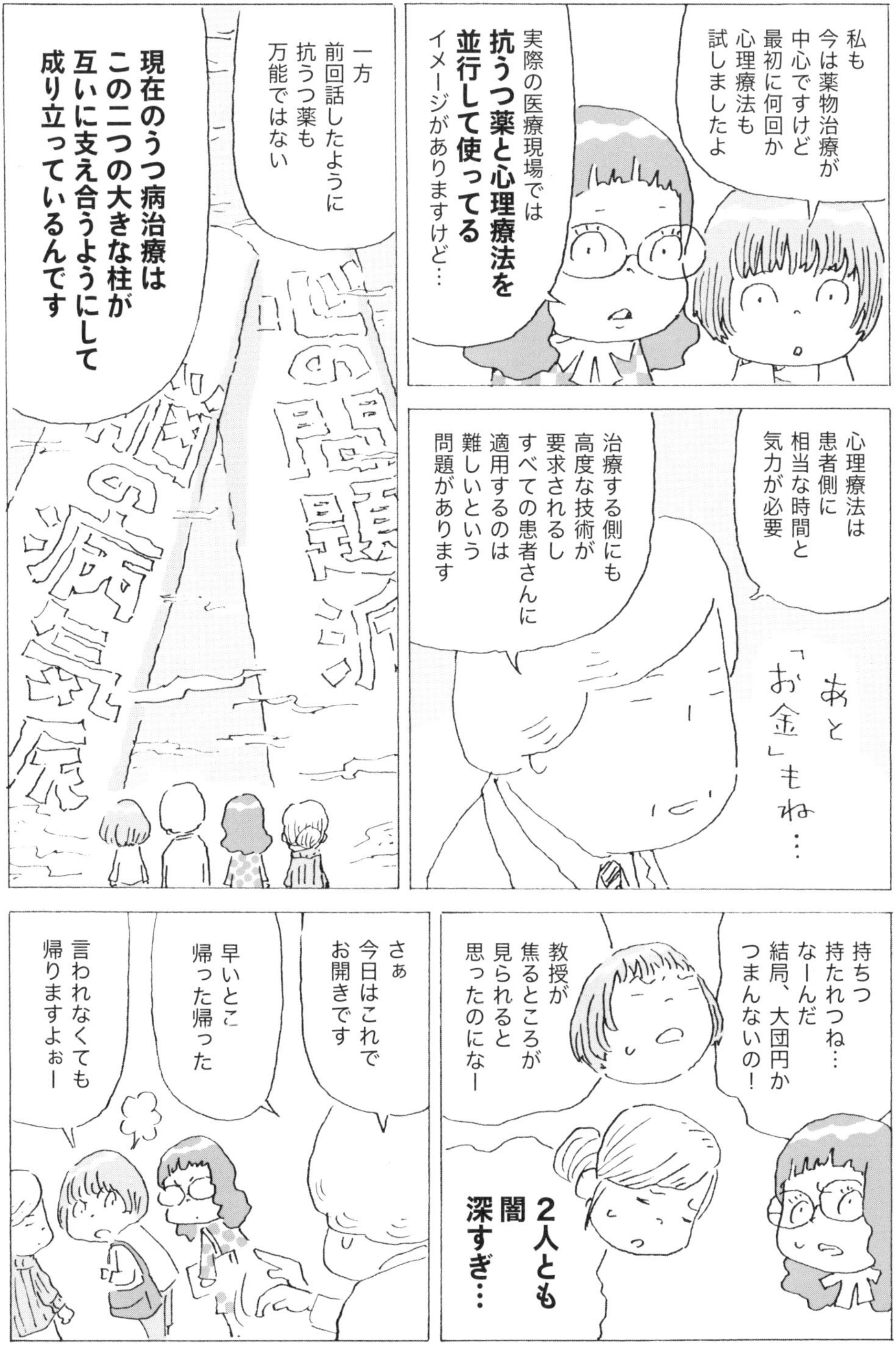
私も今は薬物治療が中心ですけど最初に何回か心理療法も試しましたよ
実際の医療現場では**抗うつ薬と心理療法を並行して使ってる**イメージがありますけど…
心理療法は患者側に相当な時間と気力が必要
治療する側にも高度な技術が要求されるしすべての患者さんに適用するのは難しいという問題があります
あと「お金」もね…
一方前回話したように抗うつ薬も万能ではない
心の問題派
脳の病気派
現在のうつ病治療はこの二つの大きな柱が互いに支え合うようにして成り立っているんです
持ちつ持たれつね…
なーんだ結局、大団円かつまんないの!
教授が焦るところが見られると思ったのになー
2人とも闇深すぎ…
さぁ今日はこれでお開きです
早いとこ帰った帰った
言われなくても帰りますよぉー

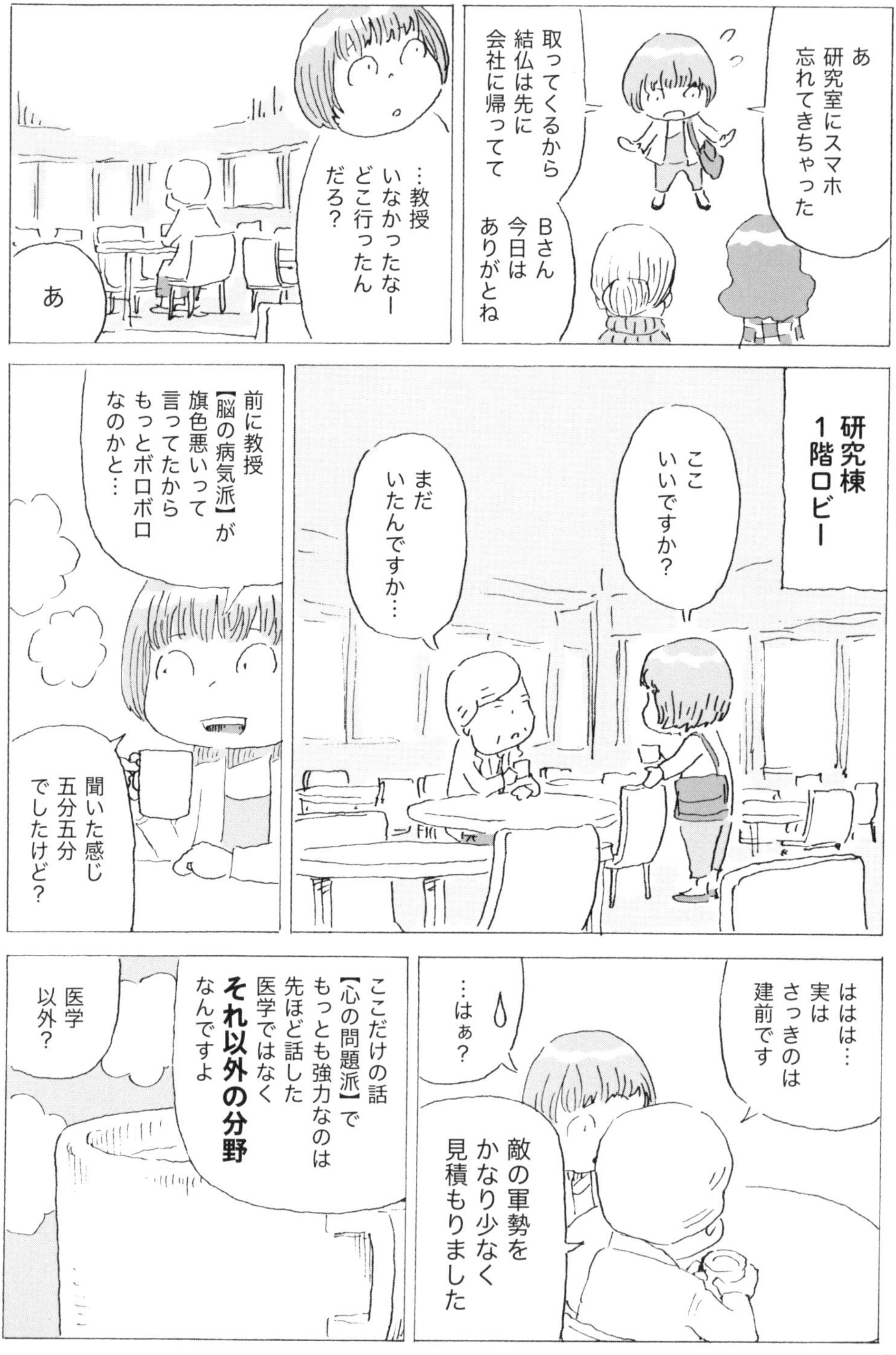
あ
研究室にスマホ
忘れてきちゃった
取ってくるから
結仏は先に
会社に帰ってて
Bさん
今日は
ありがとね
…教授
いなかったなー
どこ行ったんだろ？
あ
研究棟
1階ロビー
ここ
いいですか？
まだ
いたんですか…
前に教授
【脳の病気派】が
旗色悪いって
言ってたから
もっとボロボロ
なのかと…
聞いた感じ
五分五分
でしたけど？
ははは…
実は
さっきのは
建前です
…はぁ？
敵の軍勢を
かなり少なく
見積もりました
ここだけの話
【心の問題派】で
もっとも強力なのは
先ほど話した
医学ではなく
それ以外の分野
なんですよ
医学
以外？

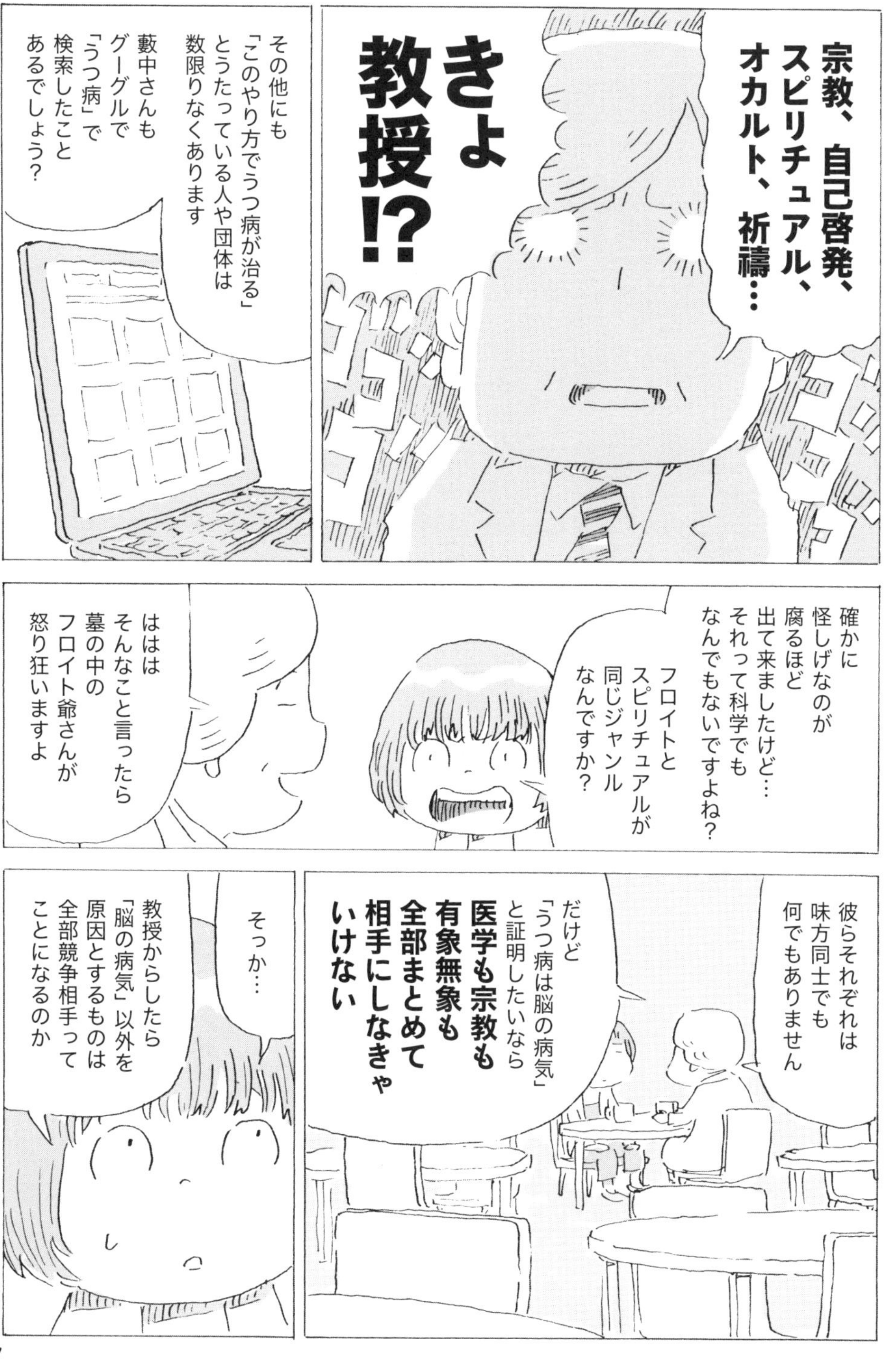
宗教、自己啓発、スピリチュアル、オカルト、祈禱…
きょ教授!?
その他にも「このやり方でうつ病が治る」とうたっている人や団体は数限りなくあります
藪中さんもグーグルで「うつ病」で検索したことあるでしょう?
確かに怪しげなのが腐るほど出て来ましたけど…それって科学でもなんでもないですよね?
フロイトとスピリチュアルが同じジャンルなんですか?
はははそんなこと言ったら墓の中のフロイト爺さんが怒り狂いますよ
彼らそれぞれは味方同士でも何でもありません
だけど「うつ病は脳の病気」と証明したいなら医学も宗教も有象無象も全部まとめて相手にしなきゃいけない
そっか…
教授からしたら「脳の病気」以外を原因とするものは全部競争相手ってことになるのか

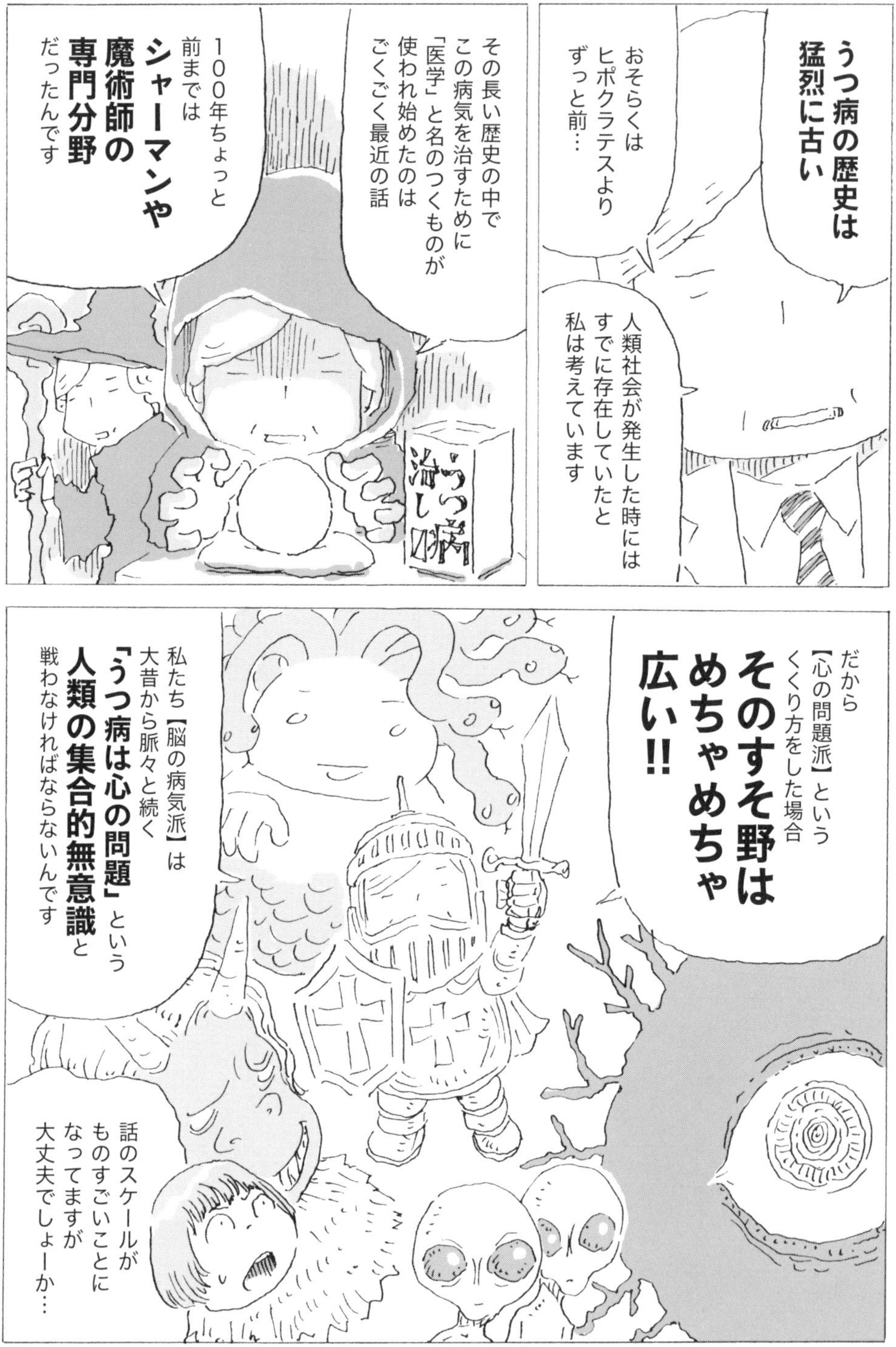
うつ病の歴史は猛烈に古い
おそらくはヒポクラテスよりずっと前…
人類社会が発生した時にはすでに存在していたと私は考えています
その長い歴史の中でこの病気を治すために「医学」と名のつくものが使われ始めたのはごくごく最近の話
100年ちょっと前まではシャーマンや魔術師の専門分野だったんです
だから【心の問題派】というくくり方をした場合そのすそ野はめちゃめちゃ広い!!
私たち【脳の病気派】は大昔から脈々と続く「うつ病は心の問題」という人類の集合的無意識と戦わなければならないんです
話のスケールがものすごいことになってますが大丈夫でしょーか…

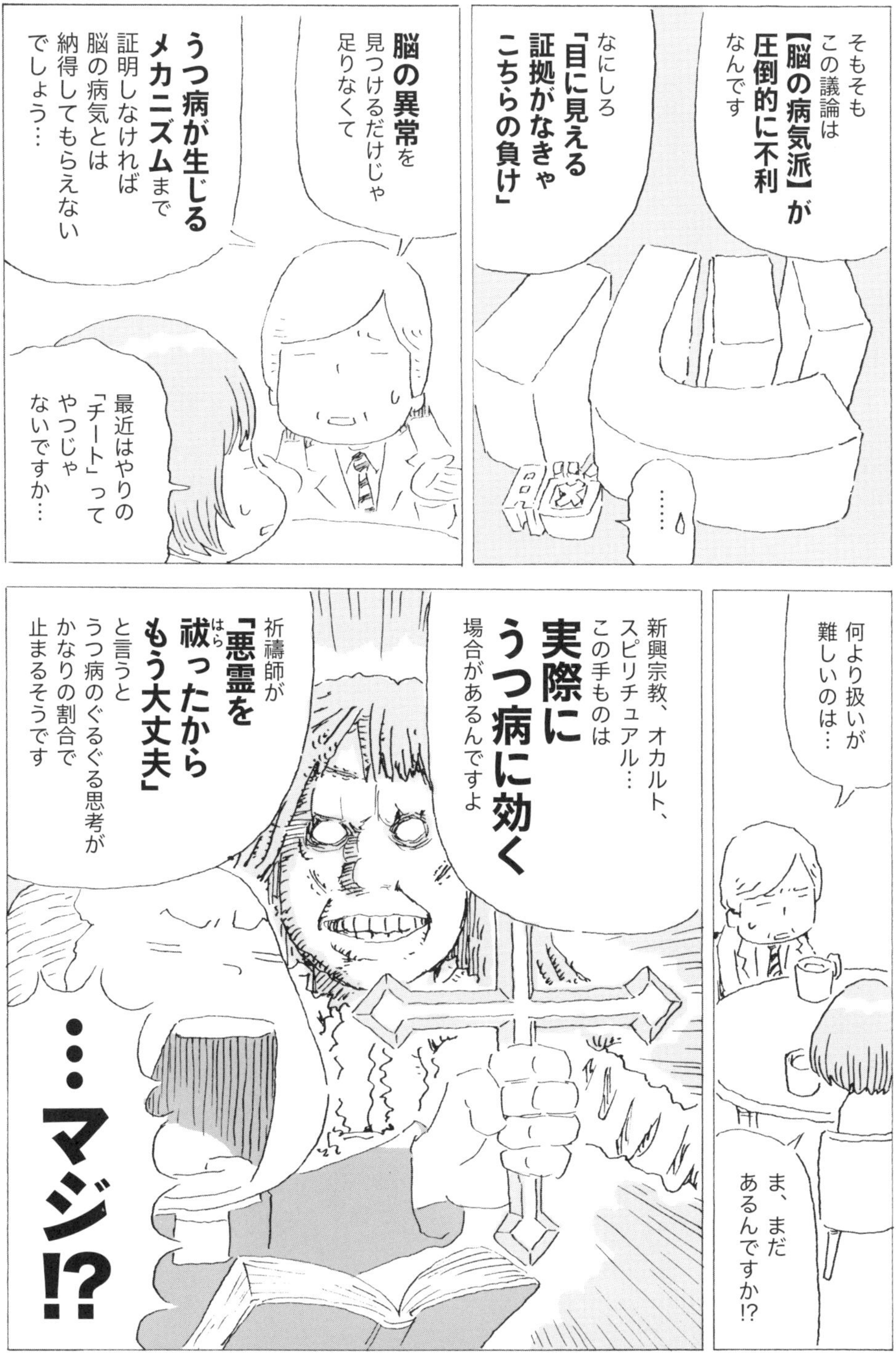
そもそも この議論は 【脳の病気派】が 圧倒的に不利 なんです
なにしろ 「目に見える 証拠がなきゃ こちらの負け」
……
脳の異常を 見つけるだけじゃ 足りなくて
うつ病が生じる メカニズムまで 証明しなければ 脳の病気とは 納得してもらえない でしょう…
最近はやりの 「チート」って やつじゃ ないですか…
何より扱いが 難しいのは…
ま、まだ あるんですか!?
新興宗教、オカルト、スピリチュアル… この手ものは 実際に うつ病に効く 場合があるんですよ
祈禱師が 「悪霊を 祓《はら》ったから もう大丈夫」 と言うと うつ病のぐるぐる思考が かなりの割合で 止まるそうです
…マジ!?

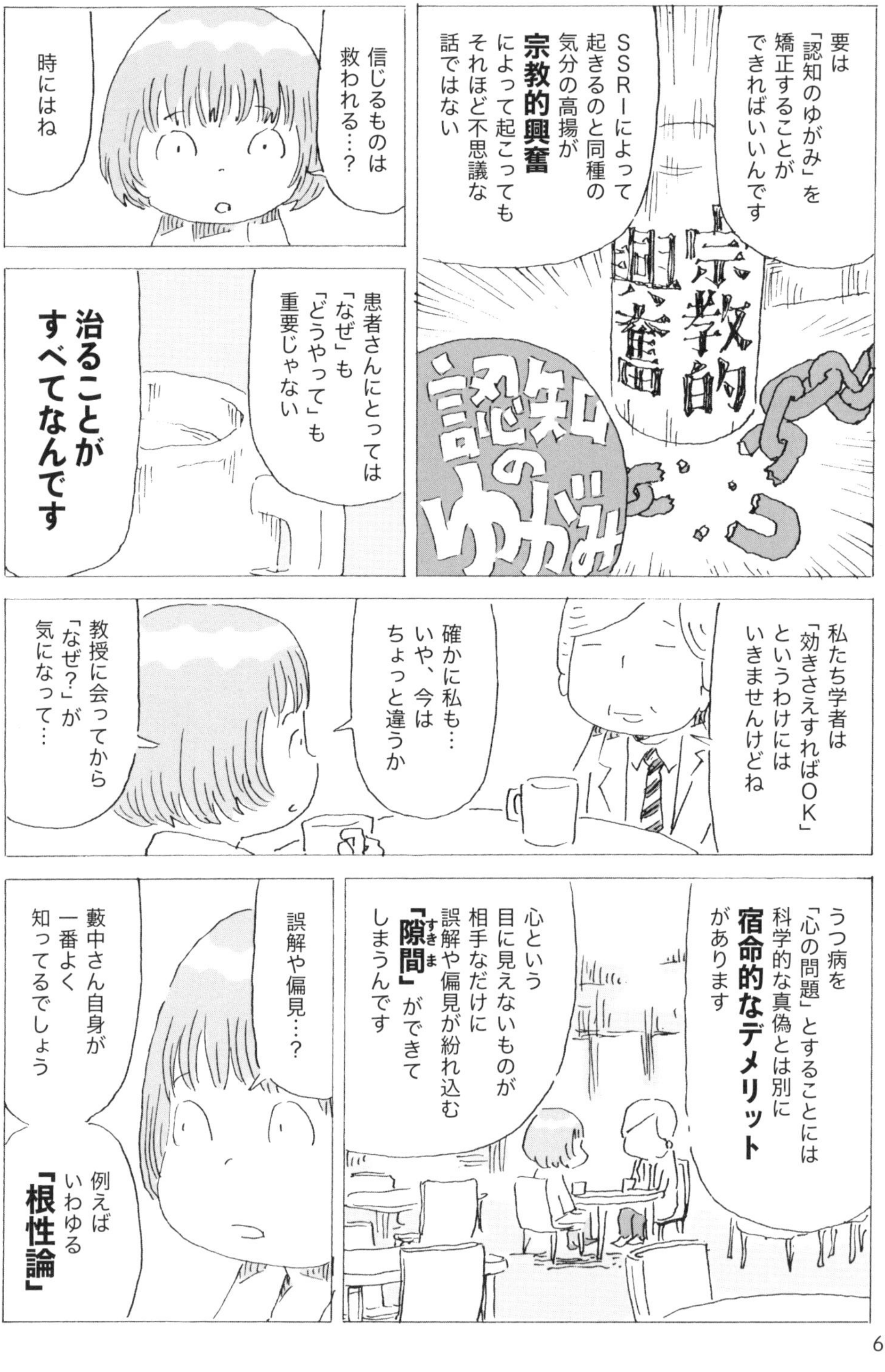

要は「認知のゆがみ」を矯正することができればいいんです
SSRIによって起きるのと同種の気分の高揚が**宗教的興奮**によって起こってもそれほど不思議な話ではない
宗教的興奮
認知のゆがみ
信じるものは救われる…?
時にはね
患者さんにとっては「なぜ」も「どうやって」も重要じゃない
治ることがすべてなんです
私たち学者は「効きさえすればOK」というわけにはいきませんけどね
確かに私も…いや、今はちょっと違うか
教授に会ってから「なぜ?」が気になって…
うつ病を「心の問題」とすることには科学的な真偽とは別に**宿命的なデメリット**があります
心という目に見えないものが相手なだけに誤解や偏見が紛れ込む**「隙間《すきま》」**ができてしまうんです
誤解や偏見…?
藪中さん自身が一番よく知ってるでしょう
例えばいわゆる**「根性論」**

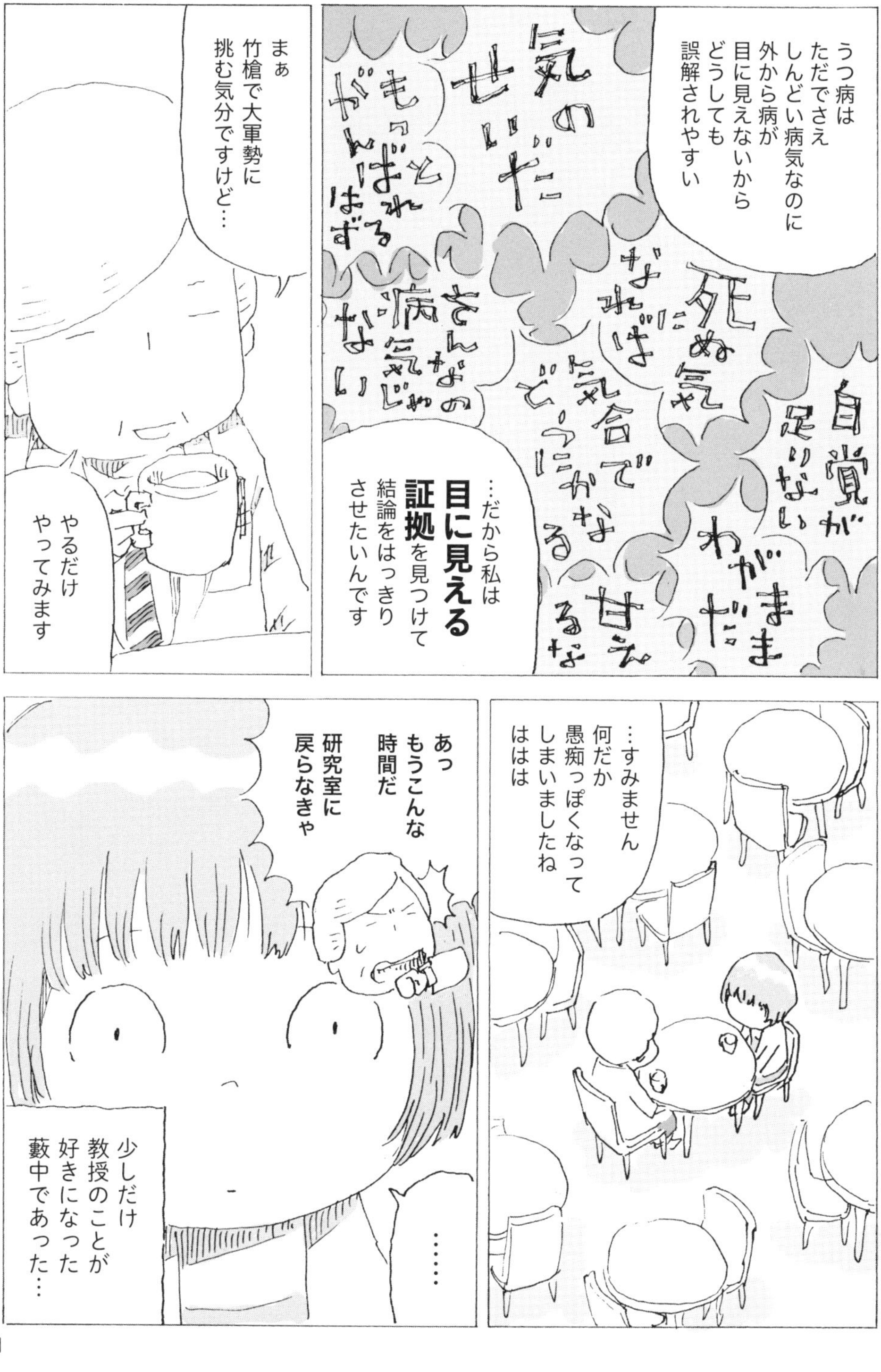
うつ病は ただでさえ しんどい病気なのに 外から病が 目に見えないから どうしても 誤解されやすい
気のせいだ
もっとがんばれるはず
そんなの病気じゃない
死ぬ気になれば
気合でどうにかなる
自覚が足りない
わがままだ
甘えるな
…だから私は 目に見える 証拠を見つけて 結論をはっきり させたいんです
まぁ 竹槍で大軍勢に 挑む気分ですけど…
やるだけ やってみます
…すみません 何だか 愚痴っぽくなって しまいましたね ははは
あっ もうこんな 時間だ 研究室に 戻らなきゃ
……
少しだけ 教授のことが 好きになった 藪中であった…

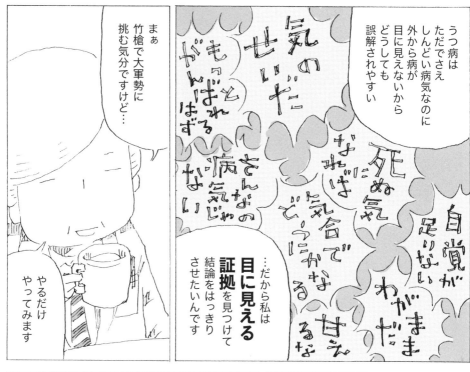

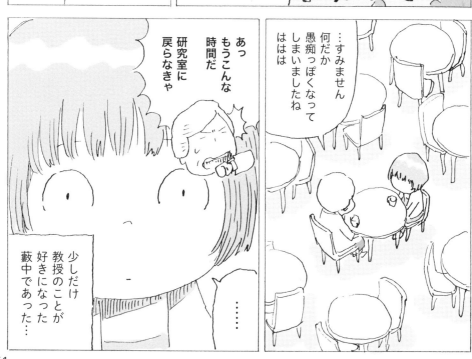

解説③

心理療法の光と影

ここも、「心の問題派は悪だ」みたいに言っておいて、

今さら、心理療法の光と影でもないだろうと思われるかもしれません。

少し言いわけをすると、現時点では「心の問題派」が強すぎて、

うつ病に対する科学的なアプローチが阻害されている。

これを打破するために「心の問題派」の勢力に対抗しなければいけない、

というのが私の真意です。

二章のSSRIでも触れましたが、

薬によって認知のゆがみのもととなる脳の働きを治した後の最後の仕上げには、

心理療法が有用です。

ちなみに、心理療法も立派な科学です。

フロイトの創始した精神分析学に基づいています。

実は、この精神分析学が立派すぎるために、

「脳の病気派」が乗り越えなくてはならない壁がとても高くなっているとも言えます。

しかし、科学者同士が戦うことは科学や医学の発展につながるから良いのです。

問題なのは、スピリチュアル、加持祈禱などのオカルトです。

実は、うつ病を始めとする精神疾患の治療では、スピリチュアルなどが大活躍しています。

大活躍というのは皮肉でも何でもなく、本当に効く場合が少なくないのです。
いわゆるプラセボ効果だと考えられます。
治れば何でも良いという考え方もあるかもしれませんが、
やはり我々科学者は、正しく治したいと考えます。
何でもかんでもスピリチュアルというのは困るのです。
例えば、最近、糖尿病は悪霊の仕業だから祈祷で治すと言って、
治療薬のインスリンを取り上げるという事件が起こりました。
ガンをスピリチュアルで治すと言って、科学的な治療を受けない人もいます。
患者さんにとって良いことが起きないのは、ご存じの通りです。
この場合、誰もが、そんな迷信を信じるなんて間違っていると思うでしょう。
でも、うつ病の治療をスピリチュアル系メソッドで行うことを迷信だと言って
笑うことができるでしょうか?
我々は、「スピリチュアルでうつ病が治るなどというのは迷信だ」と言える程度に
うつ病の科学を発展させたいと思っています。
そして、薬剤による治療と心理療法がお互いを切磋琢磨して、
より良い治療法を開発できるようにしたいと考えています。
このような未来では、
「うつ病は自分の心の弱さのせいだ」などという悩みは
なくなると信じています。

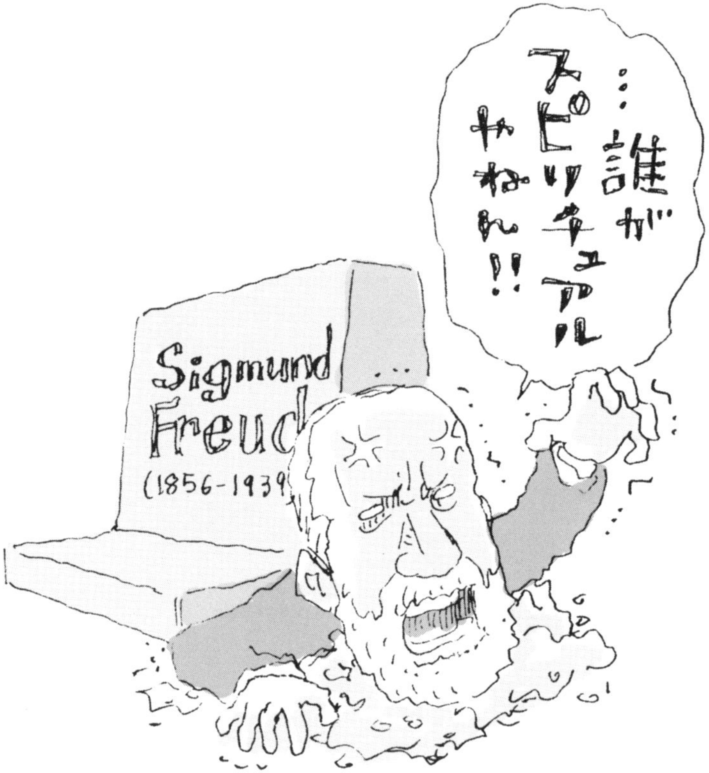
…誰がスピリチュアルやねん!!
Sigmund Freud
(1856-1939
…

第四章

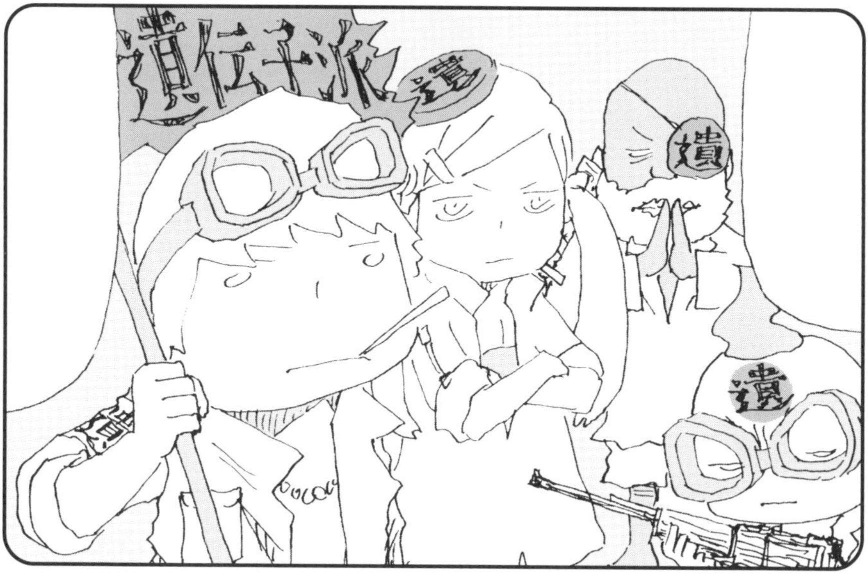

それでも
【遺伝子派】は
あきらめない

「うつ病になる
遺伝子」って…
あるの？

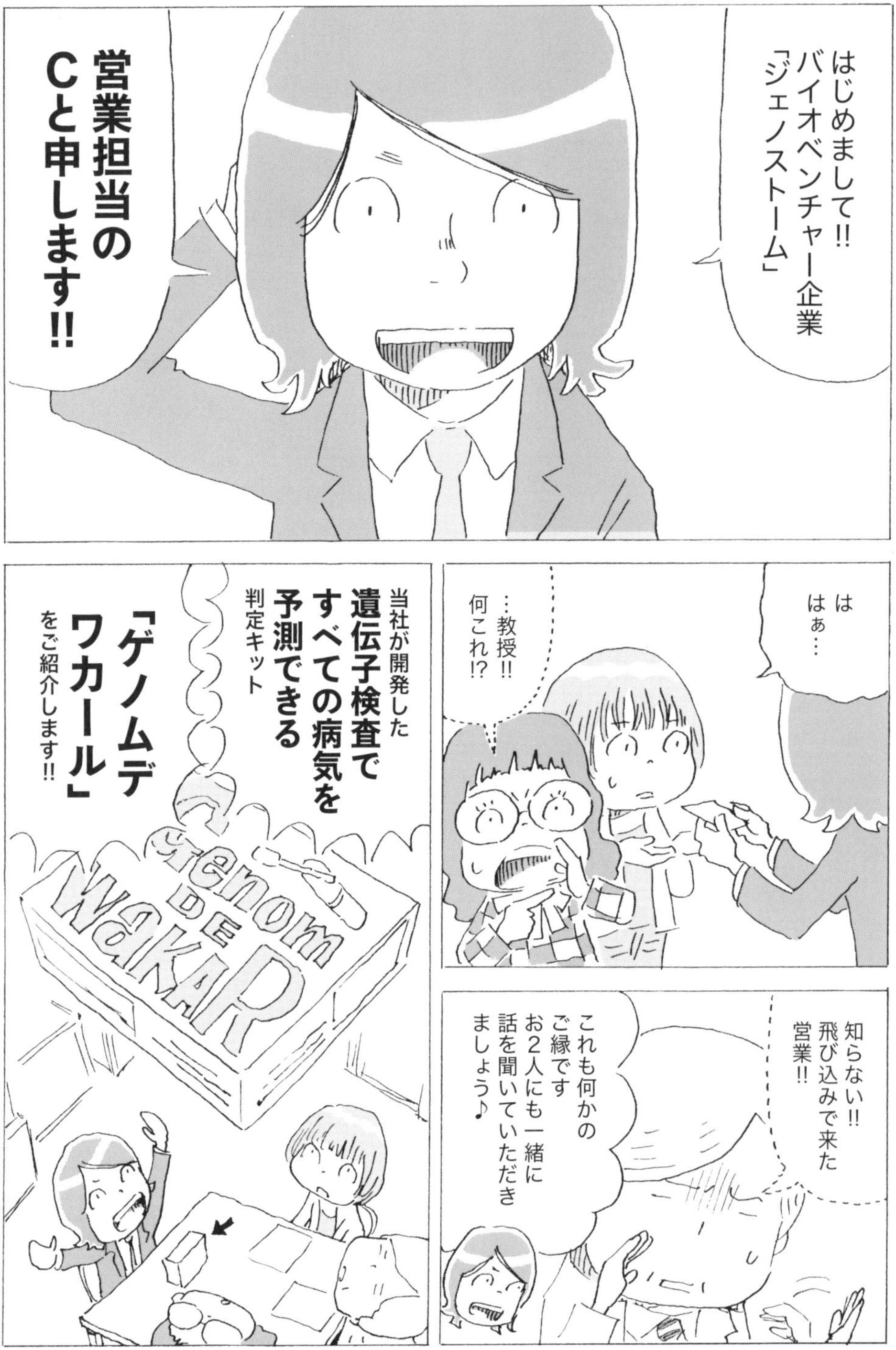
はじめまして!! バイオベンチャー企業「ジェノストーム」
営業担当のCと申します!!
ははぁ…
…教授!! 何これ!?
当社が開発した遺伝子検査ですべての病気を予測できる判定キット「ゲノムデワカール」をご紹介します!!
Genom DE WaKaR
知らない!! 飛び込みで来た営業!!
これも何かのご縁です お2人にも一緒に話を聞いていただきましょう♪

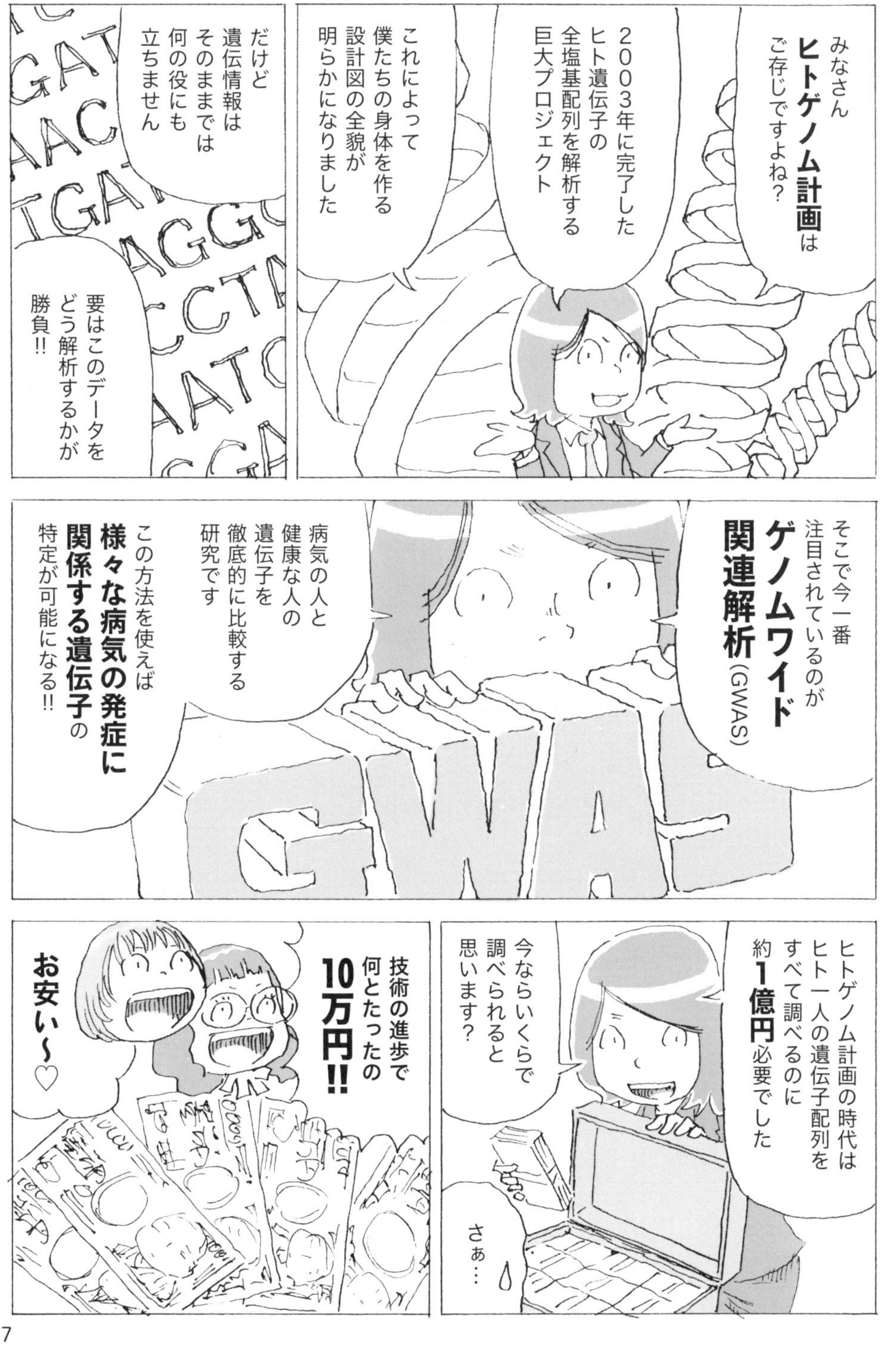
みなさん **ヒトゲノム計画**は ご存じですよね？
2003年に完了した ヒト遺伝子の 全塩基配列を解析する 巨大プロジェクト
これによって 僕たちの身体を作る 設計図の全貌が 明らかになりました
だけど 遺伝情報は そのままでは 何の役にも 立ちません
要はこのデータを どう解析するかが 勝負!!
GAT AAC TGA AGG CCTA AATC
そこで今一番 注目されているのが **ゲノムワイド 関連解析**（GWAS）
病気の人と 健康な人の 遺伝子を 徹底的に比較する 研究です
この方法を使えば **様々な病気の発症に 関係する遺伝子**の 特定が可能になる!!
GWAS
ヒトゲノム計画の時代は ヒト一人の遺伝子配列を すべて調べるのに 約**1億円**必要でした
今ならいくらで 調べられると 思います？
さぁ…
技術の進歩で 何とたったの **10万円!!**
お安い～♡

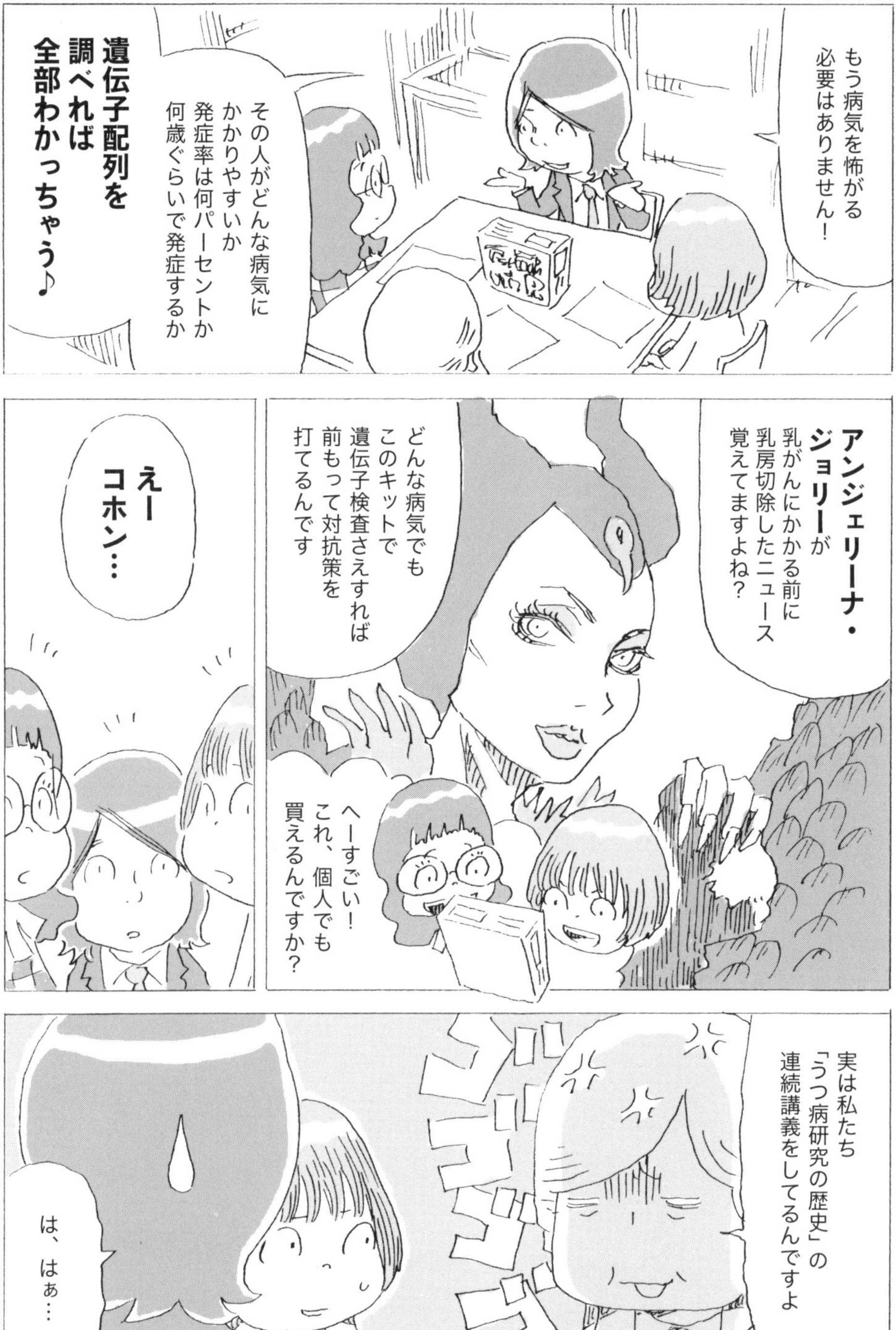
もう病気を怖がる必要はありません！
その人がどんな病気にかかりやすいか発症率は何パーセントか何歳ぐらいで発症するか
遺伝子配列を調べれば全部わかっちゃう♪
アンジェリーナ・ジョリーが乳がんにかかる前に乳房切除したニュース覚えてますよね？
どんな病気でもこのキットで遺伝子検査さえすれば前もって対抗策を打てるんです
へーすごい！これ、個人でも買えるんですか？
えーコホン…
実は私たち「うつ病研究の歴史」の連続講義をしてるんですよ
は、はぁ…

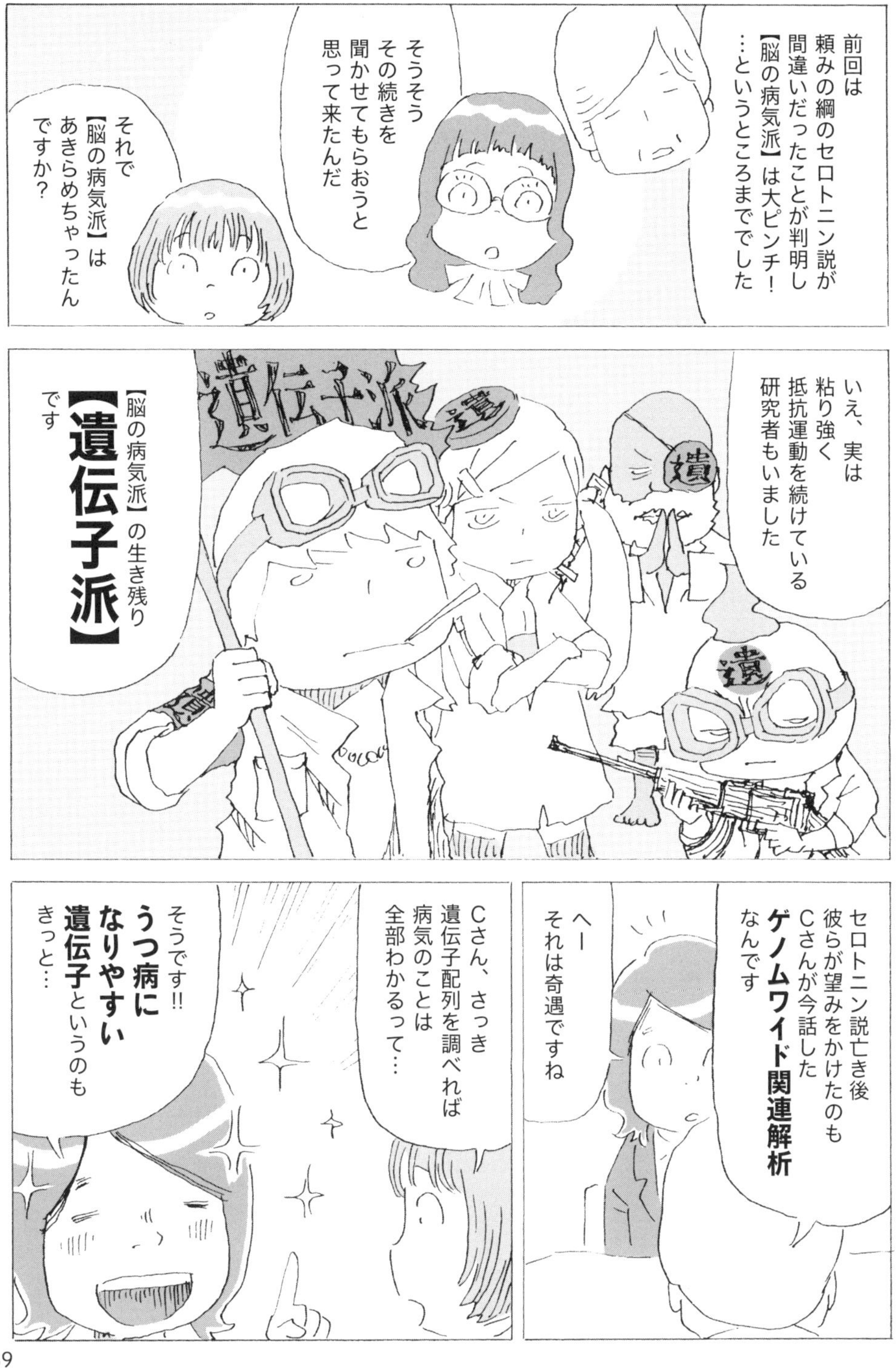
前回は
頼みの綱のセロトニン説が
間違いだったことが判明し
【脳の病気派】は大ピンチ！
…というところまででした
そうそう
その続きを
聞かせてもらおうと
思って来たんだ
それで
【脳の病気派】は
あきらめちゃったん
ですか？
いえ、実は
粘り強く
抵抗運動を続けている
研究者もいました
遺伝子派
遺
【脳の病気派】の生き残り
【遺伝子派】
です
セロトニン説亡き後
彼らが望みをかけたのも
Cさんが今話した
ゲノムワイド関連解析
なんです
へー
それは奇遇ですね
Cさん、さっき
遺伝子配列を調べれば
病気のことは
全部わかるって…
そうです!!
うつ病に
なりやすい
遺伝子というのも
きっと…

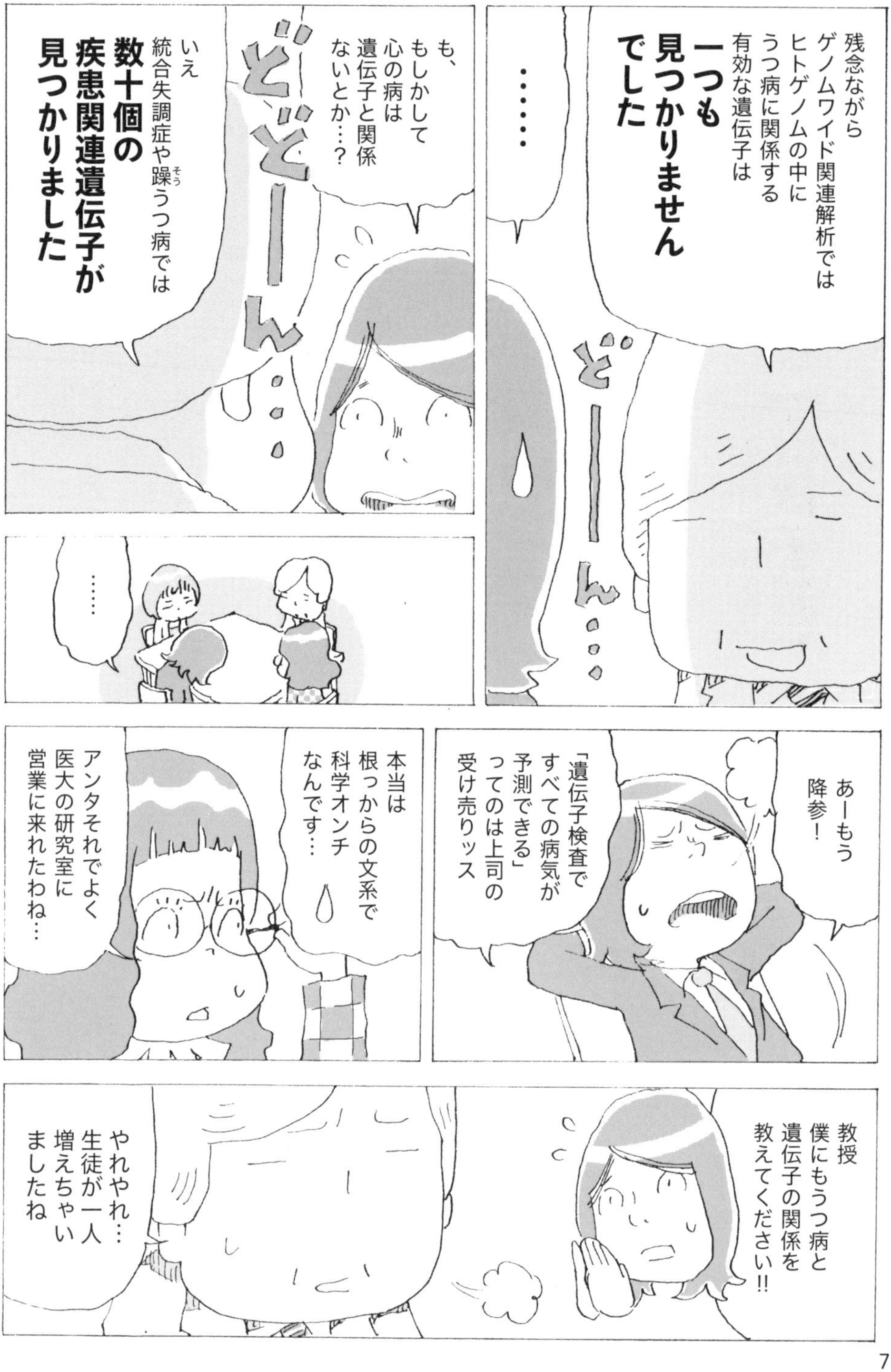

残念ながらゲノムワイド関連解析ではヒトゲノムの中にうつ病に関係する有効な遺伝子は
一つも見つかりませんでした
……
ど———ん…
も、もしかして心の病は遺伝子と関係ないとか…？
ど———ん…
いえ統合失調症や躁《そう》うつ病では
数十個の疾患関連遺伝子が見つかりました
……
あーもう降参！
「遺伝子検査ですべての病気が予測できる」ってのは上司の受け売りッス
本当は根っからの文系で科学オンチなんです…
アンタそれでよく医大の研究室に営業に来れたわね…
教授僕にもうつ病と遺伝子の関係を教えてください!!
やれやれ…生徒が一人増えちゃいましたね

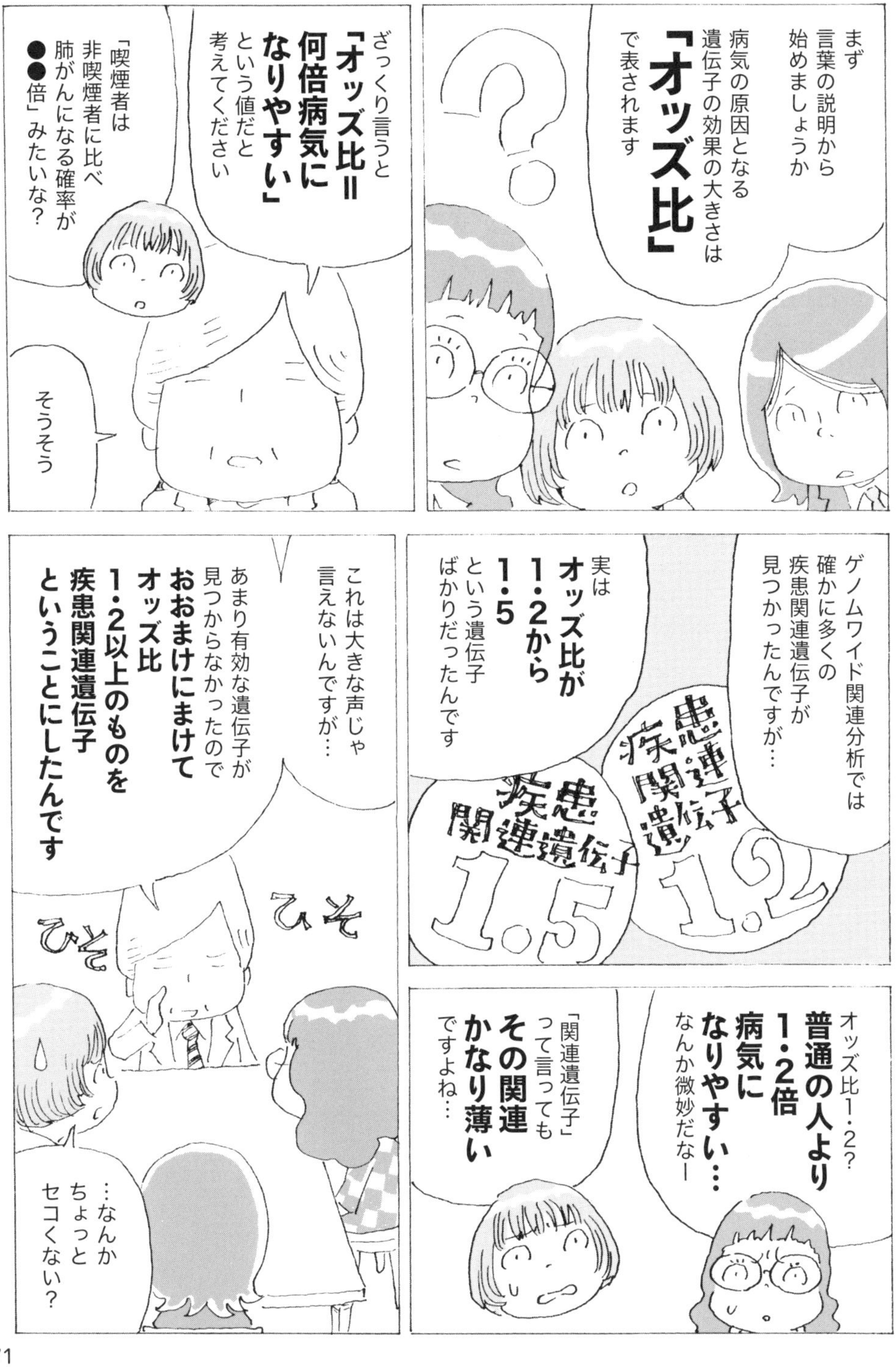
まず言葉の説明から始めましょうか
病気の原因となる遺伝子の効果の大きさは「オッズ比」で表されます
ざっくり言うと「オッズ比＝何倍病気になりやすい」という値だと考えてください
「喫煙者は非喫煙者に比べ肺がんになる確率が●●倍」みたいな？
そうそう
ゲノムワイド関連分析では確かに多くの疾患関連遺伝子が見つかったんですが…
実はオッズ比が1・2から1・5という遺伝子ばかりだったんです
疾患関連遺伝子 1.2
疾患関連遺伝子 1.5
オッズ比1・2？ 普通の人より1・2倍病気になりやすい… なんか微妙だなー
「関連遺伝子」って言ってもその関連かなり薄いですよね…
これは大きな声じゃ言えないんですが…
あまり有効な遺伝子が見つからなかったので おおまけにまけて オッズ比1・2以上のものを疾患関連遺伝子ということにしたんです
ひそ ひそ
…なんかちょっとセコくない？

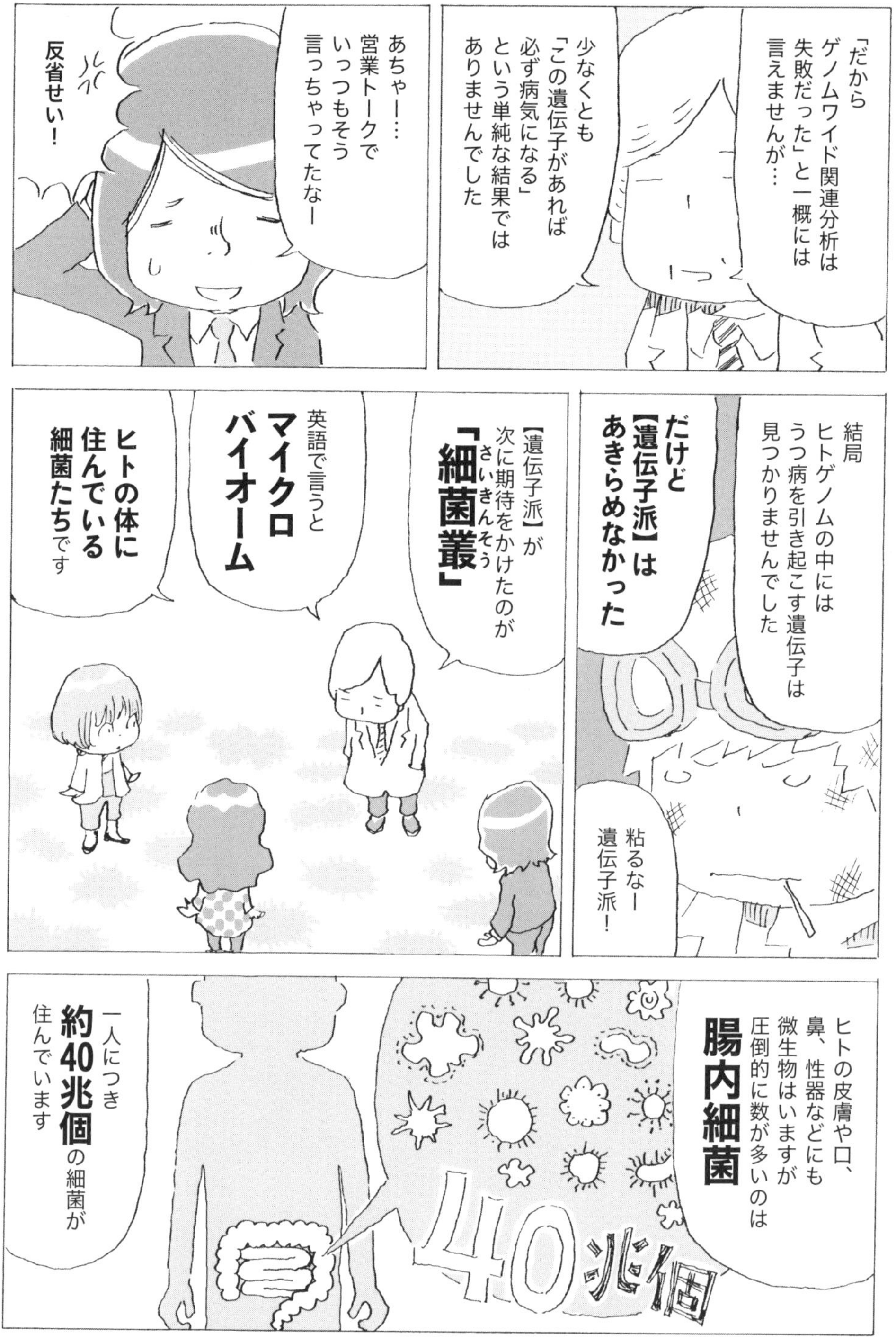
「だから
ゲノムワイド関連分析は
失敗だった」と一概には
言えませんが…
少なくとも
「この遺伝子があれば
必ず病気になる」
という単純な結果では
ありませんでした
あちゃー…
営業トークで
いっつもそう
言っちゃってたなー
反省せい！
結局
ヒトゲノムの中には
うつ病を引き起こす遺伝子は
見つかりませんでした
だけど
【遺伝子派】は
あきらめなかった
粘るなー
遺伝子派！
【遺伝子派】が
次に期待をかけたのが
「細菌叢《さいきんそう》」
英語で言うと
マイクロ
バイオーム
ヒトの体に
住んでいる
細菌たちです
ヒトの皮膚や口、
鼻、性器などにも
微生物はいますが
圧倒的に数が多いのは
腸内細菌
一人につき
約40兆個の細菌が
住んでいます
40兆個

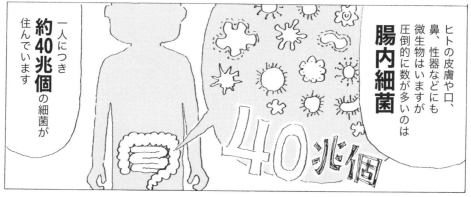

年
を精心

▼三五〇〇円

再会し惹かれあ
瞳子。だが各々

だいちょうことばめぐり

朝吹真理子　花代写真

ふとした瞬間よみがえる、親しか
の人や不思議だった出来事の記憶
描く傑作エッセイ。花代による
真を多数掲載。

▼

開高健とオーパ！を歩く〈増補新版〉

菊池治男

三十三年後のアマゾンの思い
行編集者が目の当たりにし
さらにその後の回想も追加。
記念増補新版。

大阪

岸　政彦／柴崎友香

大阪へ来た人、大阪を出た
いた場所と今いる場所が「
交差する。街と人の呼吸を
著エッセイ。

私のエッセイズム　古井由吉エッセイ撰

古井由吉　堀江敏幸監修

古井由吉にとってエッセイ
だった。生涯にわたる全
選したベストアンソロジ
期して刊行。

あなたがはいというから

三十七年ぶりに同窓会で
う、かつての恋人・亮と

900円＋税　ISBN 978-4-309-29301-1
51-0051 東京都渋谷区千駄ヶ谷2-32-2
03-3404-1201 http://www.kawade.co.jp/

21年2月

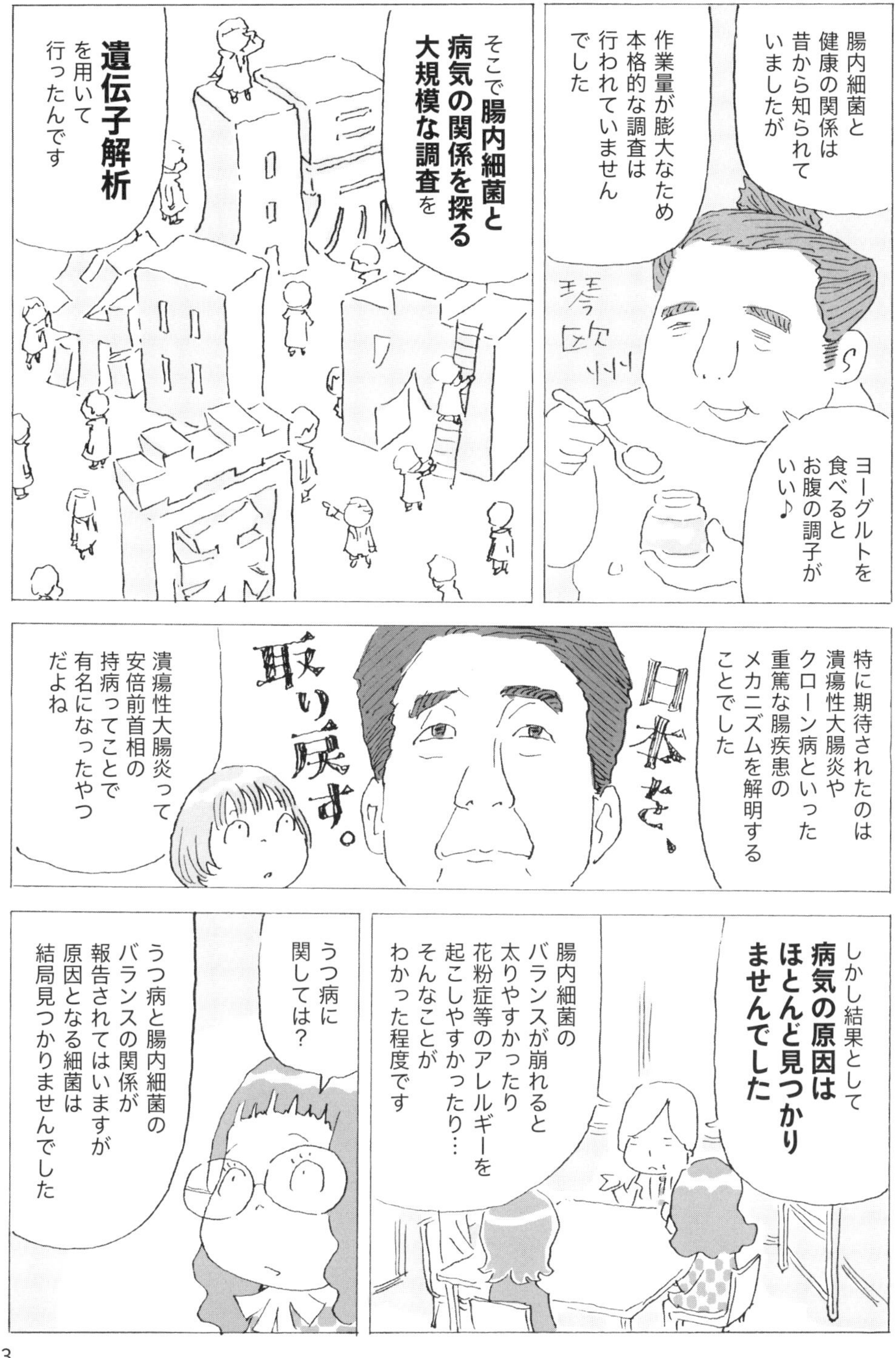
腸内細菌と健康の関係は昔から知られていましたが
作業量が膨大なため本格的な調査は行われていませんでした
琴欧州
ヨーグルトを食べるとお腹の調子がいい♪
そこで**腸内細菌と病気の関係を探る大規模な調査**を
遺伝子解析を用いて行ったんです
特に期待されたのは潰瘍性大腸炎やクローン病といった重篤な腸疾患のメカニズムを解明することでした
日本を、取り戻す。
潰瘍性大腸炎って安倍前首相の持病ってことで有名になったやつだよね
しかし結果として**病気の原因はほとんど見つかりませんでした**
腸内細菌のバランスが崩れると太りやすかったり花粉症等のアレルギーを起こしやすかったり…そんなことがわかった程度です
うつ病に関しては？
うつ病と腸内細菌のバランスの関係が報告されてはいますが原因となる細菌は結局見つかりませんでした

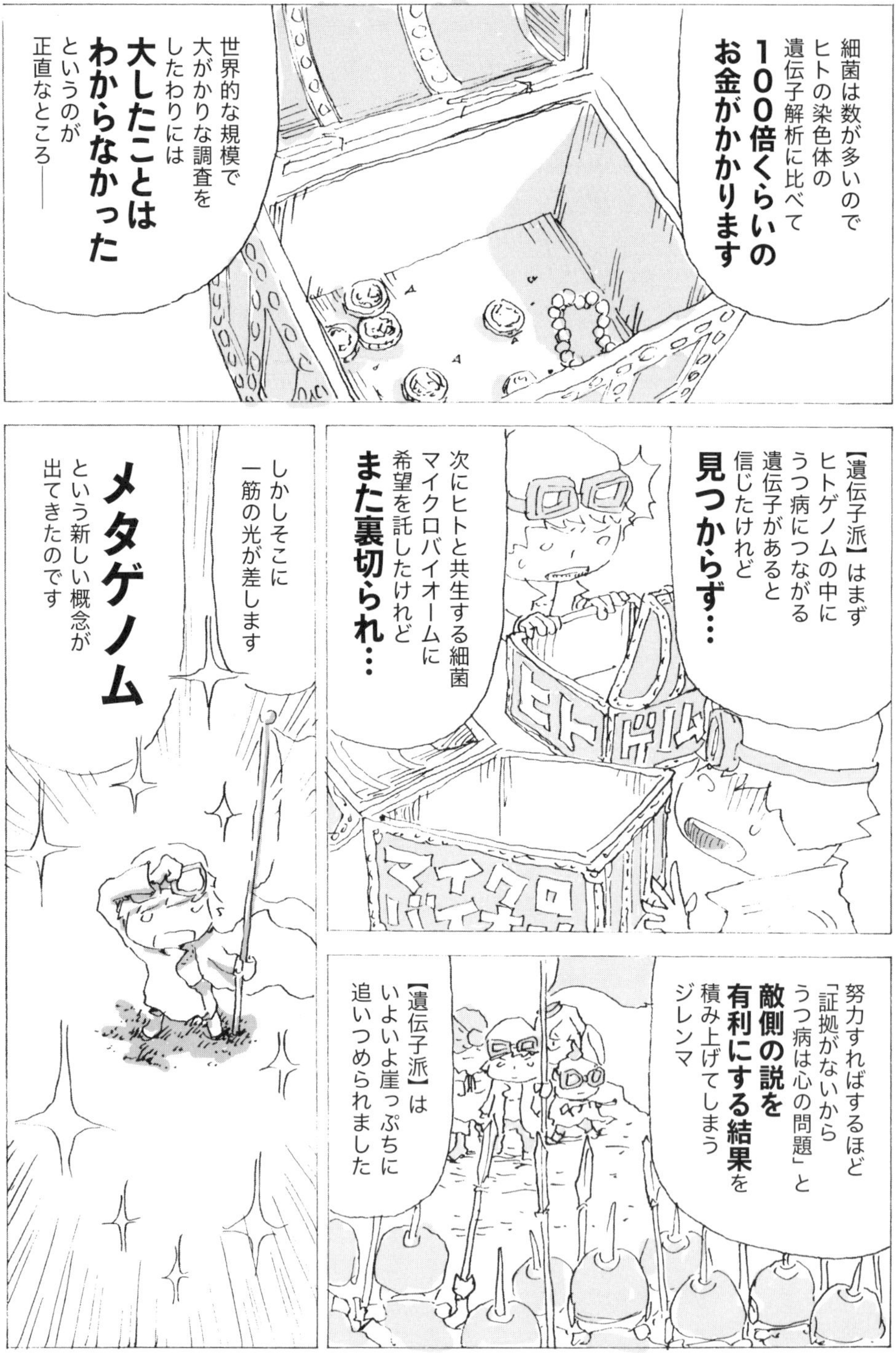
細菌は数が多いので
ヒトの染色体の
遺伝子解析に比べて
100倍くらいの
お金がかかります
世界的な規模で
大がかりな調査を
したわりには
大したことは
わからなかった
というのが
正直なところ――
【遺伝子派】はまず
ヒトゲノムの中に
うつ病につながる
遺伝子があると
信じたけれど
見つからず…
ヒトゲノム
次にヒトと共生する細菌
マイクロバイオームに
希望を託したけれど
また裏切られ…
マイクロ
努力すればするほど
「証拠がないから
うつ病は心の問題」と
敵側の説を
有利にする結果を
積み上げてしまう
ジレンマ
【遺伝子派】は
いよいよ崖っぷちに
追いつめられました
しかしそこに
一筋の光が差します
メタゲノム
という新しい概念が
出てきたのです

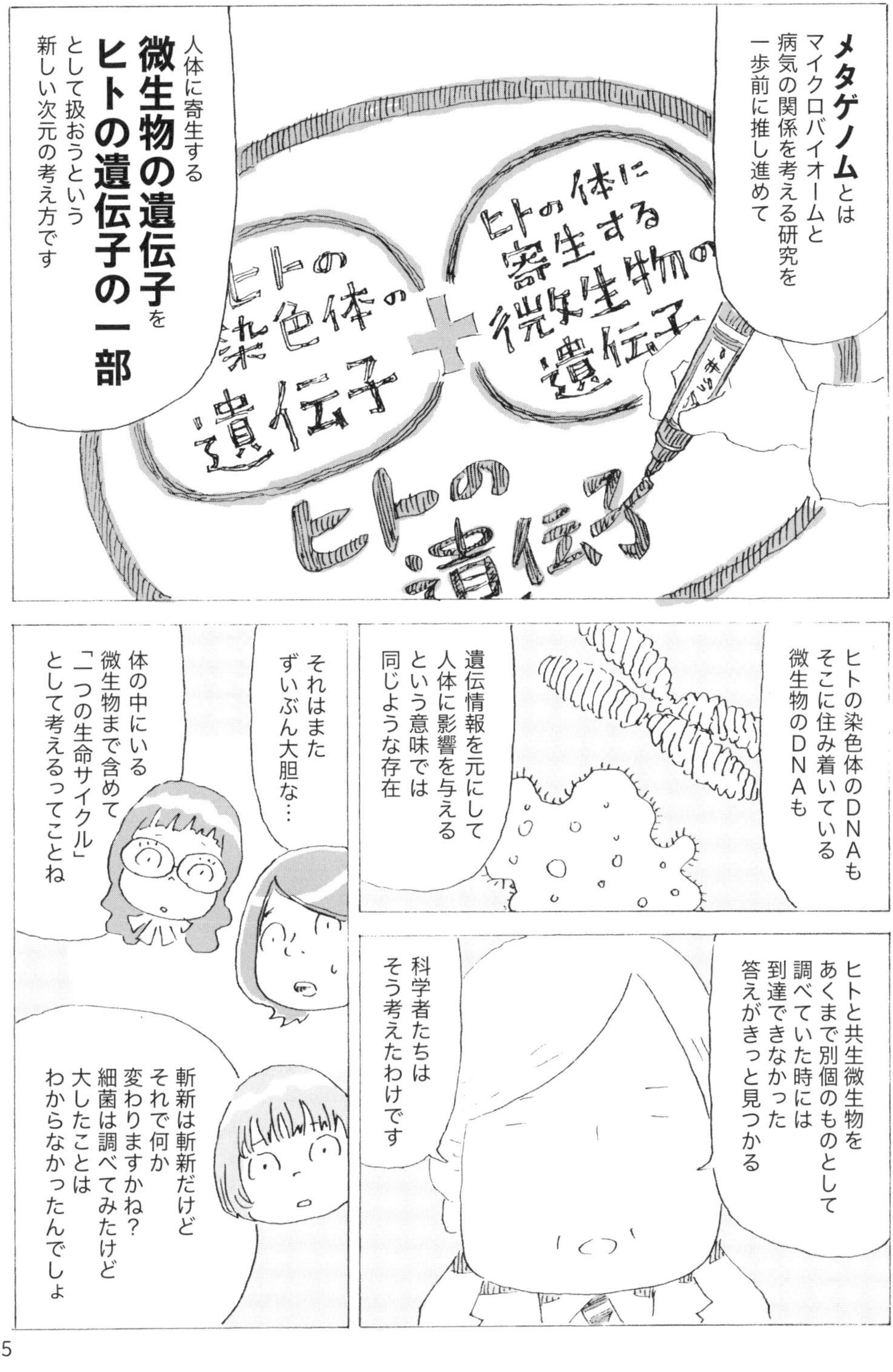
メタゲノムとは
マイクロバイオームと
病気の関係を考える研究を
一歩前に推し進めて
人体に寄生する
微生物の遺伝子を
ヒトの遺伝子の一部
として扱おうという
新しい次元の考え方です
ヒトの染色体の遺伝子
+
ヒトの体に寄生する微生物の遺伝子
ヒトの遺伝子
ヒトの染色体のDNAも
そこに住み着いている
微生物のDNAも
遺伝情報を元にして
人体に影響を与える
という意味では
同じような存在
ヒトと共生微生物を
あくまで別個のものとして
調べていた時には
到達できなかった
答えがきっと見つかる
科学者たちは
そう考えたわけです
それはまた
ずいぶん大胆な…
体の中にいる
微生物まで含めて
「一つの生命サイクル」
として考えるってことね
斬新は斬新だけど
それで何か
変わりますかね？
細菌は調べてみたけど
大したことは
わからなかったんでしょ

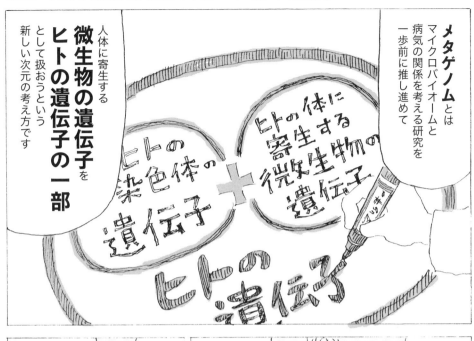

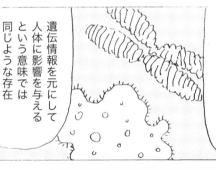

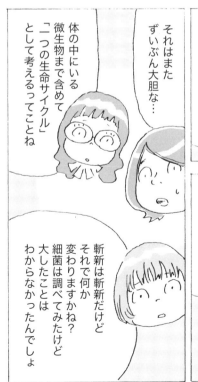

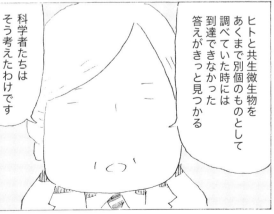

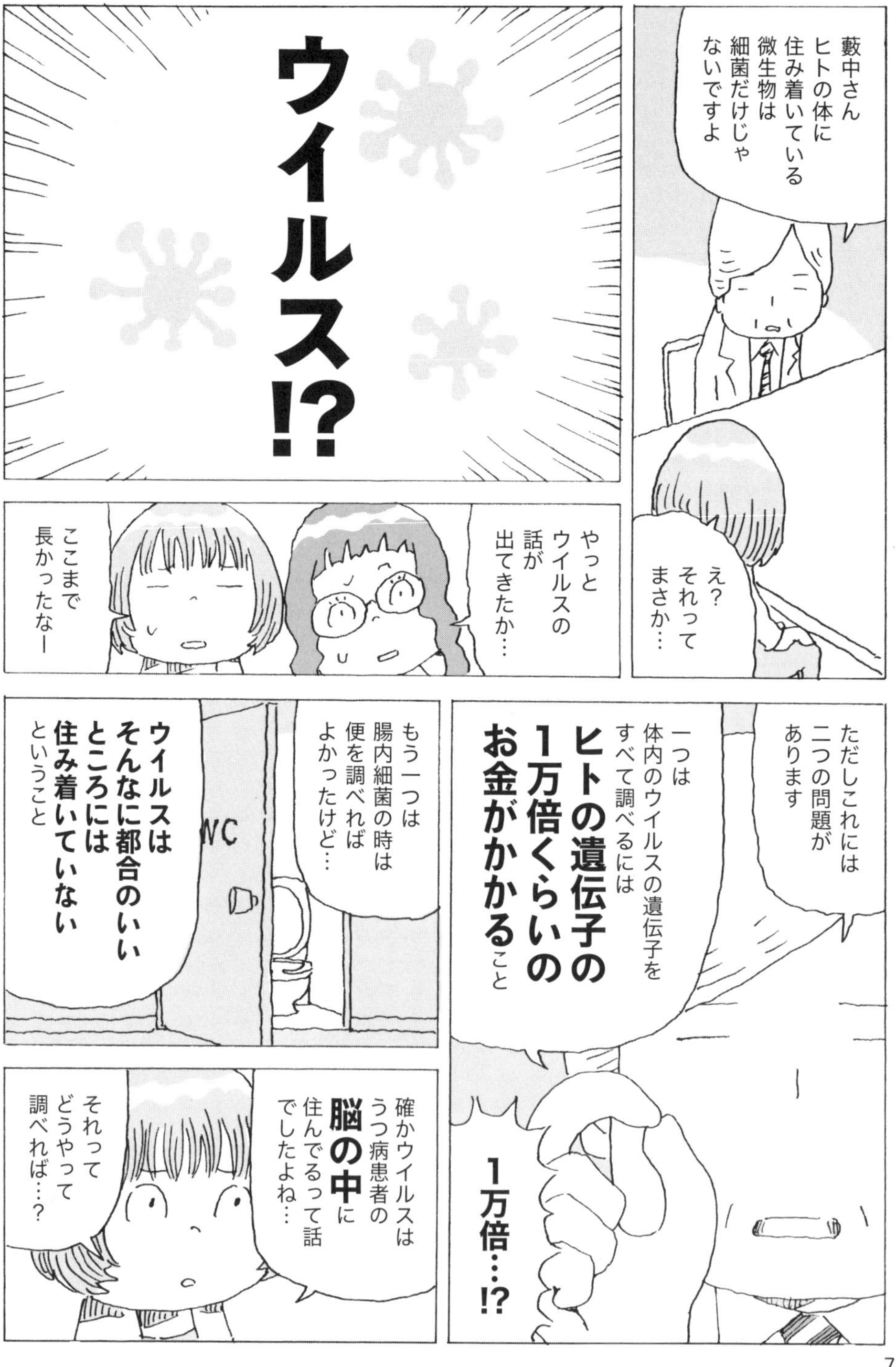

藪中さん
ヒトの体に
住み着いている
微生物は
細菌だけじゃ
ないですよ
ウイルス!?
え？
それって
まさか…
やっと
ウイルスの
話が
出てきたか…
ここまで
長かったなー
ただしこれには
二つの問題が
あります
一つは
体内のウイルスの遺伝子を
すべて調べるには
ヒトの遺伝子の
1万倍くらいの
お金がかかること
1万倍…!?
もう一つは
腸内細菌の時は
便を調べれば
よかったけど…
WC
ウイルスは
そんなに都合のいい
ところには
住み着いていない
ということ
確かウイルスは
うつ病患者の
脳の中に
住んでるって話
でしたよね…
それって
どうやって
調べれば…？

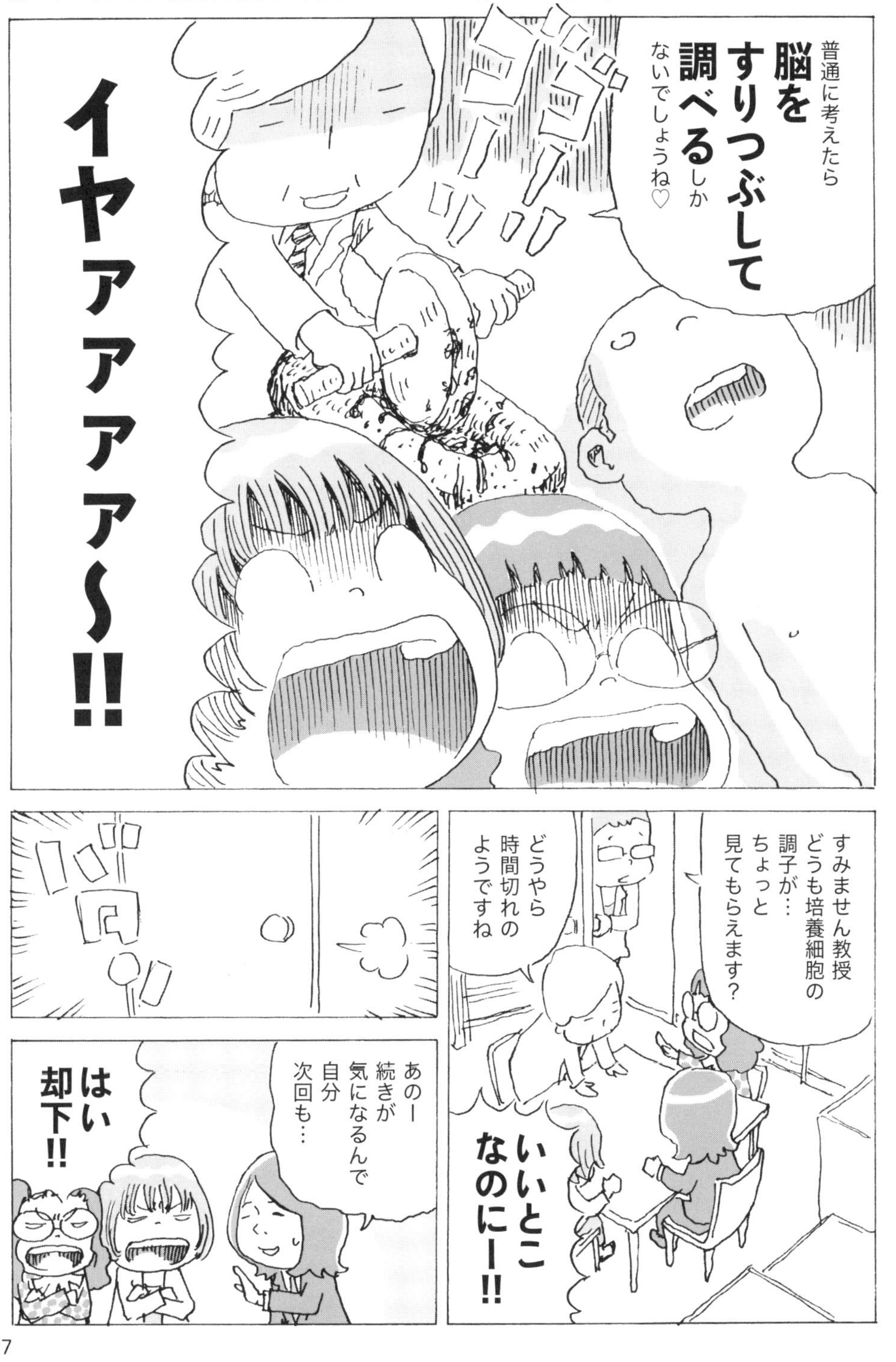
普通に考えたら
脳をすりつぶして調べるしかないでしょうね♡
ゴゴゴゴ
イヤァァァァァ〜!!
バタン
すみません教授
どうも培養細胞の調子が…
ちょっと見てもらえます？
どうやら時間切れのようですね
いいとこなのにー!!
あのー続きが気になるんで自分次回も…
はい却下!!

解説④

ヒトの全ゲノム解析は最後の切り札のはずだった……

同じような環境にいても、ある病気にかかりやすい人とかかりにくい人がいる。
多くの病気で、親や兄弟と同じ病気になりやすいという傾向が見られる。
これは、誰もが経験していることです。
医学的にも確かめられています。
これは、それぞれのヒトの遺伝子の違いによるものではないかと誰もが考えます。
ヒトの遺伝子の全容は、G、A、T、C、という4種類の分子の配列、
すなわち並び方を調べれば判明することがわかっています。
もしも、ヒトの遺伝子の全配列がわかれば、
ある病気になりやすいかどうかを予言できるのではないか？
でも、こんなことは、技術的にも経済的にも不可能なSFだと考えられていました。
このような困難を乗り越えて、このSFを本気で実現したのが、
ヒトゲノム計画やゲノムワイド関連解析です。
実は、この計画が始まる前は、うつ病などの精神疾患や脳の神経疾患は、
ウイルスが原因ではないかという考えがかなり有力だったのです。
これ以外にも、リュウマチなどの自己免疫疾患や多くの難病で、ウイルス説は有力でした。
しかし、夢のSFが動き出すと、世界中の科学者がこれに熱中しました。

そして、その結果はマンガで説明した通りです。
まさか、こんなショボいことになるとは、誰も予測していなかったと思います。
ただ、後から冷静になって考えると、色覚障害や血友病などの、
本当にヒトの遺伝子の異常で起こる病気は、こんなSFをやらなくても、
家系図をたどればメンデルの法則で見つけることができるのです。
そして、実際に、そのような疾患は非常に多く見つかっています。
要するに、ヒトゲノム計画の前に重要なものはすべて出尽くしていたというわけです。
さて、残ったのは何か？
遺伝子配列を調べるための膨大な数の装置と、解析用のスーパーコンピューター、
そしてなによりも、この計画にたずさわった膨大な数の研究者と技術者です。
急にゲノム計画を止めるわけにはいかないのです。
研究対象は、腸内細菌へと移っていきました。
当然と言えば当然ですが、大したものは見つかりませんでした。
そして、半ばやけくそのメタゲノム解析計画、
すなわち、全ウイルス遺伝子のゲノム解析となるわけです。
しかし、マンガにもあるように、
これまでの方法では、このようなウイルスは調べることができません。
そして、そのことがウイルス研究を前人未踏の分野にしていたのです。

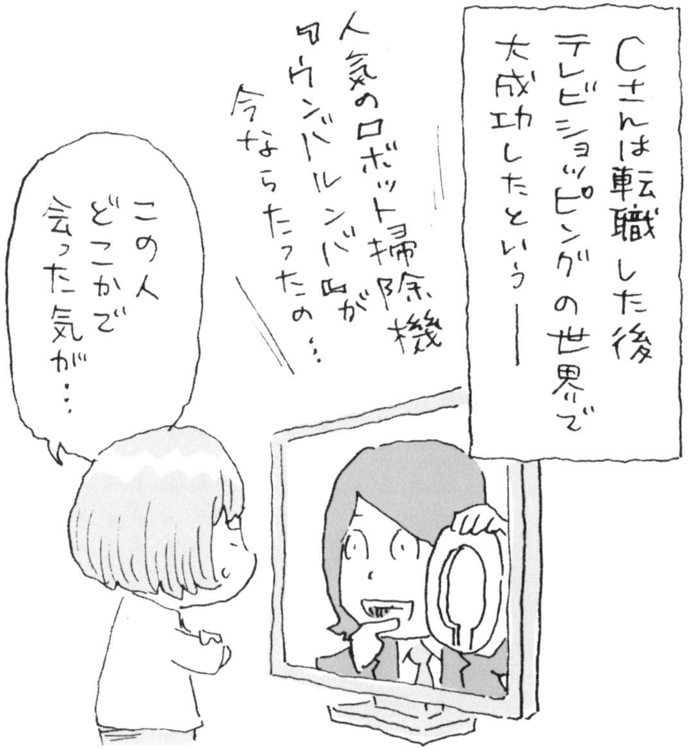
Cさんは転職した後
テレビショッピングの世界で
大成功したという――
人気のロボット掃除機
『ウンバルンバ』が
今ならたったの…
この人
どこかで
会った気が…

第五章

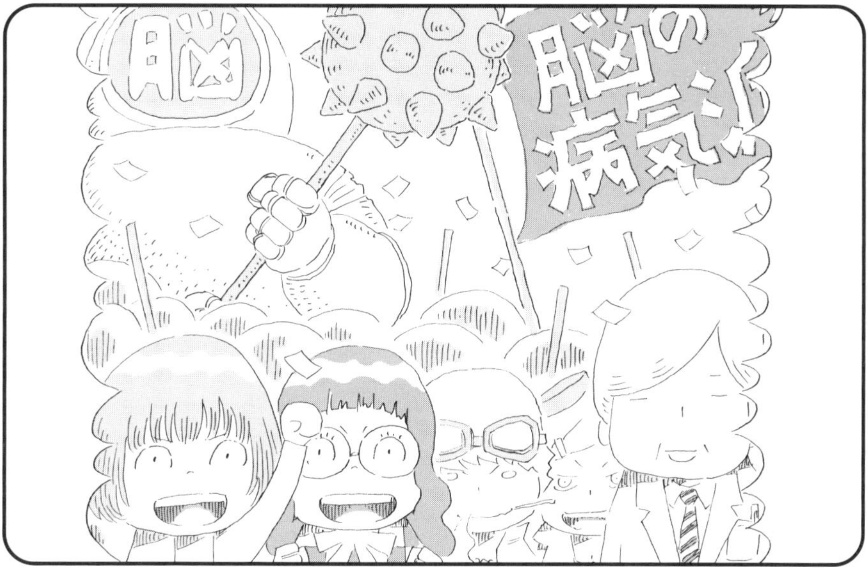

うつ病レボリューション
うつ病の原因は

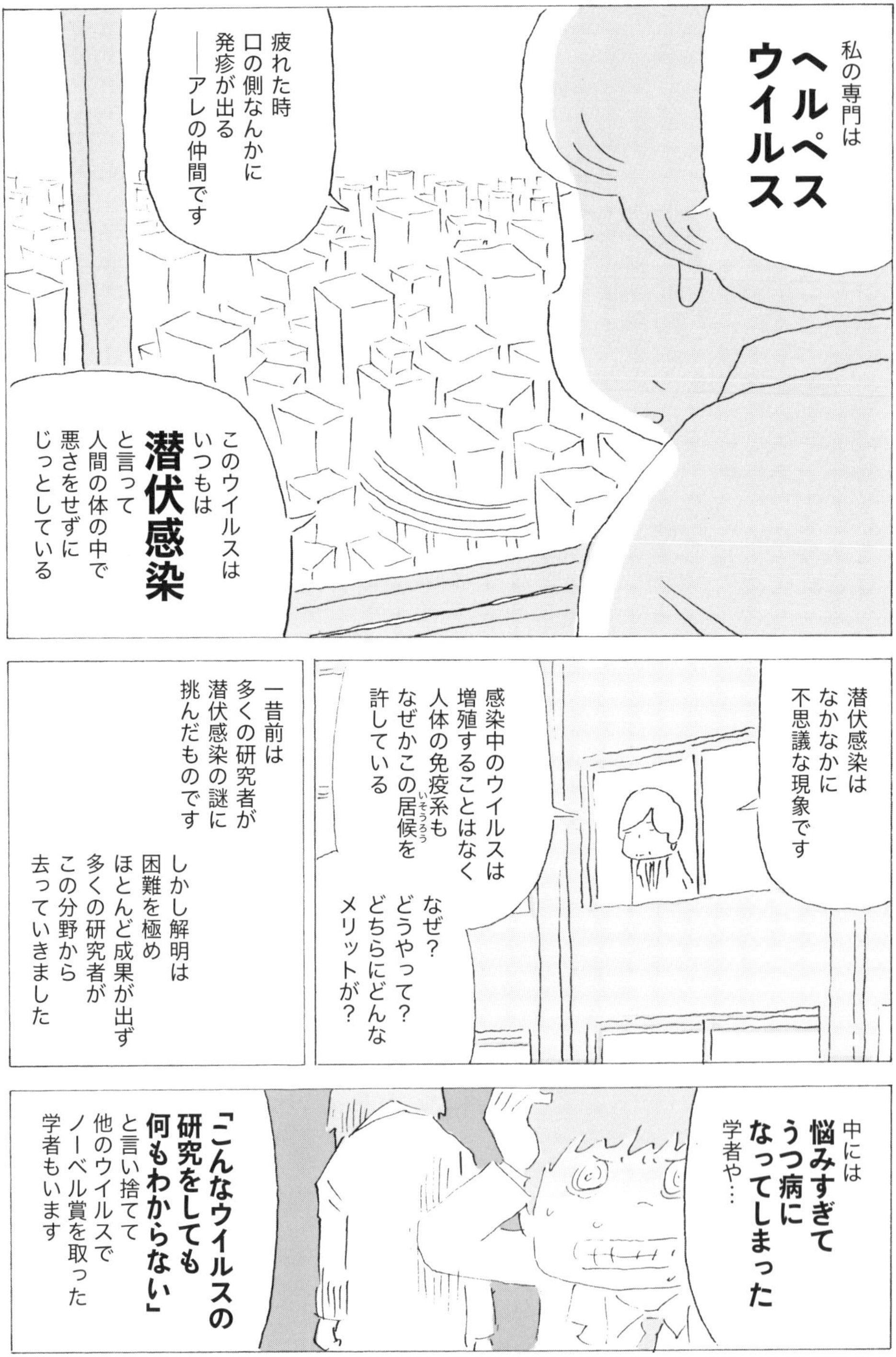
私の専門は
ヘルペスウイルス
疲れた時
口の側なんかに
発疹が出る
——アレの仲間です
このウイルスは
いつもは
潜伏感染
と言って
人間の体の中で
悪さをせずに
じっとしている
潜伏感染は
なかなかに
不思議な現象です
感染中のウイルスは
増殖することはなく
人体の免疫系も
なぜかこの居候《いそうろう》を
許している
なぜ？
どうやって？
どちらにどんな
メリットが？
一昔前は
多くの研究者が
潜伏感染の謎に
挑んだものです
しかし解明は
困難を極め
ほとんど成果が出ず
多くの研究者が
この分野から
去っていきました
中には
悩みすぎて
うつ病に
なってしまった
学者や…
「こんなウイルスの
研究をしても
何もわからない」
と言い捨てて
他のウイルスで
ノーベル賞を取った
学者もいます

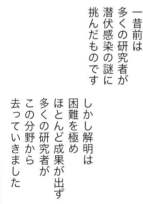

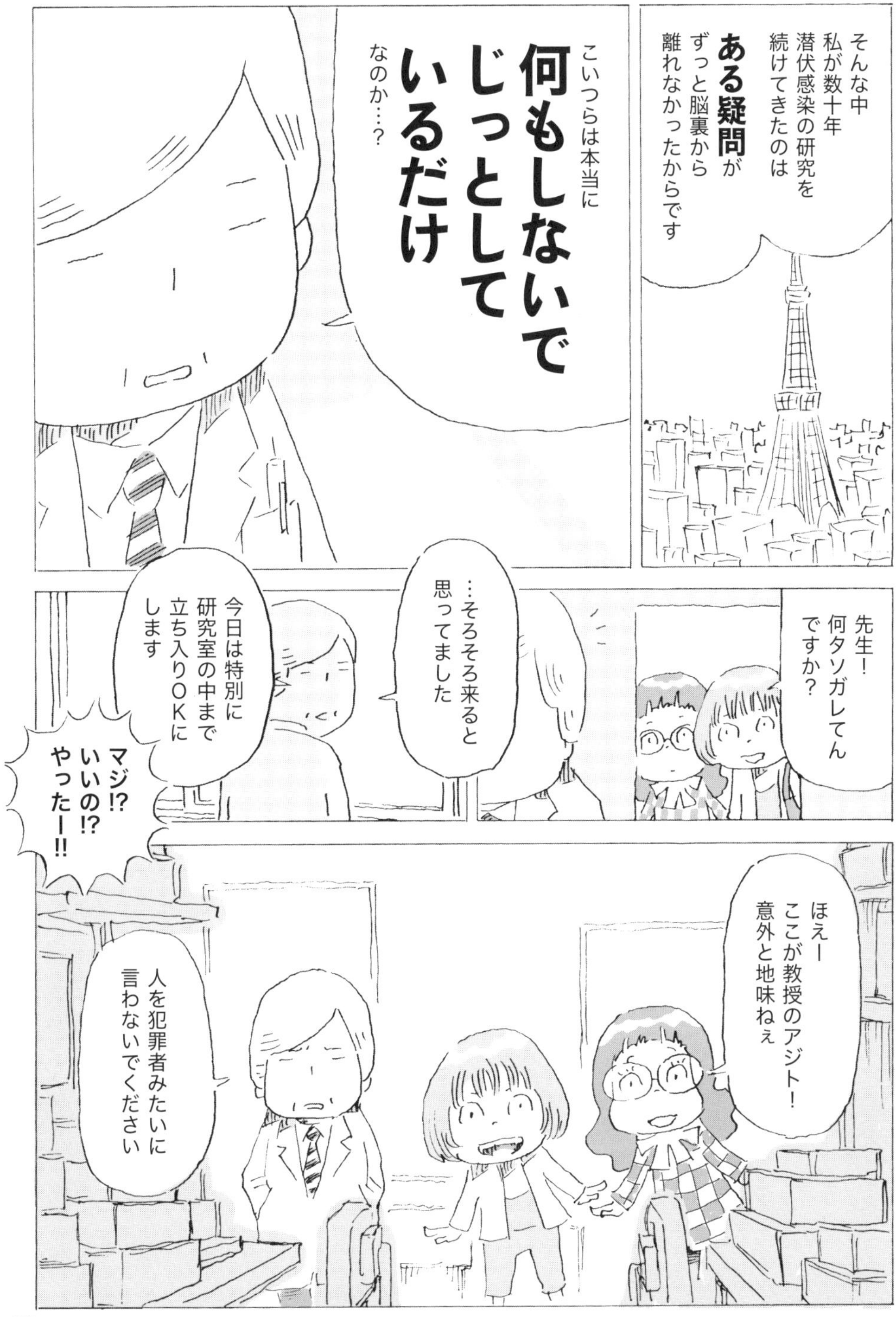
そんな中
私が数十年
潜伏感染の研究を
続けてきたのは
ある疑問がずっと脳裏から離れなかったからです
こいつらは本当に
何もしないでじっとしているだけなのか…？
先生！
何タソガレてんですか？
…そろそろ来ると思ってました
今日は特別に
研究室の中まで
立ち入りOKに
します
マジ!?
いいの!?
やったー!!
ほえー
ここが教授のアジト！
意外と地味ねぇ
人を犯罪者みたいに
言わないでください

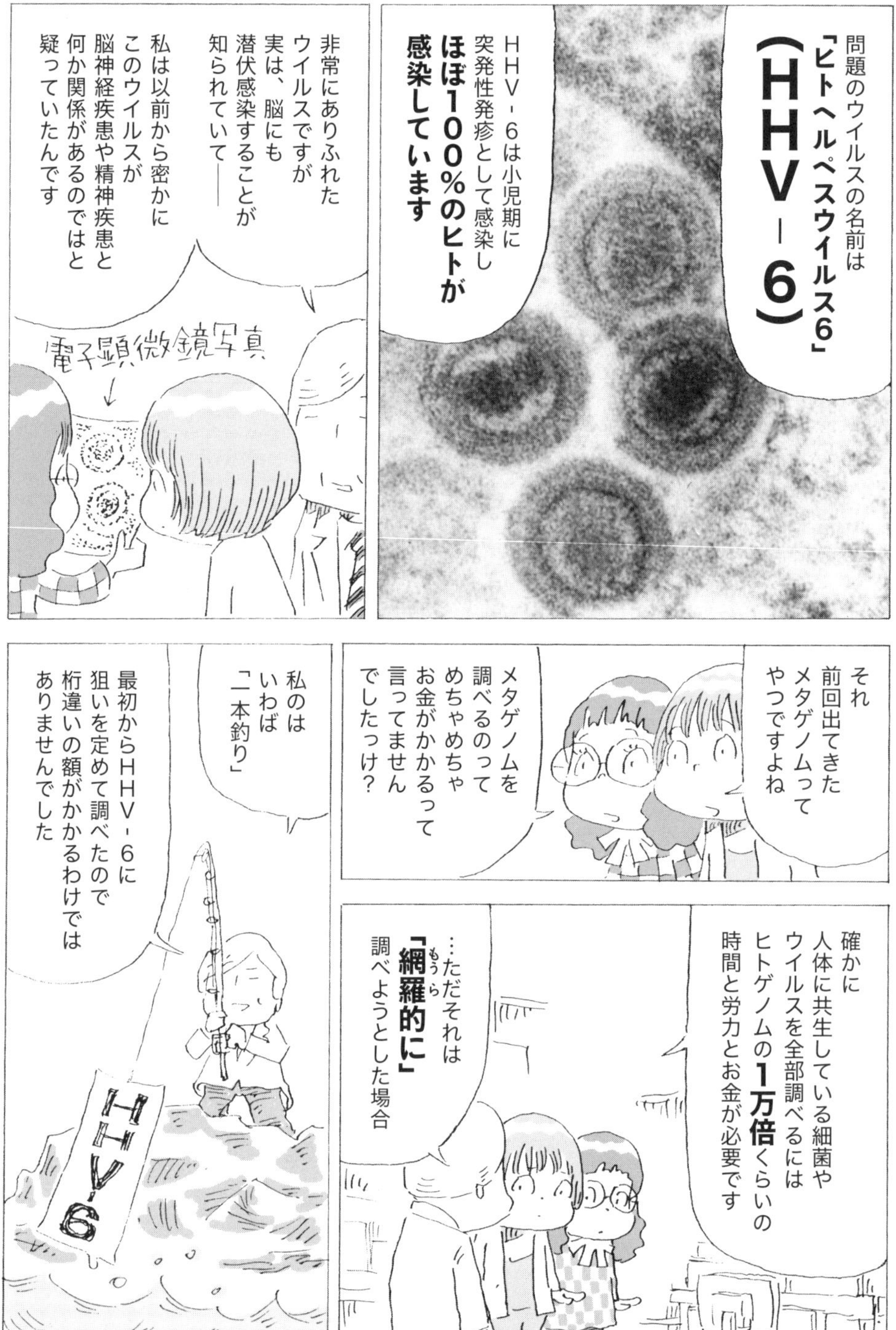
問題のウイルスの名前は
「ヒトヘルペスウイルス6」
（HHV－6）
HHV‐6は小児期に突発性発疹として感染し
ほぼ100%のヒトが感染しています
非常にありふれたウイルスですが実は、脳にも潜伏感染することが知られていて――
私は以前から密かにこのウイルスが脳神経疾患や精神疾患と何か関係があるのではと疑っていたんです
電子顕微鏡写真
それ前回出てきたメタゲノムってやつですよね
メタゲノムを調べるのってめちゃめちゃお金がかかるって言ってませんでしたっけ？
確かに人体に共生している細菌やウイルスを全部調べるにはヒトゲノムの**1万倍**くらいの時間と労力とお金が必要です
…ただそれは**「網羅《もうら》的に」**調べようとした場合
私のはいわば「一本釣り」
最初からHHV‐6に狙いを定めて調べたので桁違いの額がかかるわけではありませんでした
HHV-6

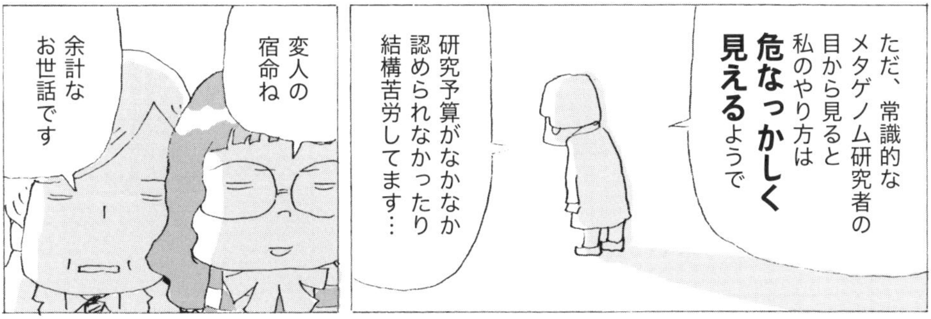
ただ、常識的なメタゲノム研究者の目から見ると私のやり方は**危なっかしく見える**ようで
研究予算がなかなか認められなかったり結構苦労してます…
変人の宿命ね
余計なお世話です

①【SITH-1の発見】

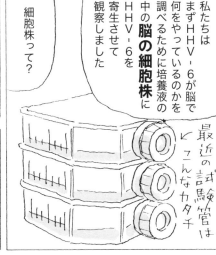

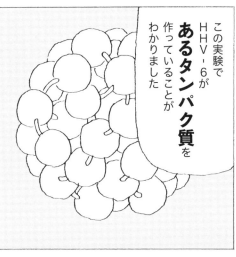

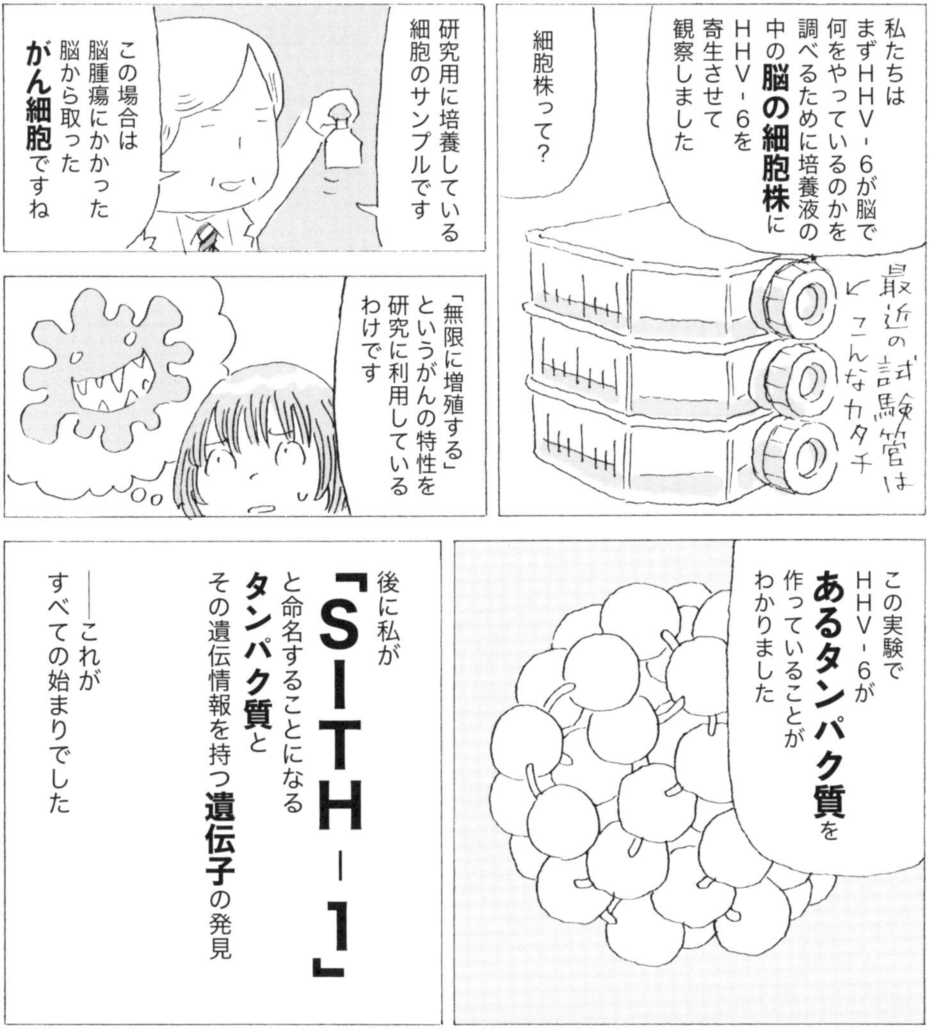
私たちはまずHHV-6が脳で何をやっているのかを調べるために培養液の中の**脳の細胞株**にHHV-6を寄生させて観察しました
細胞株って?
最近の試験管はこんなカタチ
研究用に培養している細胞のサンプルです
この場合は脳腫瘍にかかった脳から取った**がん細胞**ですね
「無限に増殖する」というがんの特性を研究に利用しているわけです
この実験でHHV-6が**あるタンパク質**を作っていることがわかりました
後に私が「SITH-1」と命名することになる**タンパク質**とその遺伝情報を持つ**遺伝子**の発見
——これがすべての始まりでした

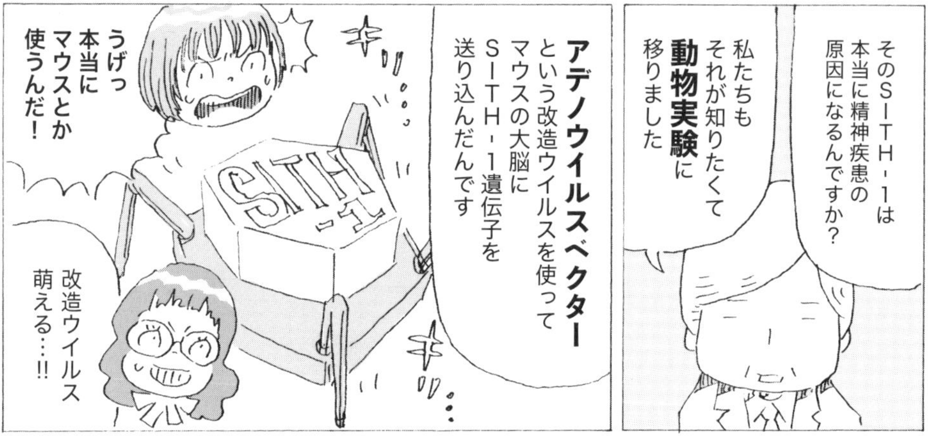
そのSITH-1は
本当に精神疾患の
原因になるんですか？
私たちも
それが知りたくて
動物実験に
移りました
アデノウイルスベクター
という改造ウイルスを使って
マウスの大脳に
SITH-1遺伝子を
送り込んだんです
SITH-1
うげっ
本当に
マウスとか
使うんだ！
改造ウイルス
萌える…!!

②【SITH-1の作用】

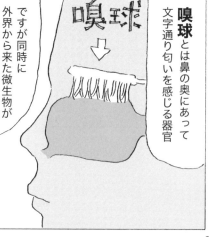

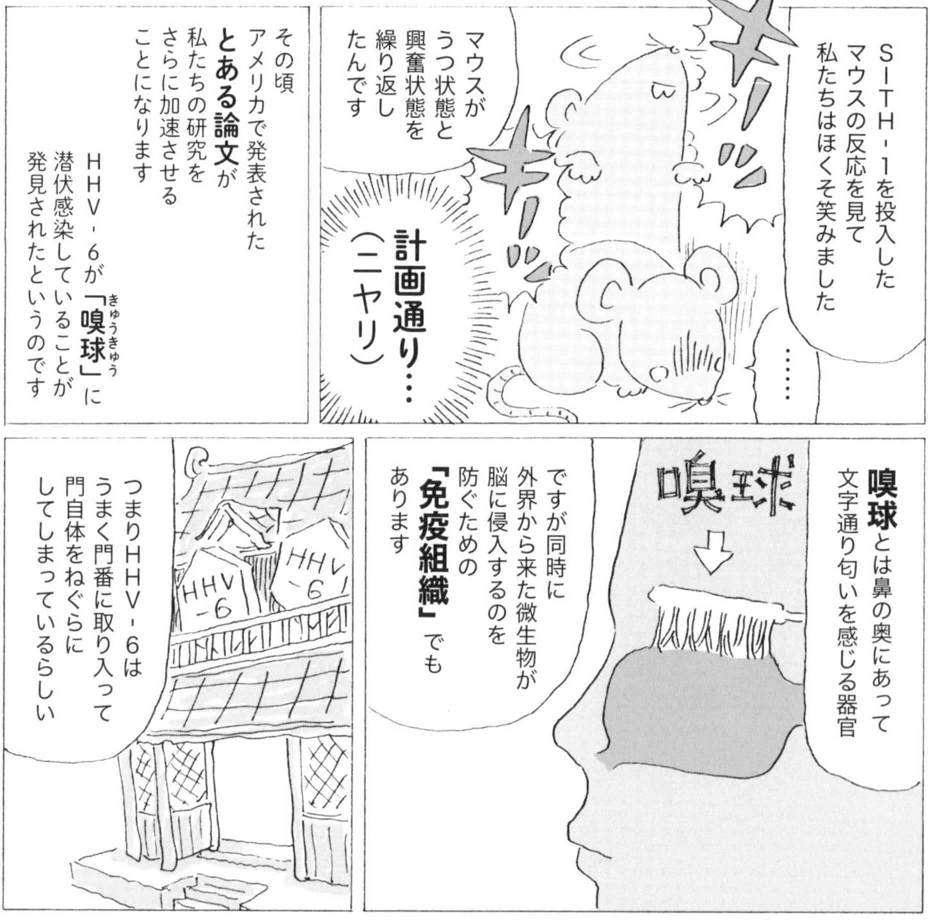
SITH-1を投入した
マウスの反応を見て
私たちはほくそ笑みました
……
マウスが
うつ状態と
興奮状態を
繰り返し
たんです
計画通り…
（ニヤリ）
その頃
アメリカで発表された
とある論文が
私たちの研究を
さらに加速させる
ことになります
HHV-6が「嗅球《きゅうきゅう》」に
潜伏感染していることが
発見されたというのです
嗅球とは鼻の奥にあって
文字通り匂いを感じる器官
嗅球
ですが同時に
外界から来た微生物が
脳に侵入するのを
防ぐための
「免疫組織」でも
あります
HHV-6
HHV-6
つまりHHV-6は
うまく門番に取り入って
門自体をねぐらに
してしまっているらしい

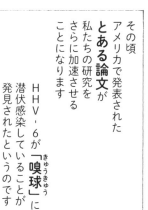

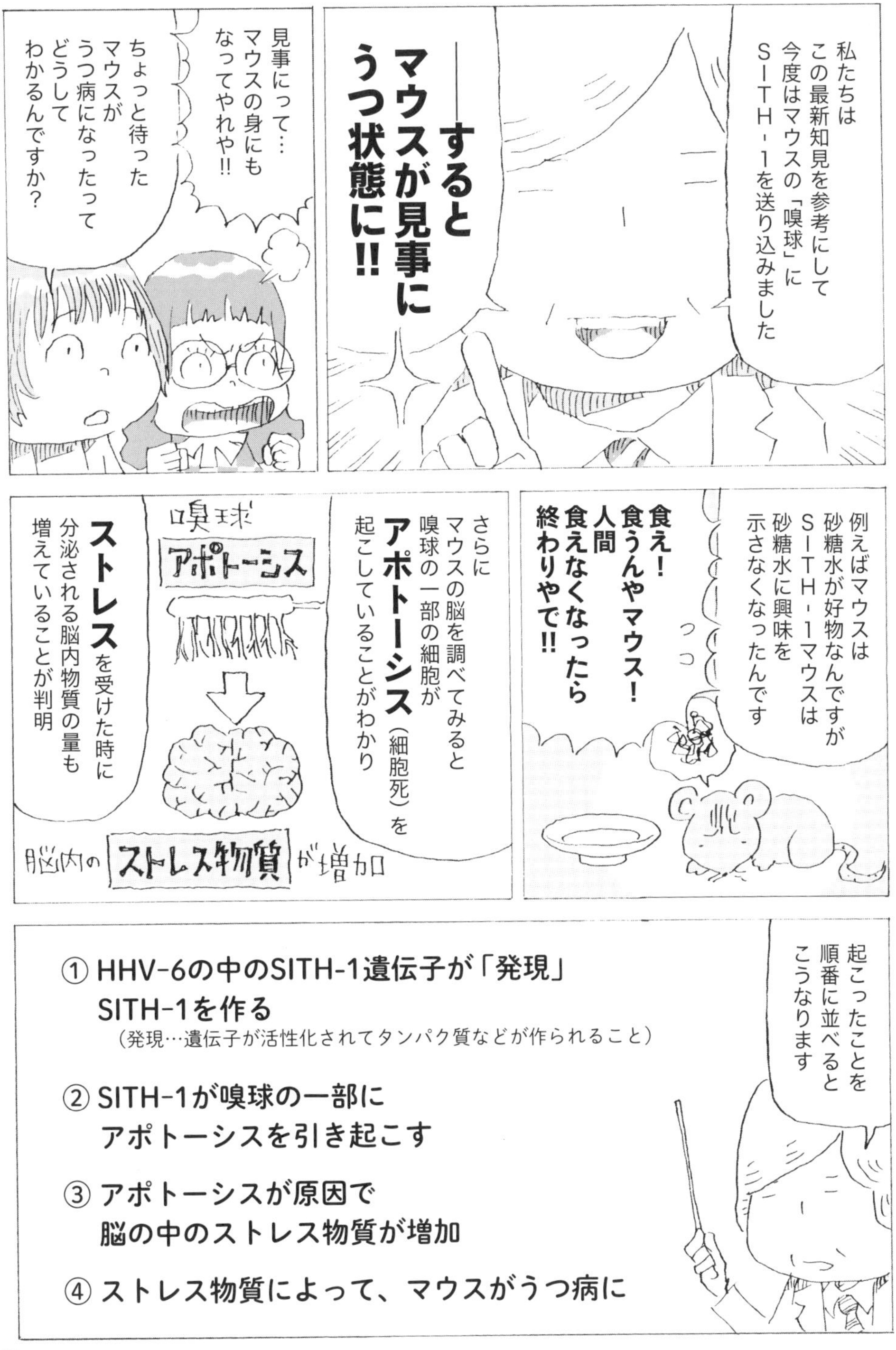
私たちは
この最新知見を参考にして
今度はマウスの「嗅球」に
SITH-1を送り込みました
――すると
マウスが見事に
うつ状態に!!
見事にって…
マウスの身にも
なってやれや!!
ちょっと待った
マウスが
うつ病になったって
どうして
わかるんですか?
例えばマウスは
砂糖水が好物なんですが
SITH-1マウスは
砂糖水に興味を
示さなくなったんです
食え!
食うんやマウス!
人間
食えなくなったら
終わりやで!!
さらに
マウスの脳を調べてみると
嗅球の一部の細胞が
アポトーシス(細胞死)を
起こしていることがわかり
ストレスを受けた時に
分泌される脳内物質の量も
増えていることが判明
嗅球
アポトーシス
脳内のストレス物質が増加
起こったことを
順番に並べると
こうなります
① HHV-6の中のSITH-1遺伝子が「発現」
SITH-1を作る
(発現…遺伝子が活性化されてタンパク質などが作られること)
② SITH-1が嗅球の一部に
アポトーシスを引き起こす
③ アポトーシスが原因で
脳の中のストレス物質が増加
④ ストレス物質によって、マウスがうつ病に

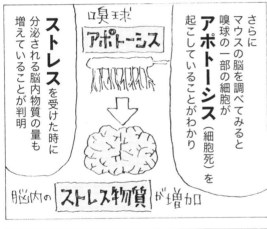

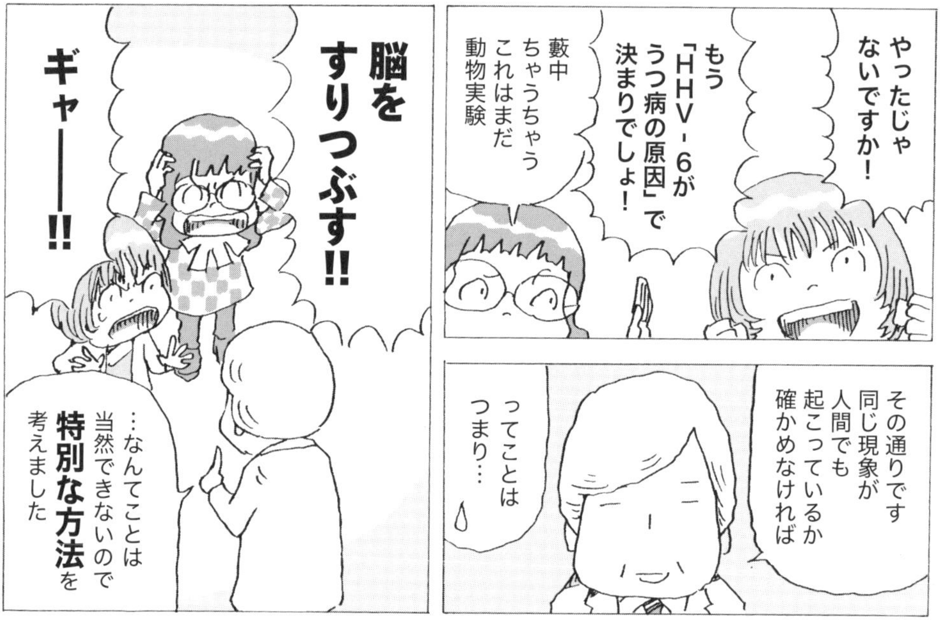
やったじゃないですか！
もう「HHV-6がうつ病の原因」で決まりでしょ！
藪中 ちゃうちゃう これはまだ動物実験
その通りです 同じ現象が人間でも起こっているか確かめなければ
ってことはつまり…
脳をすりつぶす!!
ギャーーー!!
…なんてことは当然できないので特別な方法を考えました

③【SITH−1診断法の開発】

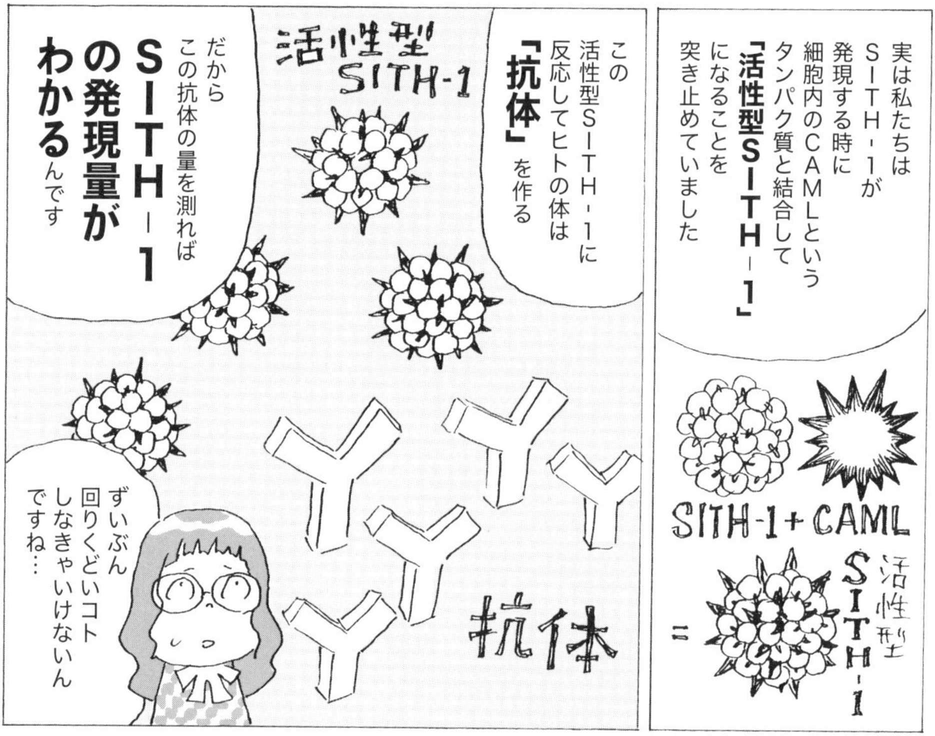
実は私たちはSITH-1が発現する時に細胞内のCAMLというタンパク質と結合して「活性型SITH-1」になることを突き止めていました
SITH-1+CAML
=
活性型SITH-1
この活性型SITH-1に反応してヒトの体は「抗体」を作る
活性型SITH-1
だからこの抗体の量を測ればSITH-1の発現量がわかるんです
抗体
ずいぶん回りくどいコトしなきゃいけないんですね…

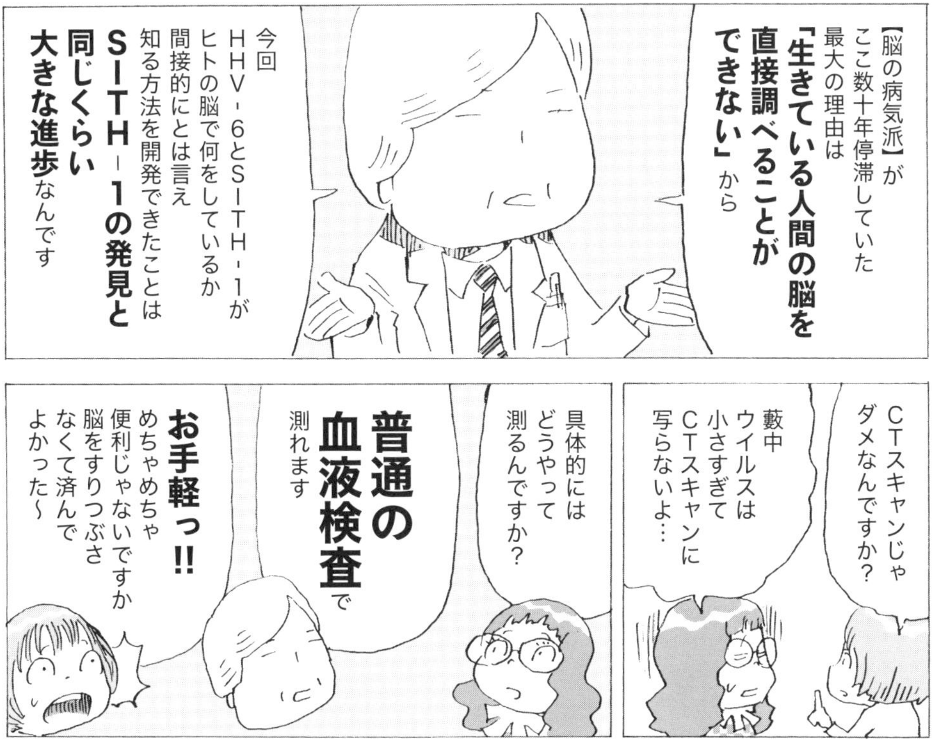
【脳の病気派】がここ数十年停滞していた最大の理由は「生きている人間の脳を直接調べることができない」から
今回HHV-6とSITH-1がヒトの脳で何をしているか間接的にとは言え知る方法を開発できたことはSITH-1の発見と同じくらい大きな進歩なんです
CTスキャンじゃダメなんですか？
藪中
ウイルスは小さすぎてCTスキャンに写らないよ…
具体的にはどうやって測るんですか？
普通の血液検査で測れます
お手軽っ!!
めちゃめちゃ便利じゃないですか脳をすりつぶさなくて済んでよかった〜

④【うつ病患者へのSITH-1の影響】

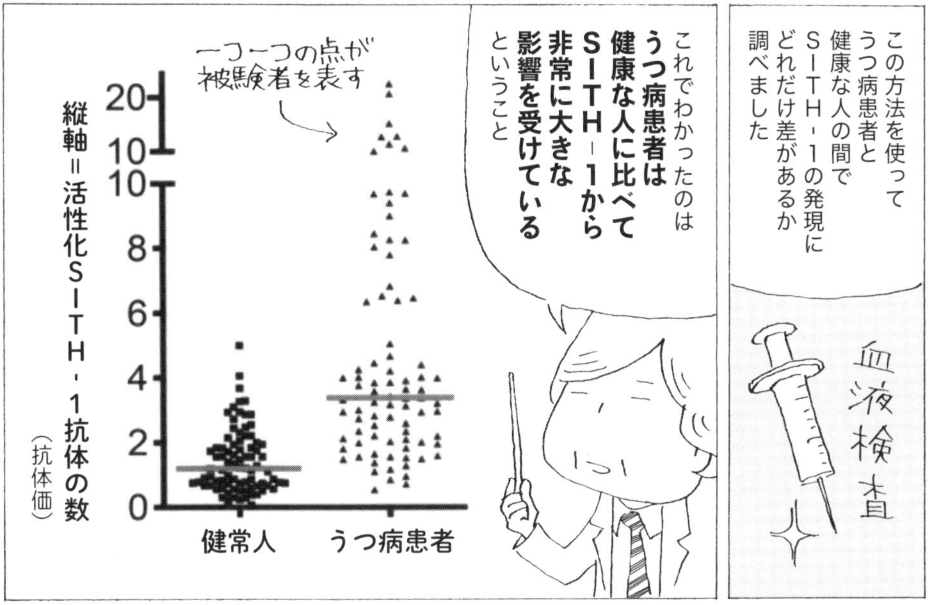
この方法を使ってうつ病患者と健康な人の間でSITH-1の発現にどれだけ差があるか調べました
血液検査
これでわかったのはうつ病患者は健康な人に比べてSITH-1から非常に大きな影響を受けているということ
一つ一つの点が被験者を表す
20
10
10
8
6
4
2
0
縦軸＝活性化SITH-1抗体の数
（抗体価）
健常人
うつ病患者

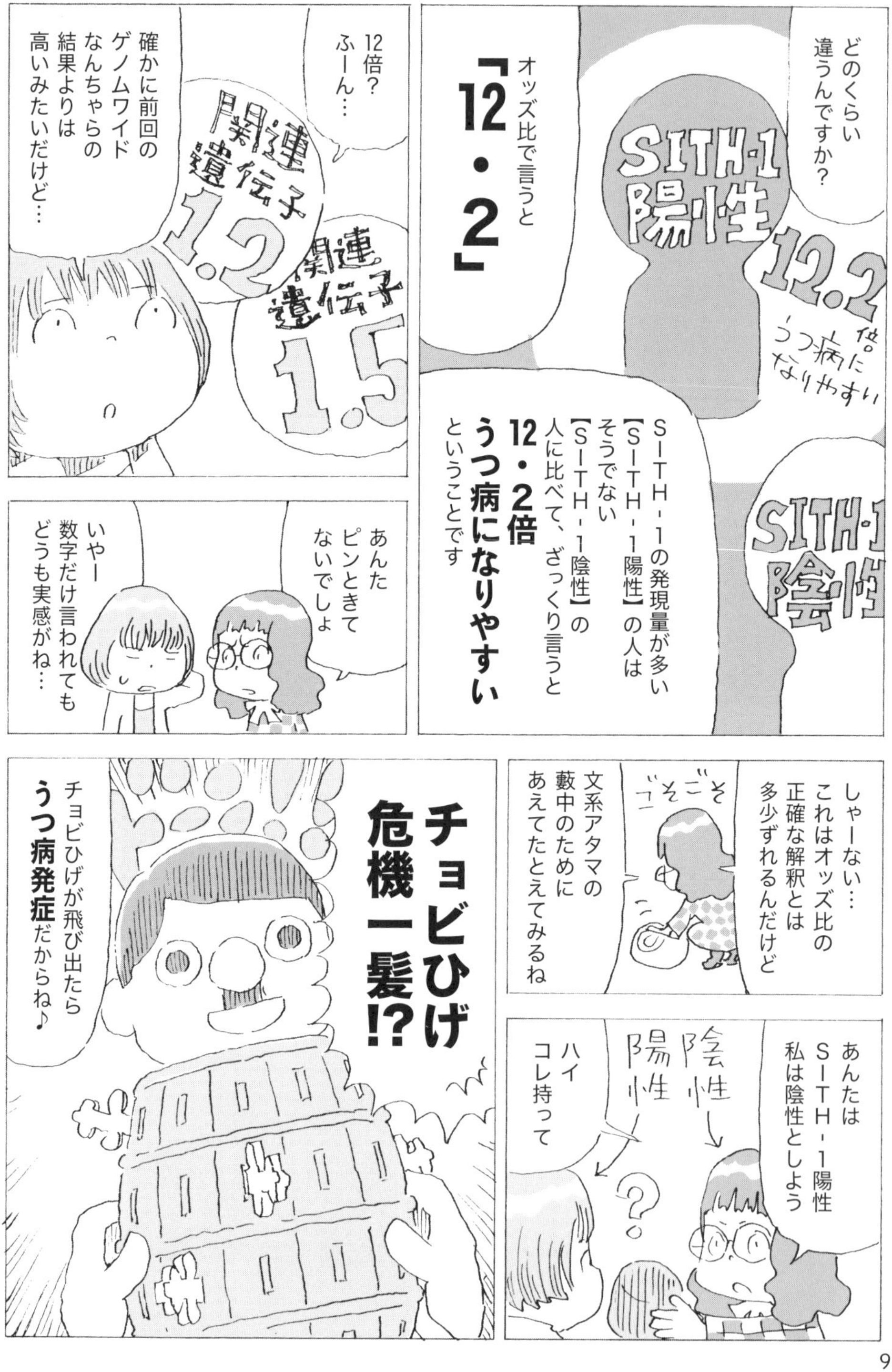
どのくらい違うんですか？
SITH-1陽性
12.2倍うつ病になりやすい
SITH-1陰性
オッズ比で言うと
「12・2」
12倍？ふーん…
関連遺伝子1.2
関連遺伝子1.5
確かに前回のゲノムワイドなんちゃらの結果よりは高いみたいだけど…
SITH-1の発現量が多い【SITH-1陽性】の人はそうでない【SITH-1陰性】の人に比べて、ざっくり言うと
12・2倍
うつ病になりやすい
ということです
あんたピンときてないでしょ
いやー数字だけ言われてもどうも実感がね…
しゃーない…これはオッズ比の正確な解釈とは多少ずれるんだけど
ごそごそ
文系アタマの藪中のためにあえてたとえてみるね
あんたはSITH-1陽性私は陰性としよう
陰性
陽性
ハイコレ持って
チョビひげ危機一髪!?
チョビひげが飛び出たらうつ病発症だからね♪

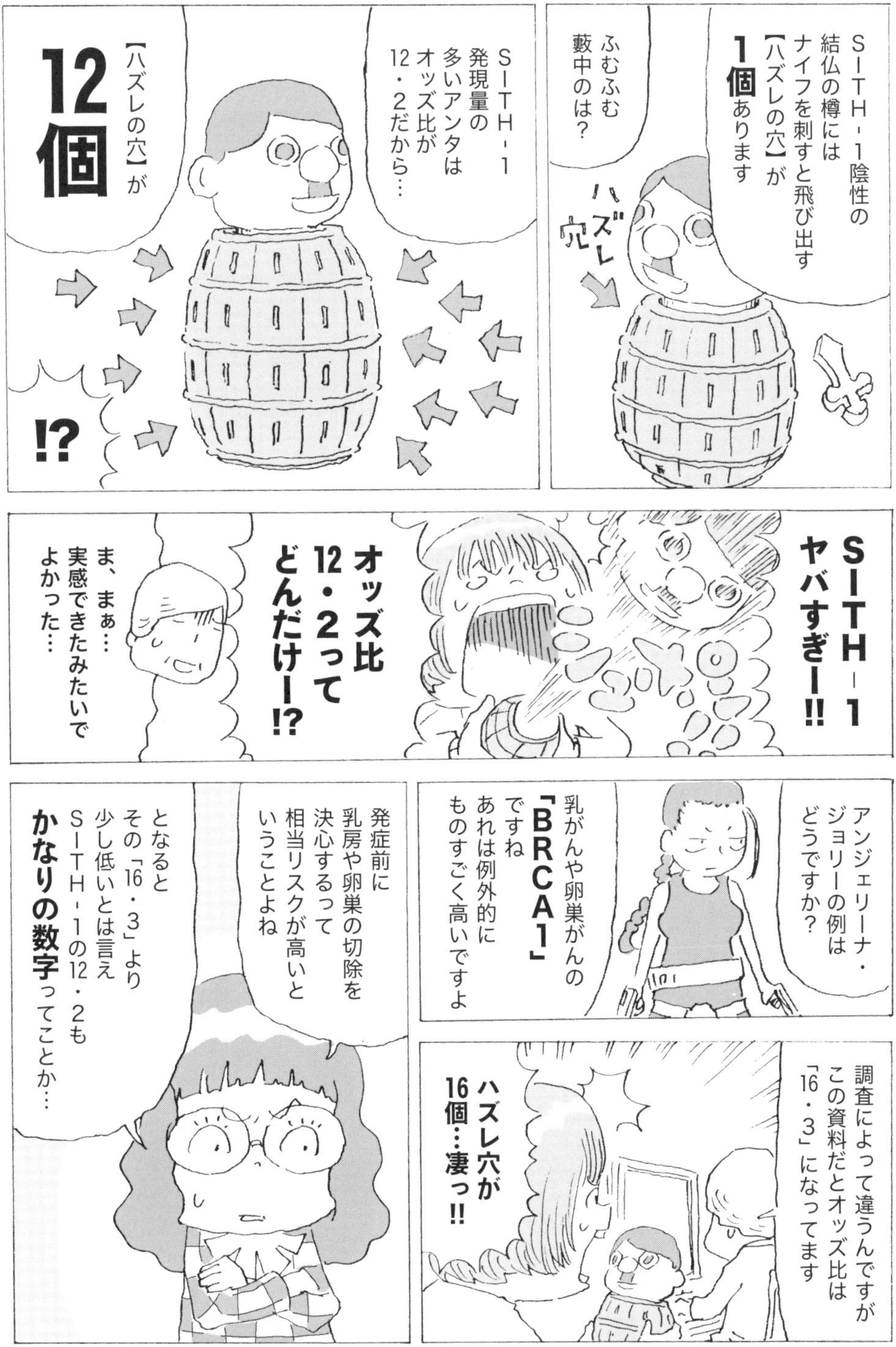
SITH-1陰性の結仏の樽にはナイフを刺すと飛び出す【ハズレの穴】が1個あります
ふむふむ藪中のは？
ハズレ穴
SITH-1発現量の多いアンタはオッズ比が12・2だから…
【ハズレの穴】が12個
!?
SITH-1ヤバすぎー!!
オッズ比12・2ってどんだけー!?
ま、まぁ…実感できたみたいでよかった…
アンジェリーナ・ジョリーの例はどうですか？
乳がんや卵巣がんの「BRCA1」ですねあれは例外的にものすごく高いですよ
調査によって違うんですがこの資料だとオッズ比は「16・3」になってます
ハズレ穴が16個…凄っ!!
発症前に乳房や卵巣の切除を決心するって相当リスクが高いということよね
となるとその「16・3」より少し低いとは言えSITH-1の12・2もかなりの数字ってことか…

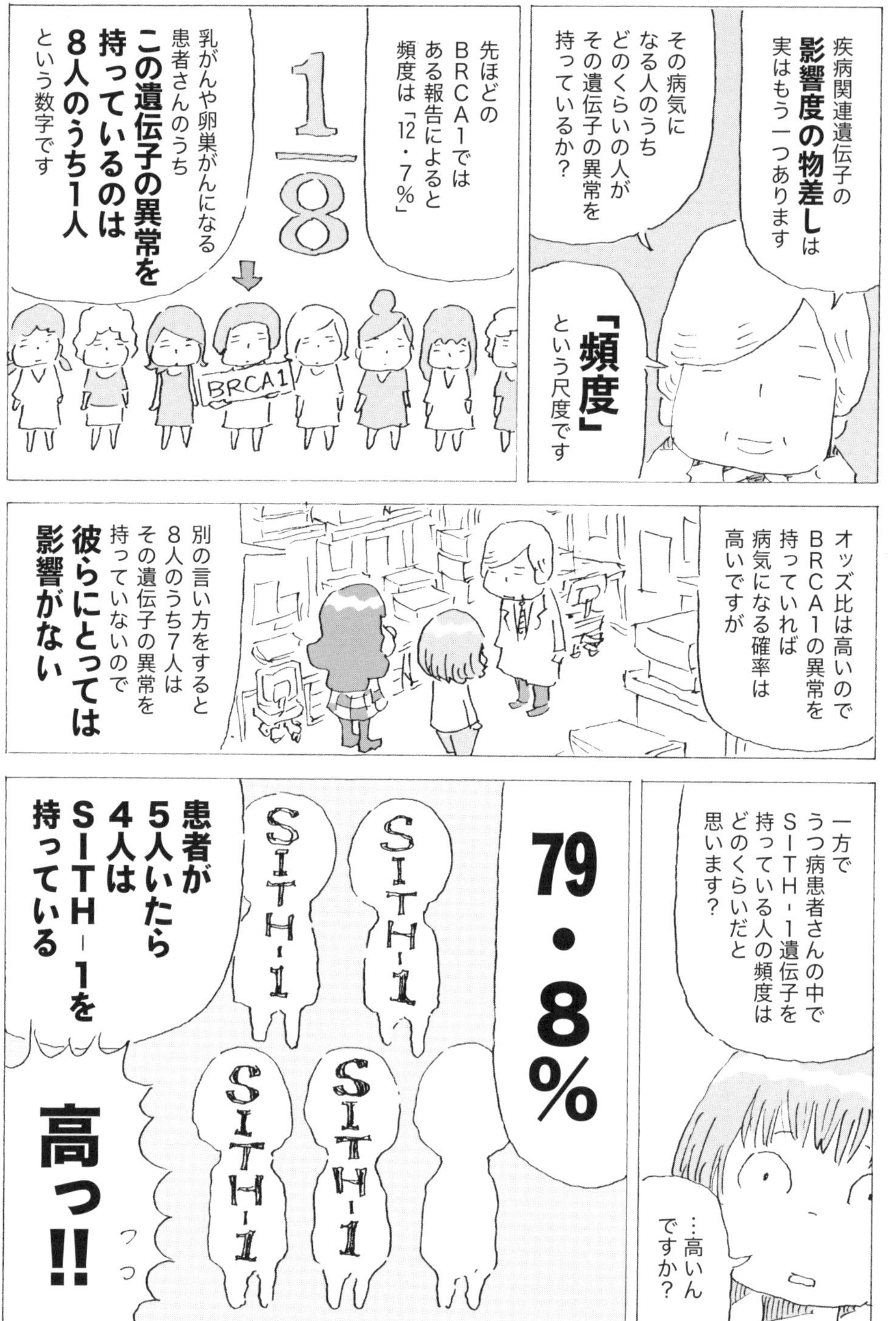
疾病関連遺伝子の影響度の物差しは実はもう一つあります
その病気になる人のうちどのくらいの人がその遺伝子の異常を持っているか？
「頻度」という尺度です
先ほどのBRCA1ではある報告によると頻度は「12・7%」
1/8
乳がんや卵巣がんになる患者さんのうちこの遺伝子の異常を持っているのは8人のうち1人という数字です
BRCA1
オッズ比は高いのでBRCA1の異常を持っていれば病気になる確率は高いですが
別の言い方をすると8人のうち7人はその遺伝子の異常を持っていないので彼らにとっては影響がない
一方でうつ病患者さんの中でSITH-1遺伝子を持っている人の頻度はどのくらいだと思います？
…高いんですか？
79・8%
SITH-1
SITH-1
SITH-1
SITH-1
患者が5人いたら4人はSITH-1を持っている
高っ!!

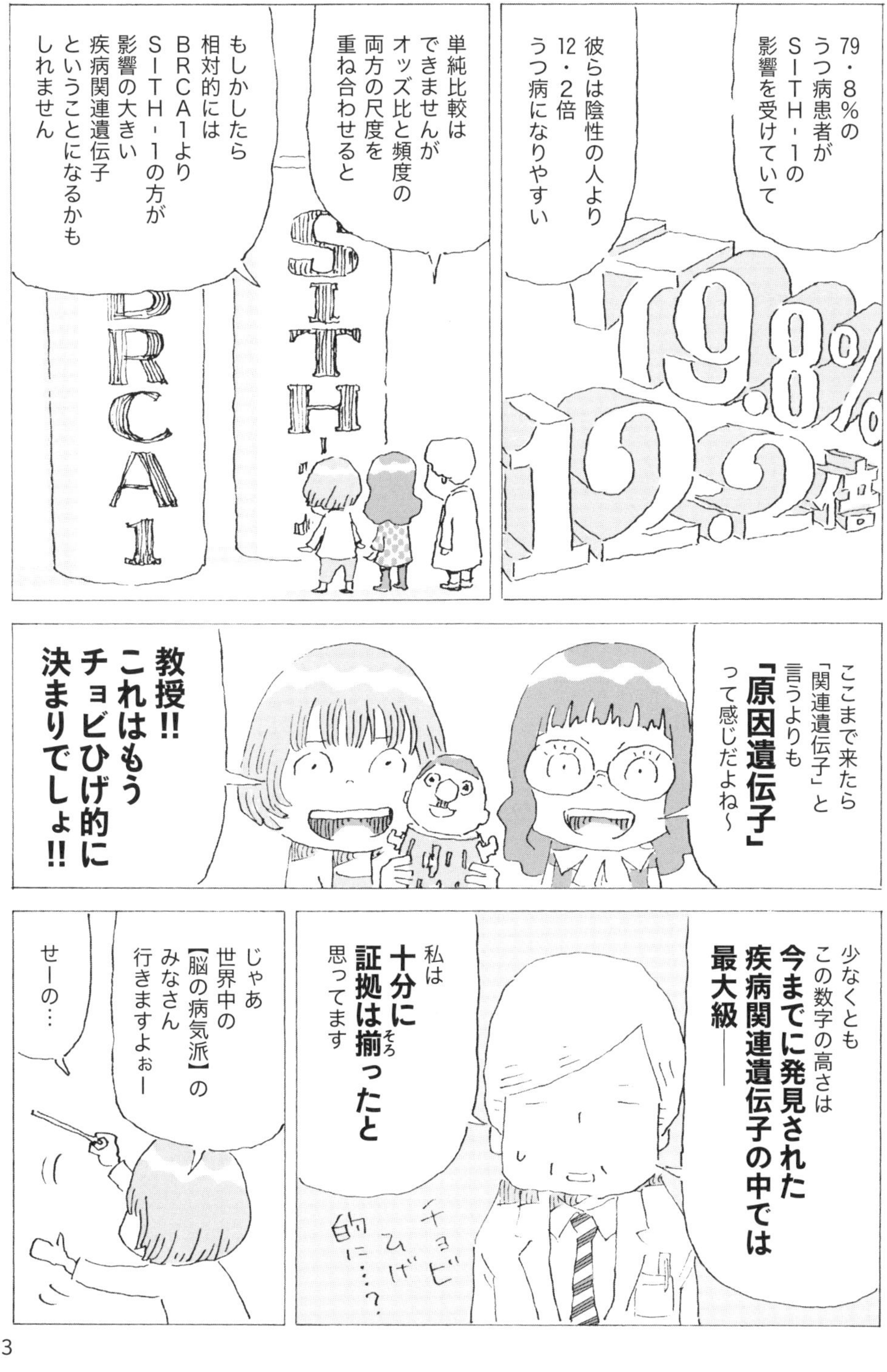
79・8%の うつ病患者が SITH-1の 影響を受けていて
彼らは陰性の人より 12・2倍 うつ病になりやすい
79.8%
12.2倍
単純比較は できませんが オッズ比と頻度の 両方の尺度を 重ね合わせると
もしかしたら 相対的には BRCA1より SITH-1の方が 影響の大きい 疾病関連遺伝子 ということになるかも しれません
SITH-1
BRCA1
ここまで来たら 「関連遺伝子」と 言うよりも 「原因遺伝子」 って感じだよね～
教授!! これはもう チョビひげ的に 決まりでしょ!!
少なくとも この数字の高さは 今までに発見された 疾病関連遺伝子の中では 最大級——
私は 十分に 証拠は揃《そろ》ったと 思ってます
チョビひげ的に…?
じゃあ 世界中の 【脳の病気派】の みなさん 行きますよぉー
せーの…

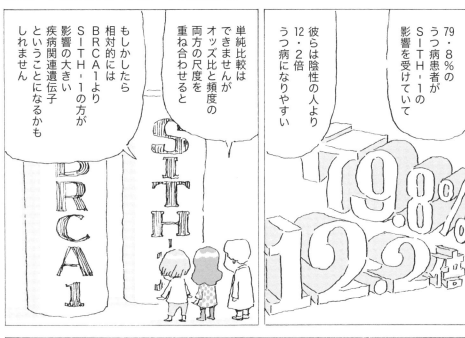

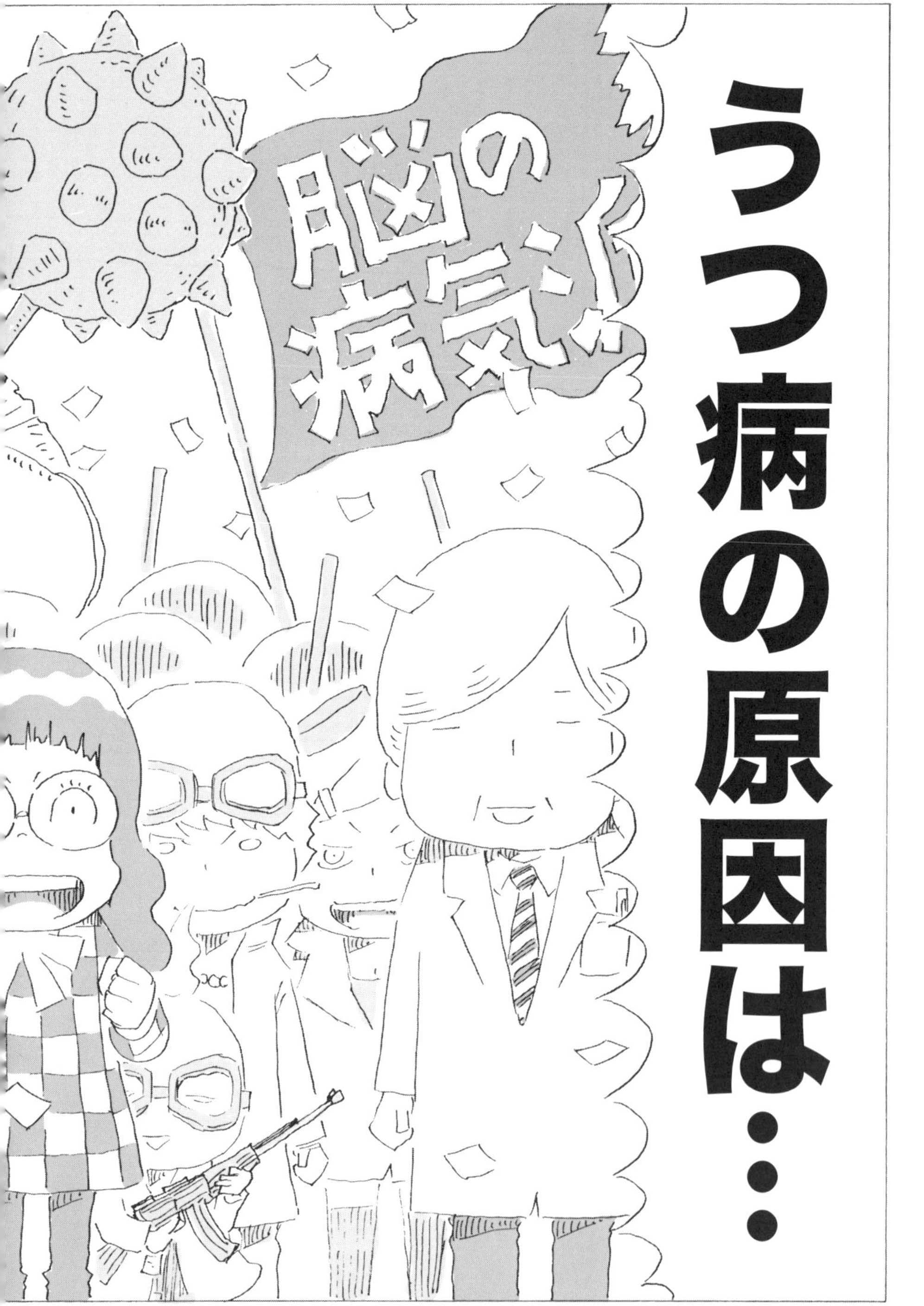
うつ病の原因は・・・
脳の病気!!

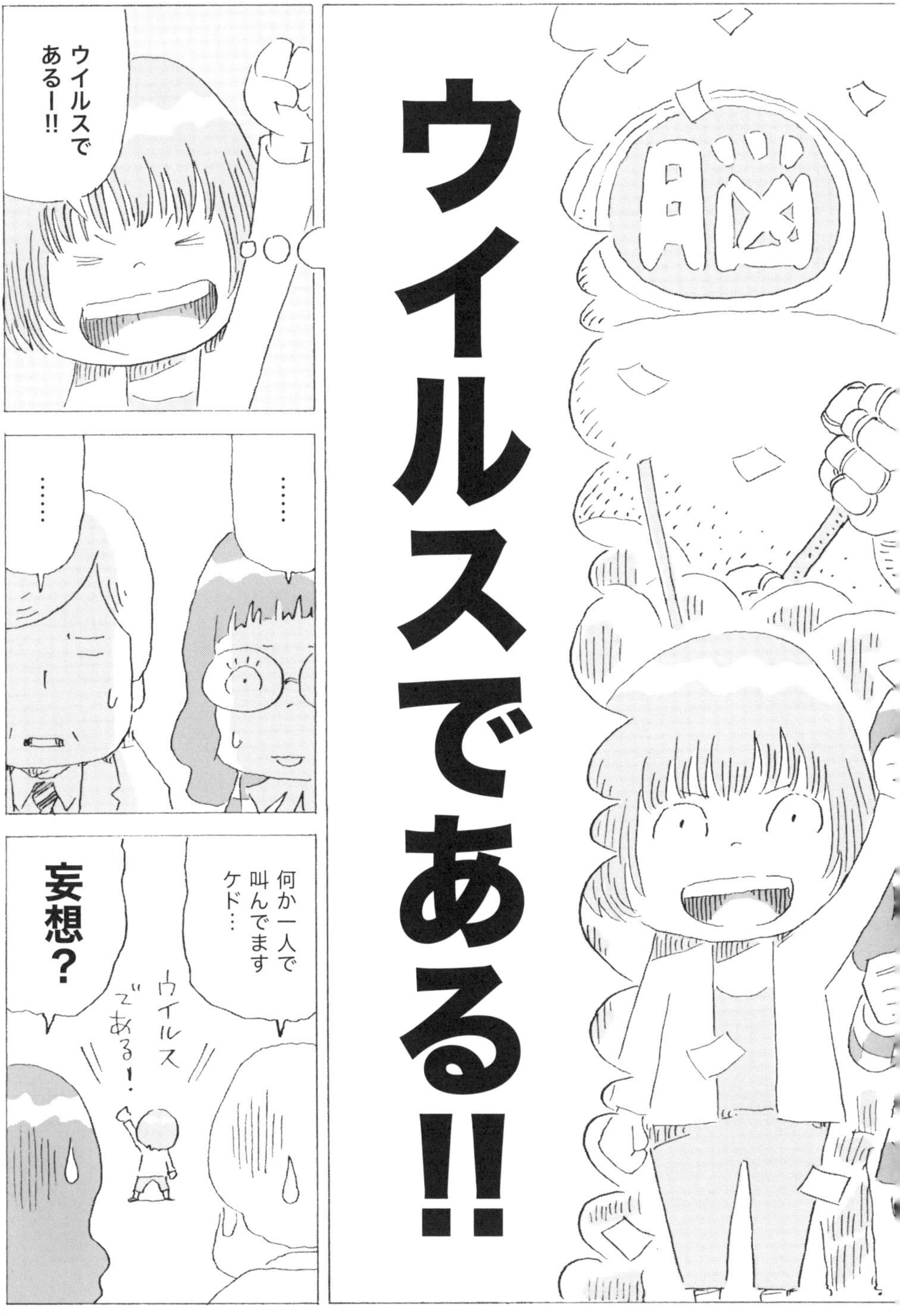
脳
ウイルスである!!
ウイルスであるー!!
……
……
何か一人で叫んでますケド…
ウイルスである!
妄想?

解説⑤

ついにSITH-1発見！

藪中さん、取り残されてましたね。どうしたんでしょう。
実は、これには深ぁいわけがあるのですが、次の六章で詳しく説明します。
さて、長らくお待たせしました。
ついにSITH-1発見です。
四章の解説にも書きましたが、ヒトゲノム計画の熱狂が押し寄せる前は、多くの精神疾患や難病の原因はウイルスではないかと考えられていました。
しかし、ここで言うウイルスは、
コロナウイルスやノロウイルスのようなウイルスとは本質的に違います。
ウイルスのあり方がまったく異なるのです。
コロナウイルスやノロウイルスのように、感染してウイルスが激しく増殖し、急性の病気を起こすことを、急性感染とか増殖感染と呼びます。
このようなウイルスは、肺炎や腸炎などの派手な症状を起こして、ヒトを危険にさらし、短期間でウイルスはいなくなります。
このような病気は、一般的に感染症と呼ばれます。
その一方で、精神疾患や難病の原因の候補と考えられていたウイルスは、「共生ウイルス」と呼ばれるカテゴリーのウイルスです。

「共生」というくらいですから、これらのウイルスは、一見、フレンドリーです。
潜伏感染や持続感染という形で存在して、感染症特有の派手な症状を起こしません。
特に潜伏感染では、ウイルスの遺伝子だけがヒトの細胞に潜んでいて、
免疫からも逃れています。
そして、潜伏しているウイルスの遺伝子は、
必要最小限のタンパク質だけを作ります。
これを潜伏感染タンパク質と呼びます。
この本の主役であるHHV-6は、このような潜伏感染をするウイルスです。
赤ちゃんの時に突発性発疹としてヒトに感染した後、
潜伏感染状態で一生ヒトの体に住み着きます。
潜伏感染している場所は、血液中のマクロファージという細胞と、
脳の嗅球という部分のアストロサイトという細胞です。
嗅球のアストロサイトで作っている潜伏感染タンパク質がSITH-1です。
これが、うつ病の原因となるわけです。
「HHV-6」「SITH-1」がうつ病の原因であるという発見は、
ヒトゲノム計画の熱狂の前のウイルス原因説を復活させた、古くて新しい研究と言えます。
実は、ヒトゲノム計画の失敗のおかげで、
多くの精神疾患や難病が原因不明のままで取り残されています。
我々の研究がきっかけとなって、このようなウイルス研究が復権することを期待しています。

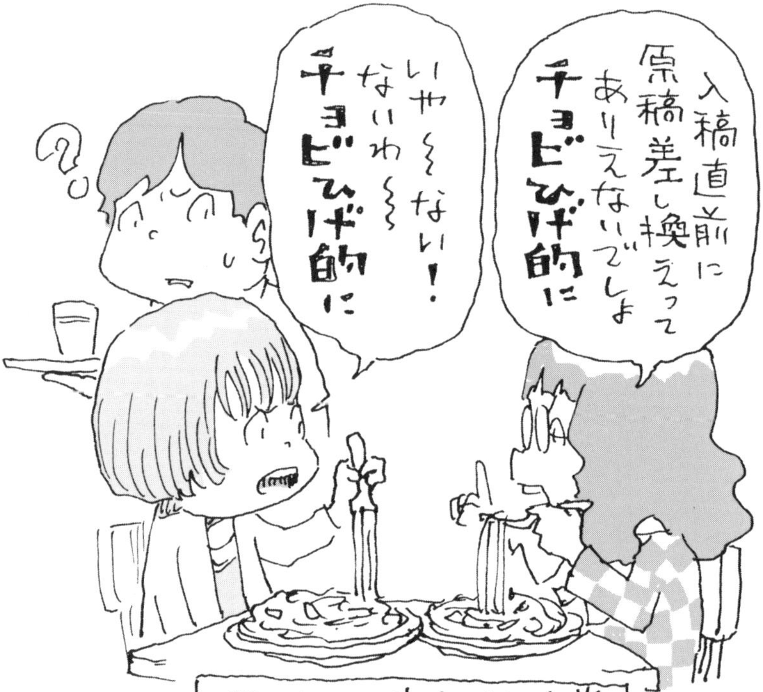
入稿直前に原稿差し換えってありえないでしょチョビひげ的に
いや〜ない！ないわ〜チョビひげ的に

瞬間的流行語大賞

第六章

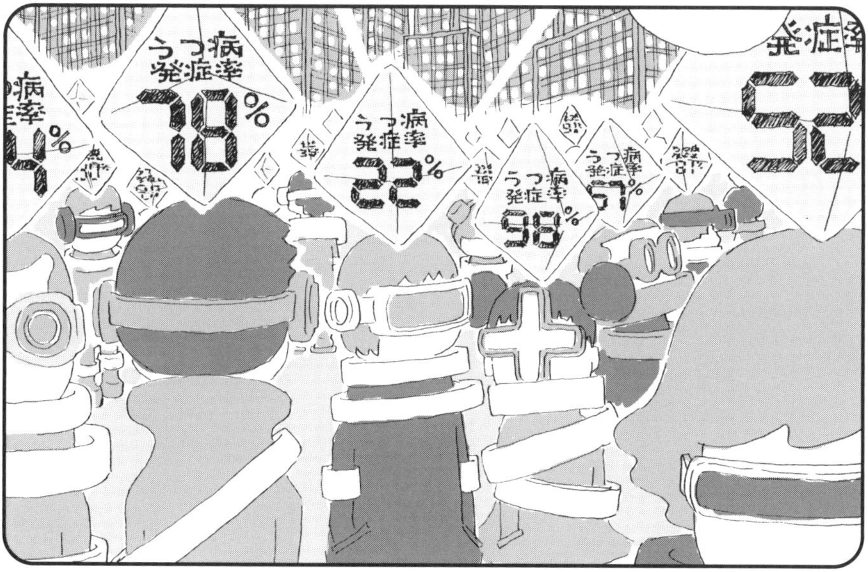

あなたが
うつ病になる確率
ウイルス原因説で
患者の未来は
こう変わる

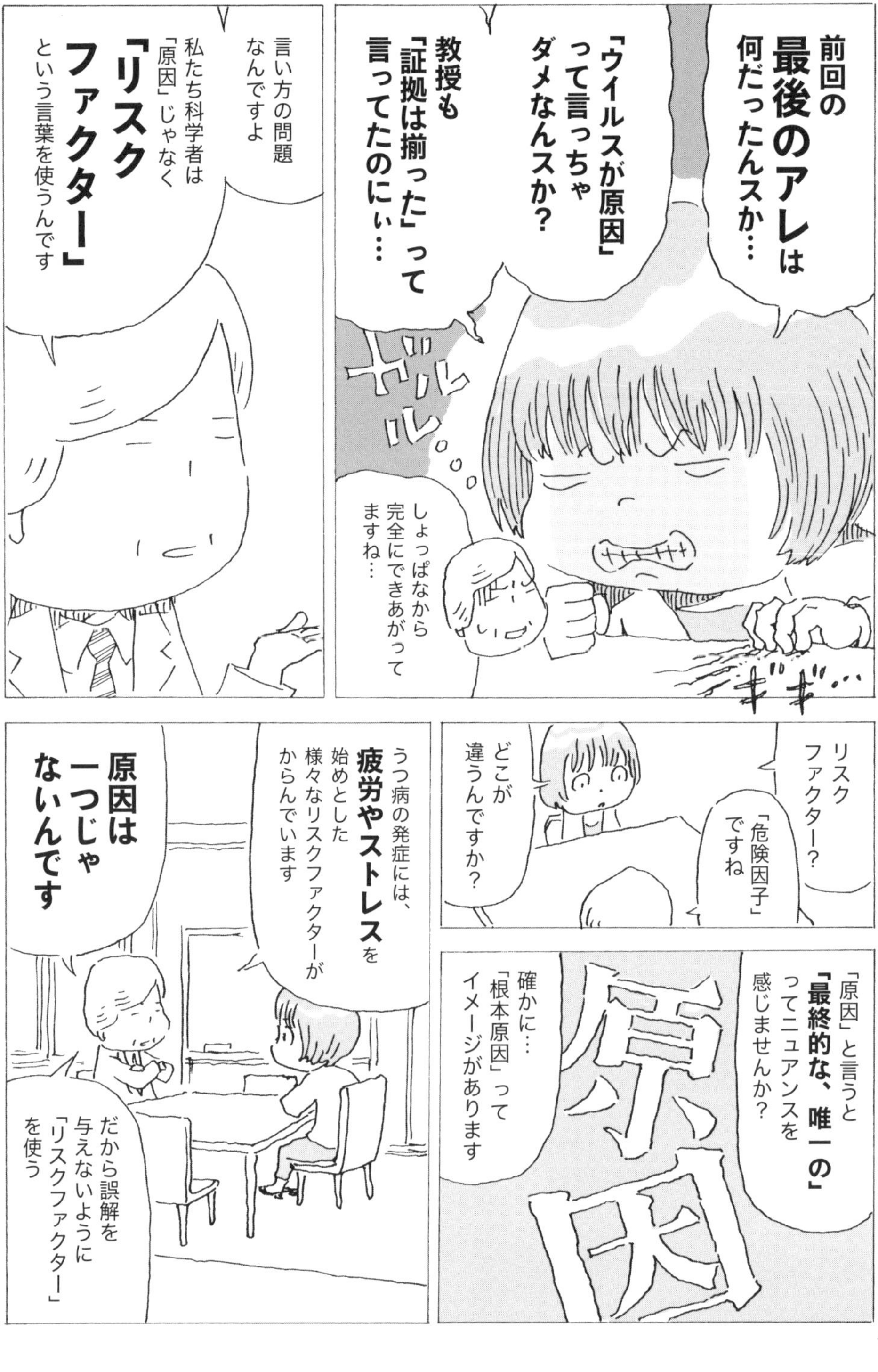

前回の最後のアレは何だったんスか…
「ウイルスが原因」って言っちゃダメなんスか?
教授も「証拠は揃った」って言ってたのにぃ…
ギギ…
しょっぱなから完全にできあがってますね…
言い方の問題なんですよ
私たち科学者は「原因」じゃなく「リスクファクター」という言葉を使うんです
リスクファクター?
「危険因子」ですね
どこが違うんですか?
「原因」と言うと「最終的な、唯一の」ってニュアンスを感じませんか?
確かに…「根本原因」ってイメージがあります
原因
うつ病の発症には、疲労やストレスを始めとした様々なリスクファクターがからんでいます
原因は一つじゃないんです
だから誤解を与えないように「リスクファクター」を使う

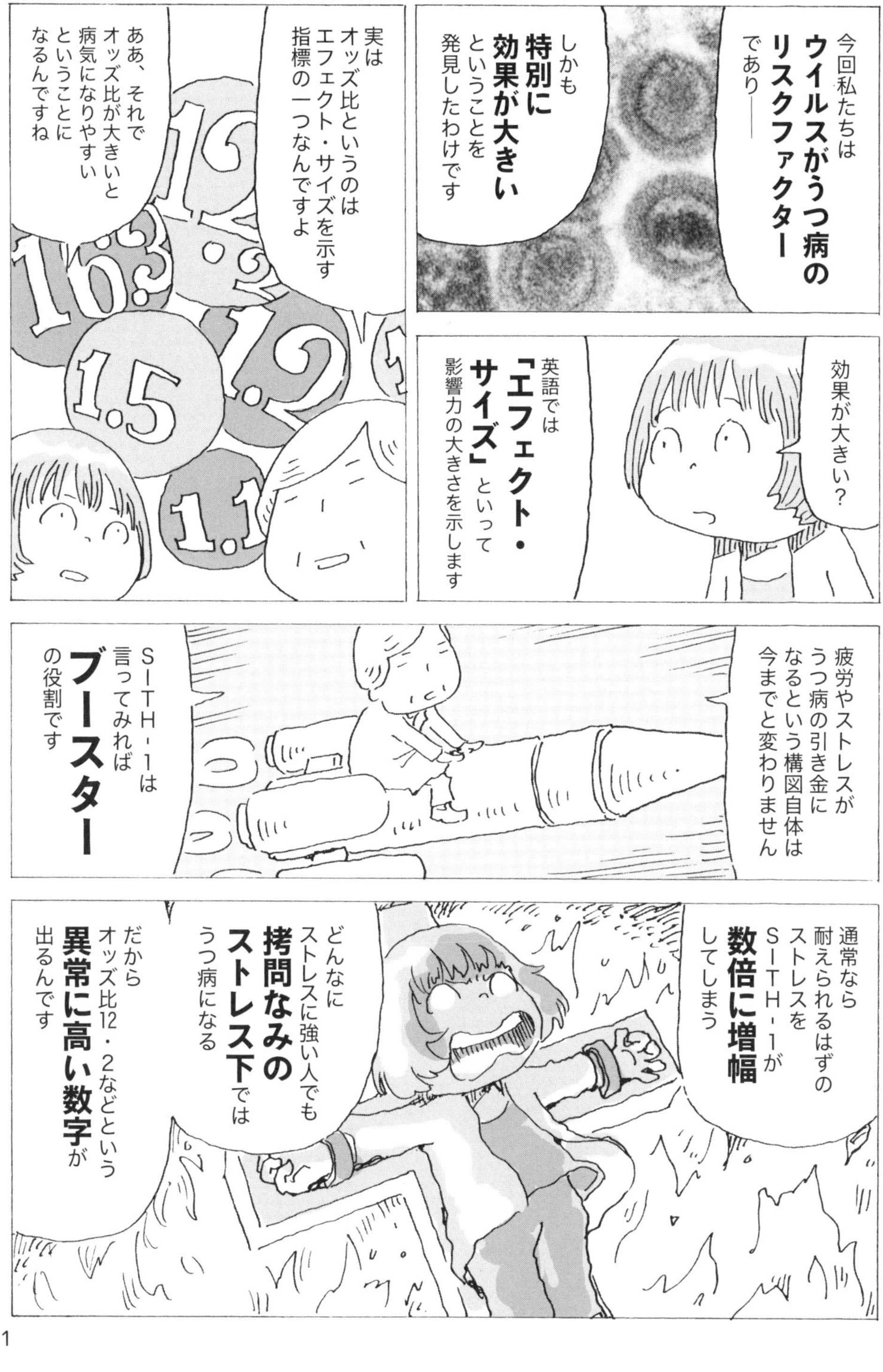
今回私たちは
ウイルスがうつ病のリスクファクター
であり――
しかも
特別に効果が大きい
ということを発見したわけです
効果が大きい？
英語では
「エフェクト・サイズ」といって
影響力の大きさを示します
実はオッズ比というのはエフェクト・サイズを示す指標の一つなんですよ
ああ、それでオッズ比が大きいと病気になりやすいということになるんですね
疲労やストレスがうつ病の引き金になるという構図自体は今までと変わりません
SITH-1は言ってみれば
ブースター
の役割です
通常なら耐えられるはずのストレスをSITH-1が
数倍に増幅
してしまう
どんなにストレスに強い人でも
拷問なみのストレス下では
うつ病になる
だからオッズ比12・2などという
異常に高い数字が
出るんです

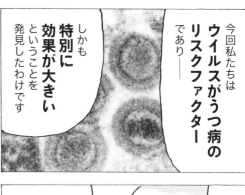

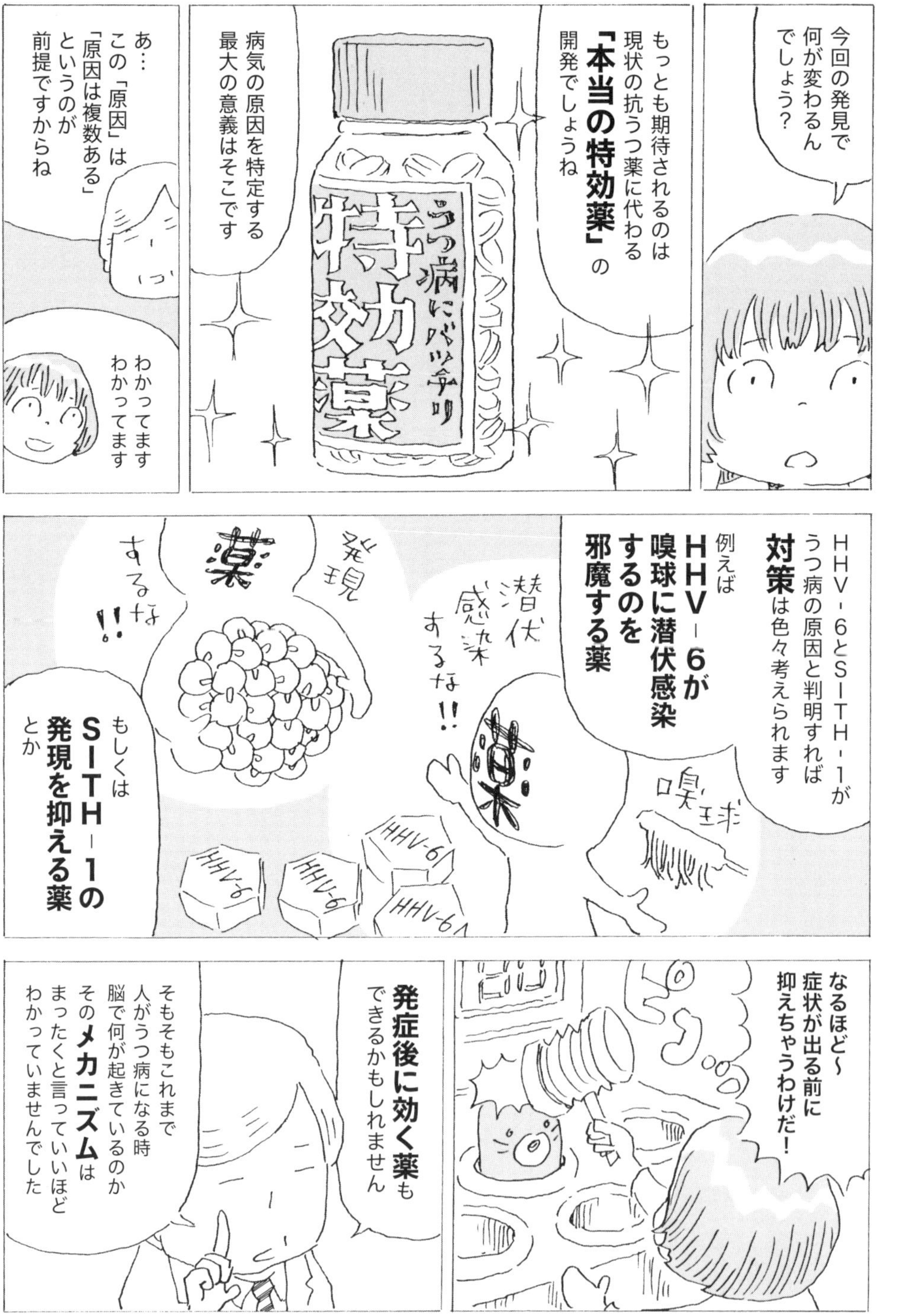
今回の発見で何が変わるんでしょう？
もっとも期待されるのは現状の抗うつ薬に代わる「本当の特効薬」の開発でしょうね
うつ病にバッチリ
特効薬
病気の原因を特定する最大の意義はそこです
あ…この「原因」は「原因は複数ある」というのが前提ですからね
わかってますわかってます
HHV-6とSITH-1がうつ病の原因と判明すれば対策は色々考えられます
例えばHHV-6が嗅球に潜伏感染するのを邪魔する薬
潜伏感染するな!!
薬
嗅球
HHV-6
発現するな!!
薬
もしくはSITH-1の発現を抑える薬とか
なるほど〜症状が出る前に抑えちゃうわけだ！
発症後に効く薬もできるかもしれません
そもそもこれまで人がうつ病になる時脳で何が起きているのかそのメカニズムはまったくと言っていいほどわかっていませんでした

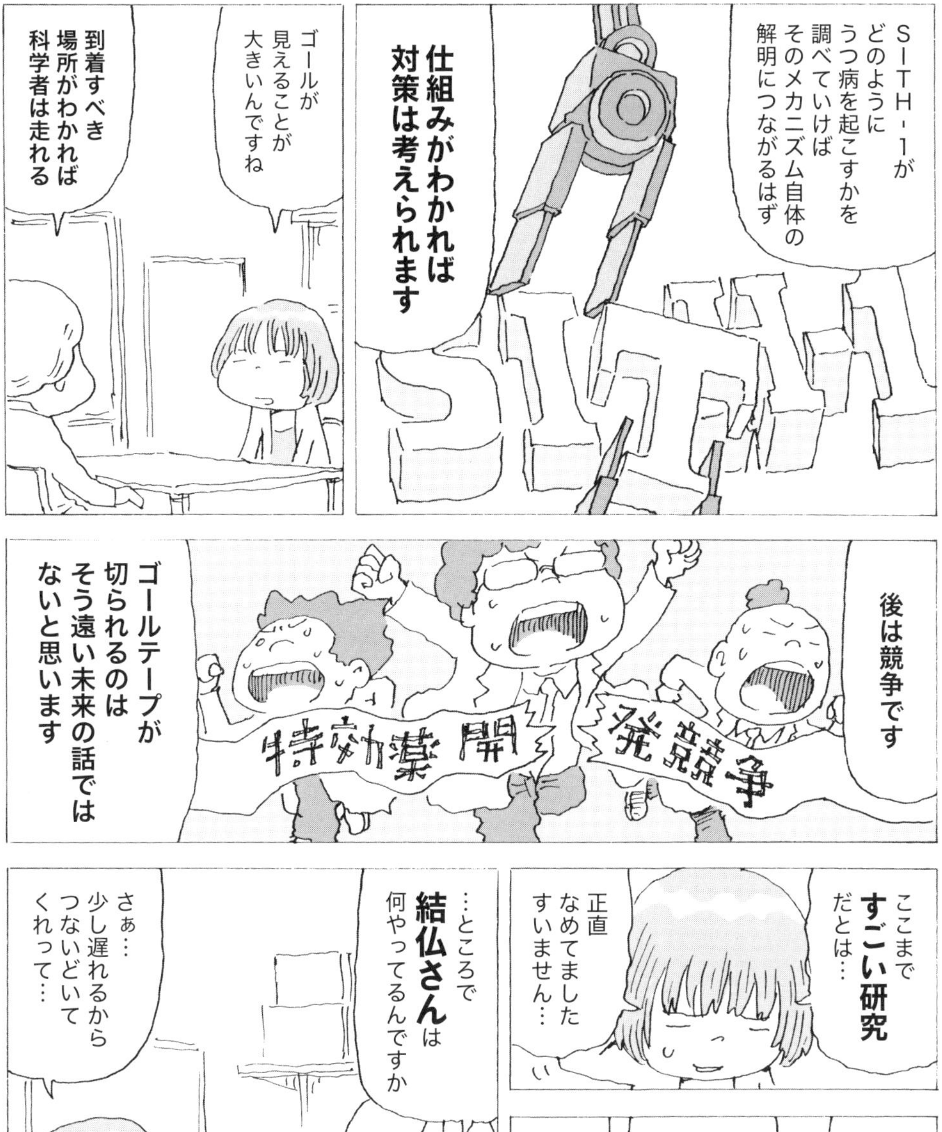
SITH-1がどのようにうつ病を起こすかを調べていけばそのメカニズム自体の解明につながるはず
仕組みがわかれば対策は考えられます
ゴールが見えることが大きいんですね
到着すべき場所がわかれば科学者は走れる
後は競争です
特効薬開発競争
ゴールテープが切られるのはそう遠い未来の話ではないと思います
ここまですごい研究だとは…
正直なめてましたすいません…
聞こえなかったなぁ〜
もう一度お願いできます?
うくく…勘弁してください…
…ところで結仏さんは何やってるんですか
さぁ…少し遅れるからつないどいてくれって…

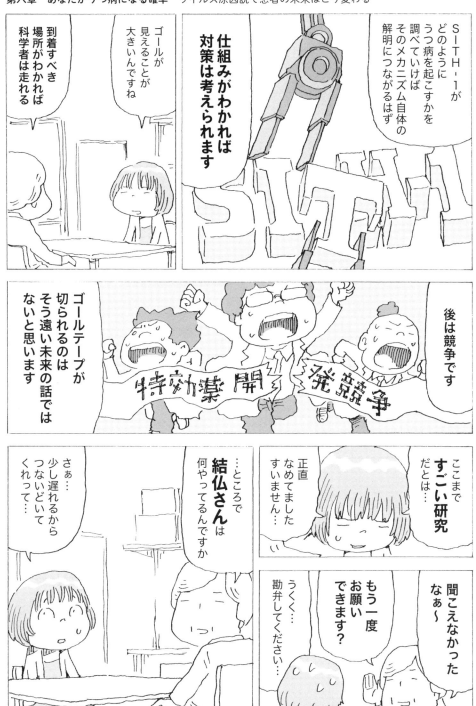

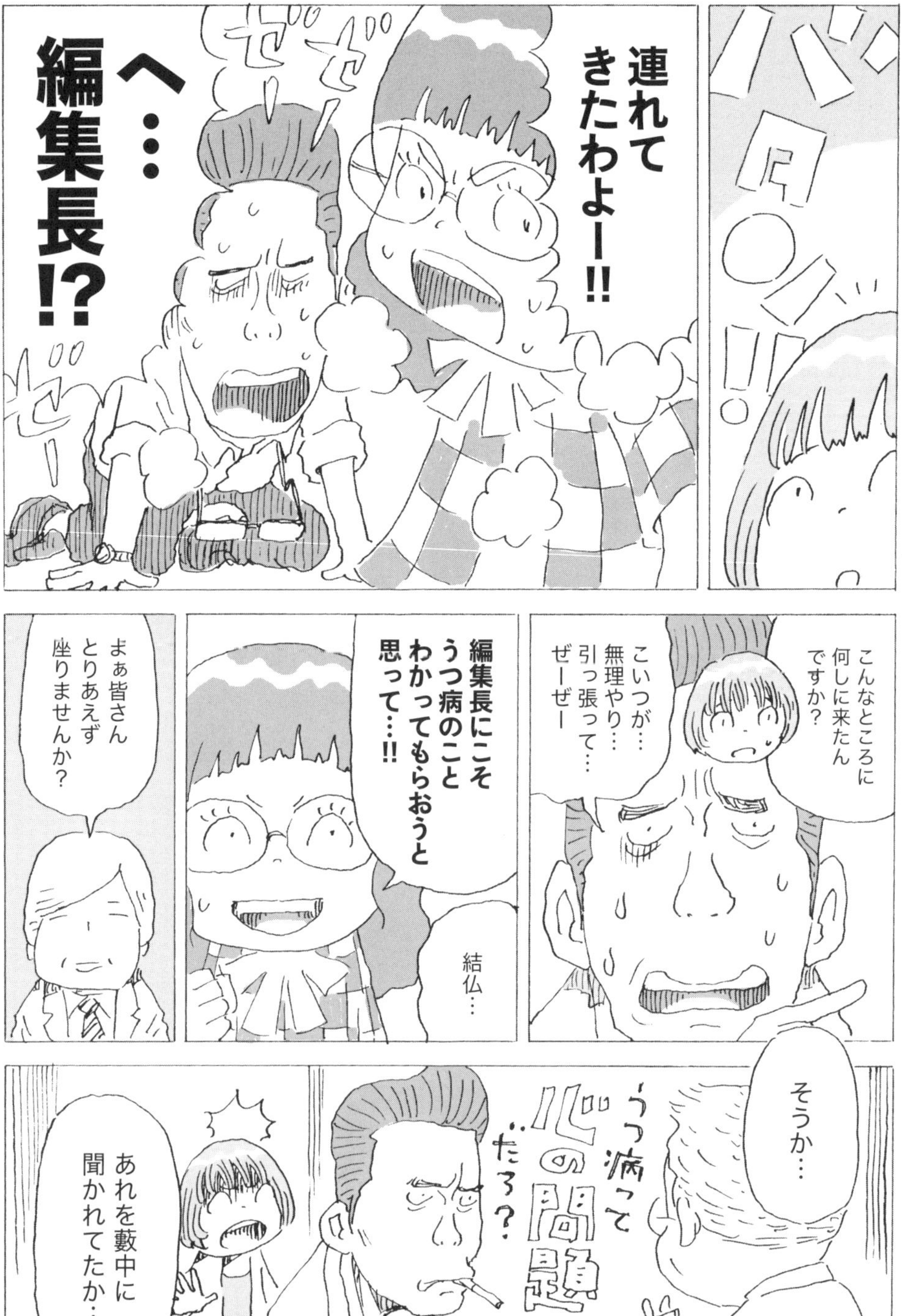

バーン!!
連れてきたわよー!!
ぜーぜー
へ…編集長!?
こんなところに何しに来たんですか?
こいつが…無理やり…引っ張って…ぜーぜー
編集長にこそうつ病のことわかってもらおうと思って…!!
結仏…
まぁ皆さんとりあえず座りませんか?
そうか…
うつ病って心の問題だろ?
あれを藪中に聞かれてたか…

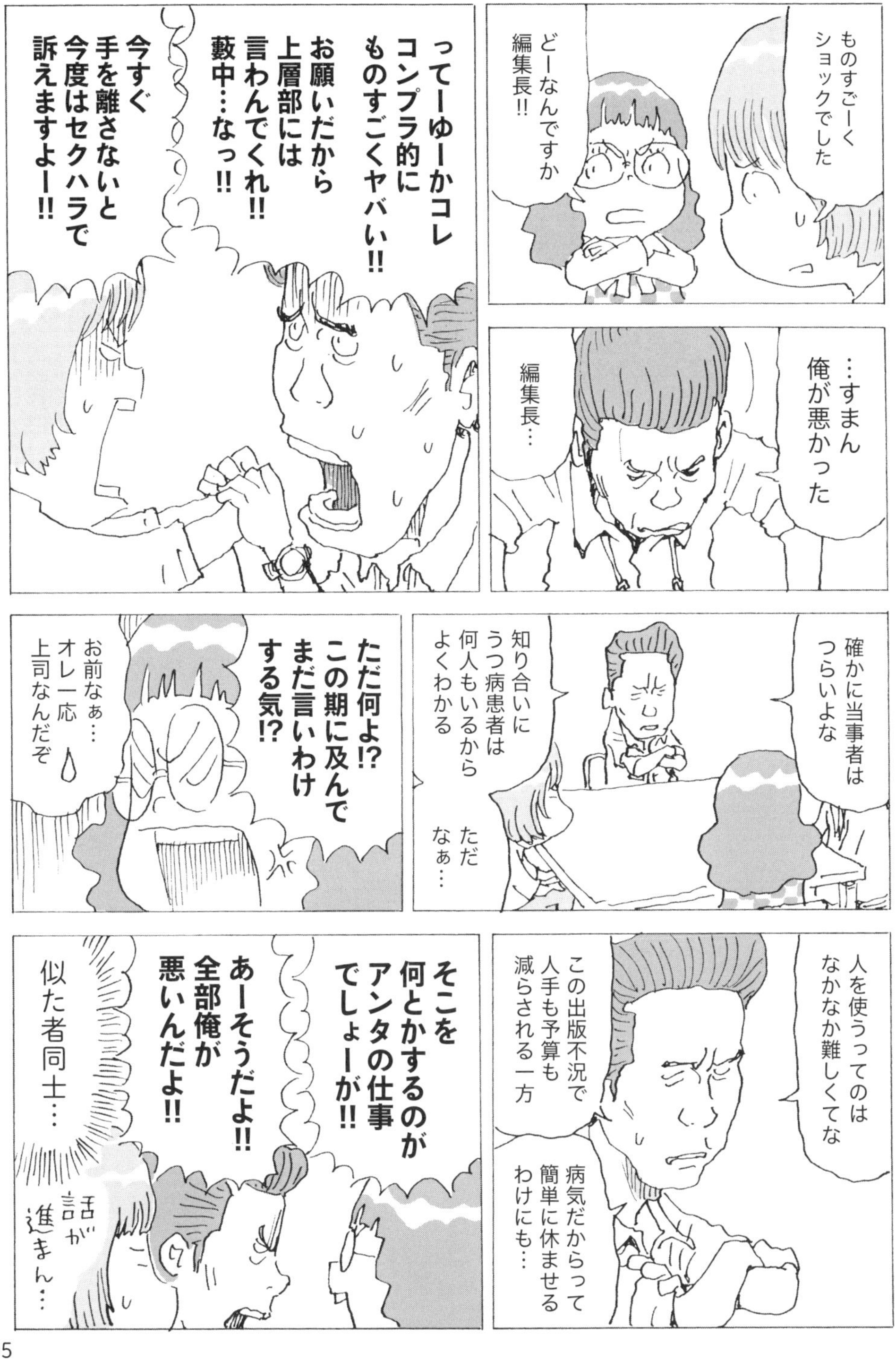
ものすごーく
ショックでした
どーなんですか
編集長!!
…すまん
俺が悪かった
編集長…
ってーゆーかコレ
コンプラ的に
ものすごくヤバい!!
お願いだから
上層部には
言わんでくれ!!
藪中…なっ!!
今すぐ
手を離さないと
今度はセクハラで
訴えますよー!!
確かに当事者は
つらいよな
知り合いに
うつ病患者は
何人もいるから
よくわかる
ただ
なぁ…
ただ何よ!?
この期に及んで
まだ言いわけ
する気!?
お前なぁ…
オレ一応
上司なんだぞ
人を使うってのは
なかなか難しくてな
この出版不況で
人手も予算も
減らされる一方
病気だからって
簡単に休ませる
わけにも…
そこを
何とかするのが
アンタの仕事
でしょーが!!
あーそうだよ!!
全部俺が
悪いんだよ!!
似た者同士…
話が
進まん…

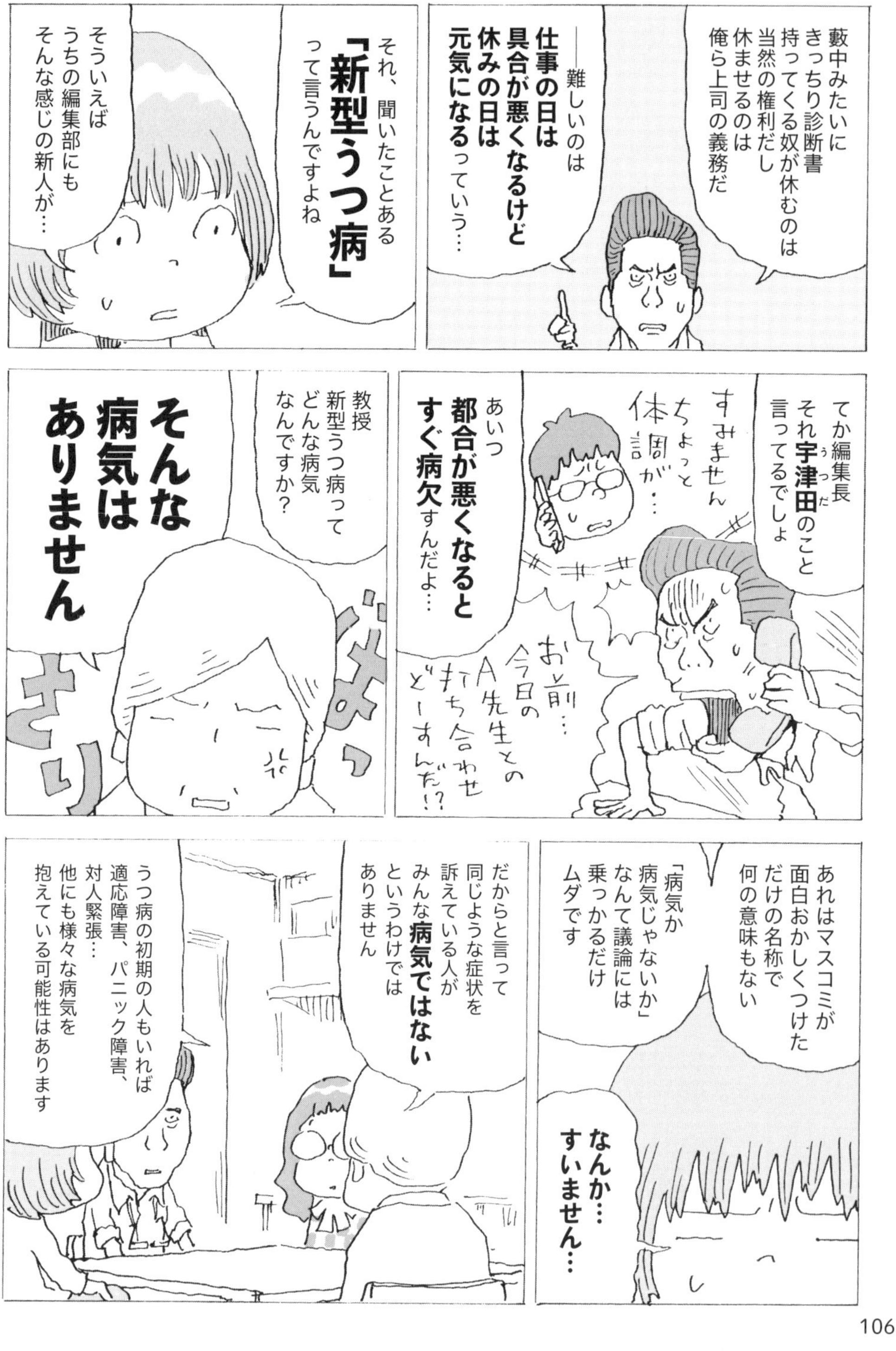
藪中みたいに きっちり診断書 持ってくる奴が休むのは 当然の権利だし 休ませるのは 俺ら上司の義務だ
——難しいのは 仕事の日は 具合が悪くなるけど 休みの日は 元気になるっていう…
それ、聞いたことある 「新型うつ病」 って言うんですよね
そういえば うちの編集部にも そんな感じの新人が…
てか編集長 それ宇津田《うつだ》のこと 言ってるでしょ
すみません ちょっと 体調が…
お前… 今日の A先生との 打ち合わせ どーすんだ!?
あいつ 都合が悪くなると すぐ病欠すんだよ…
教授 新型うつ病って どんな病気 なんですか?
そんな 病気は ありません
ばっさり
あれはマスコミが 面白おかしくつけた だけの名称で 何の意味もない
「病気か 病気じゃないか」 なんて議論には 乗っかるだけ ムダです
なんか… すいません…
だからと言って 同じような症状を 訴えている人が みんな病気ではない というわけでは ありません
うつ病の初期の人もいれば 適応障害、パニック障害、 対人緊張… 他にも様々な病気を 抱えている可能性はあります

…そして中には サボっていると 言われても しょうがない人も いるでしょう
それだよ、それ！ 病気なのか サボりなのか どうやって見分けろって 言うんだよ
医者でもなかなか 判断の難しいところですから 素人が見分けるのは まず無理でしょうね
…ただし 「うつ病か そうでないか」 をはっきりと 見極める方法 ならあります
教授 もしかして それって…
はい 私たちが発見した SITH－1抗体を 測定する血液検査 です
ただこの検査は 臨床ではまだ 行われていないので 「将来的に」 ということですが…
し、しす…わん？
サボり社員と 本物のうつ病患者を 数値的に見分けられる 検査なんですよ
うつ病の原因ウイルスが 頭の中で暴れてるのが わかっちゃうんです
うつ病の原因が ウイルス…？
お前ら 何言ってんだ？
まあまあ 後でちゃんと 教えてあげます から♡

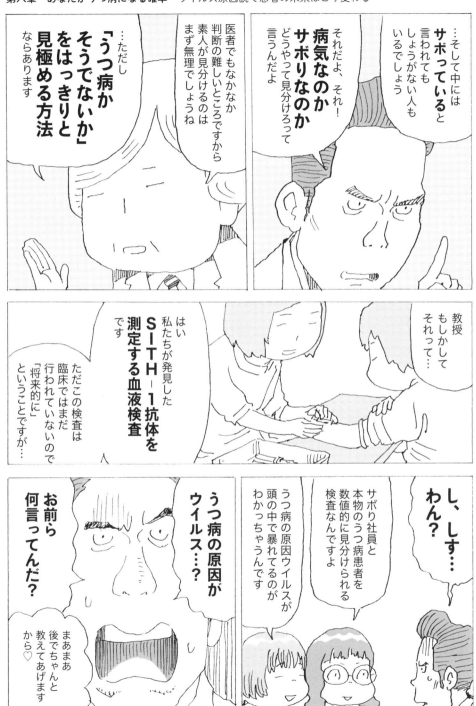

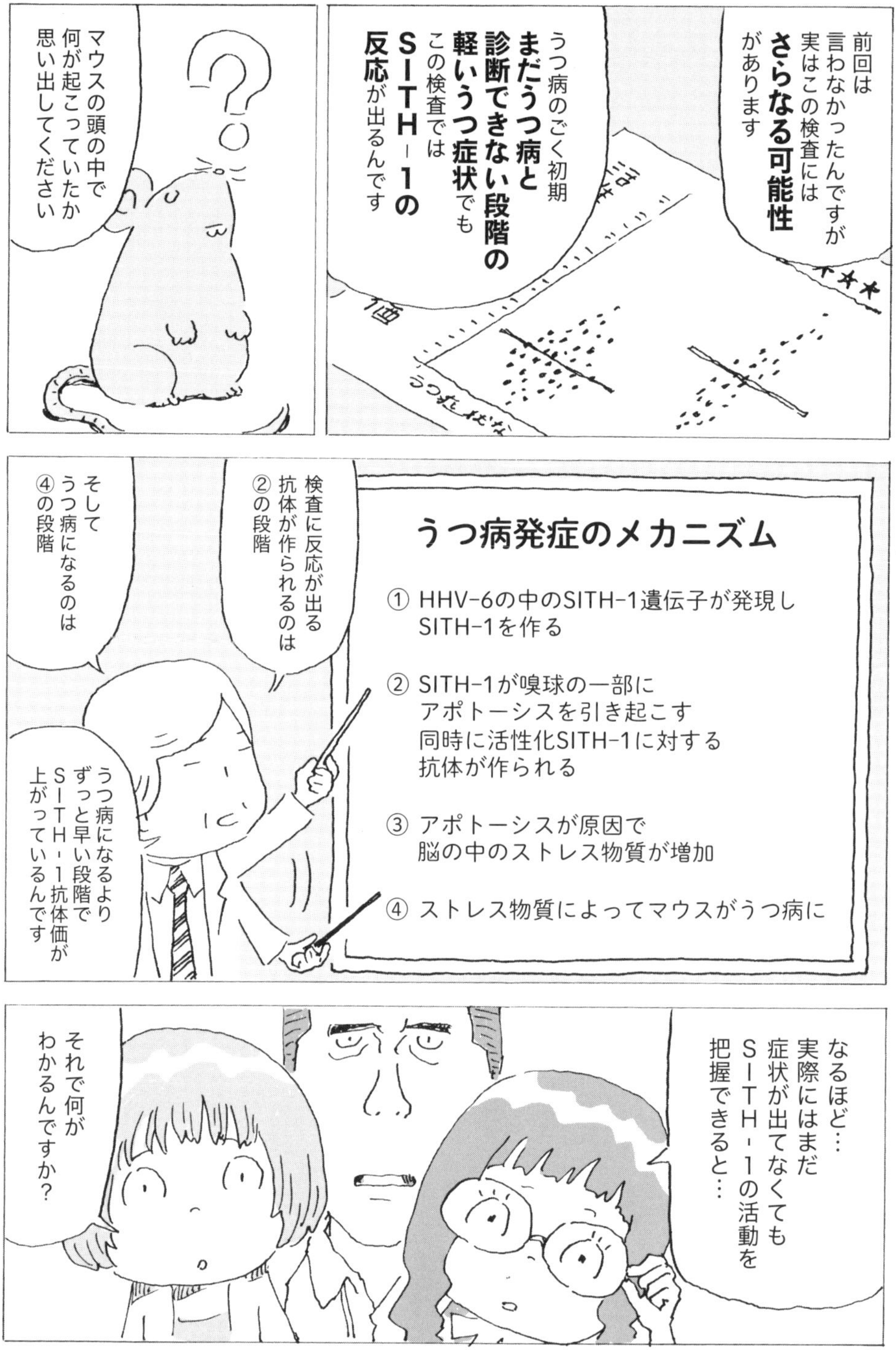
前回は言わなかったんですが実はこの検査には**さらなる可能性**があります
うつ病のごく初期 **まだうつ病と診断できない段階の軽いうつ症状**でもこの検査では**SITH-1の反応**が出るんです
マウスの頭の中で何が起こっていたか思い出してください
うつ病発症のメカニズム
① HHV-6の中のSITH-1遺伝子が発現し SITH-1を作る
② SITH-1が嗅球の一部に アポトーシスを引き起こす 同時に活性化SITH-1に対する 抗体が作られる
③ アポトーシスが原因で 脳の中のストレス物質が増加
④ ストレス物質によってマウスがうつ病に
検査に反応が出る抗体が作られるのは②の段階
そしてうつ病になるのは④の段階
うつ病になるよりずっと早い段階でSITH-1抗体価が上がっているんです
なるほど…実際にはまだ症状が出てなくてもSITH-1の活動を把握できると…
それで何がわかるんですか？

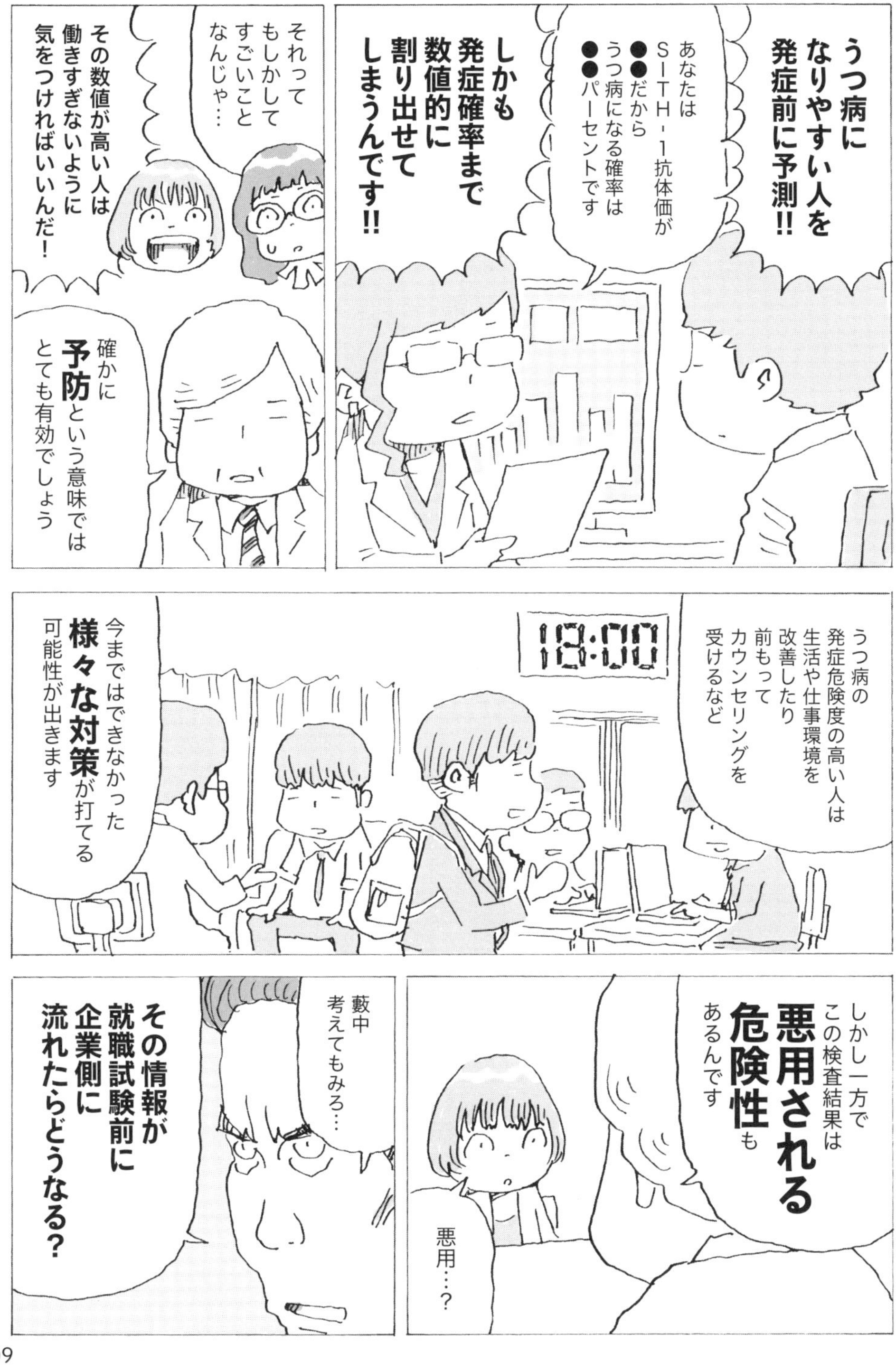
うつ病になりやすい人を発症前に予測!!
あなたはSITH-1抗体価が●●だからうつ病になる確率は●●パーセントです
しかも発症確率まで数値的に割り出せてしまうんです!!
それってもしかしてすごいことなんじゃ…
その数値が高い人は働きすぎないように気をつければいいんだ!
確かに予防という意味ではとても有効でしょう
うつ病の発症危険度の高い人は生活や仕事環境を改善したり前もってカウンセリングを受けるなど
18:00
今まではできなかった様々な対策が打てる可能性が出きます
しかし一方でこの検査結果は悪用される危険性もあるんです
悪用…?
藪中考えてもみろ…
その情報が就職試験前に企業側に流れたらどうなる?

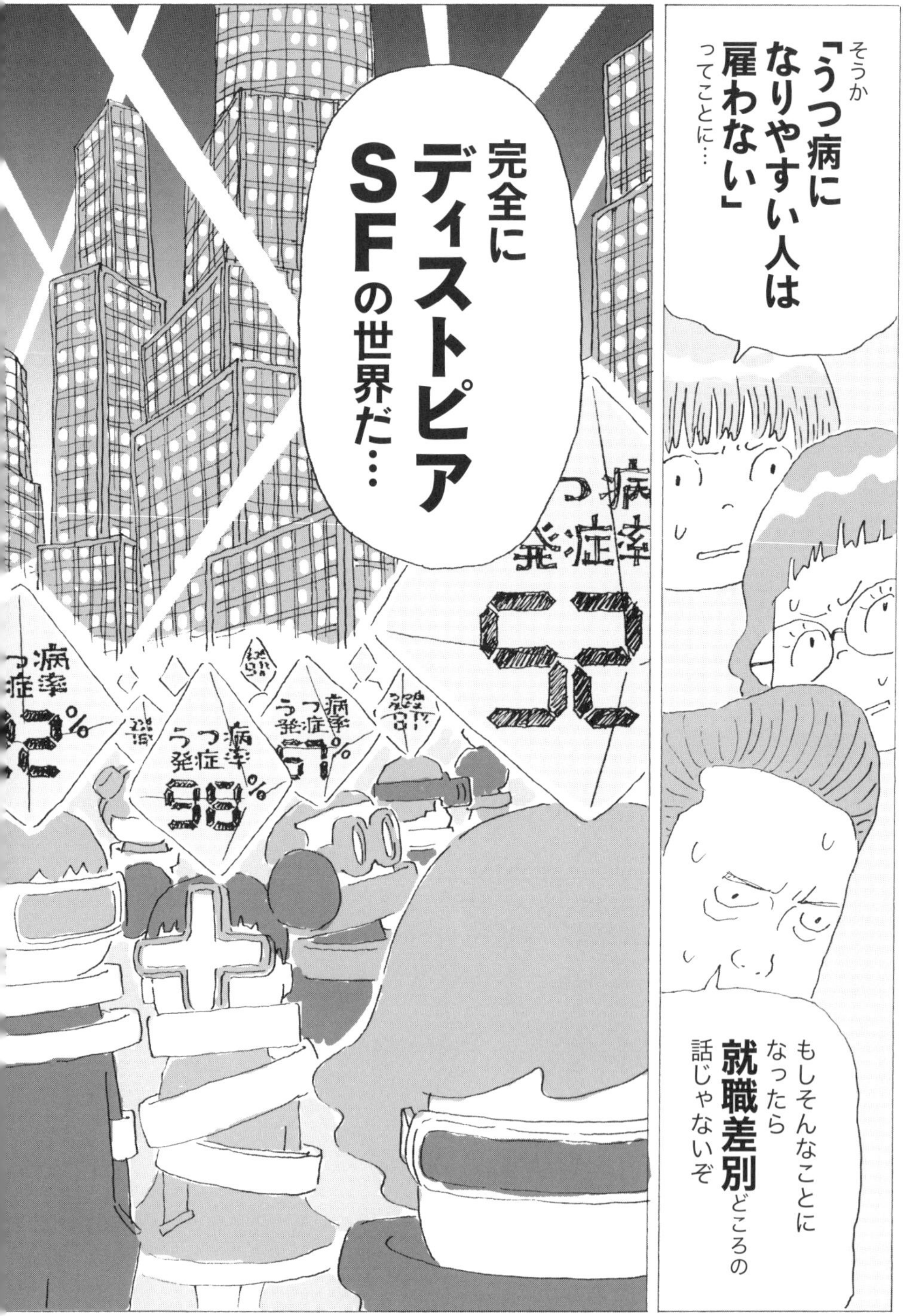
そうか「うつ病になりやすい人は雇わない」ってことに…
もしそんなことになったら就職差別どころの話じゃないぞ
完全にディストピアSFの世界だ…
うつ病発症率98%

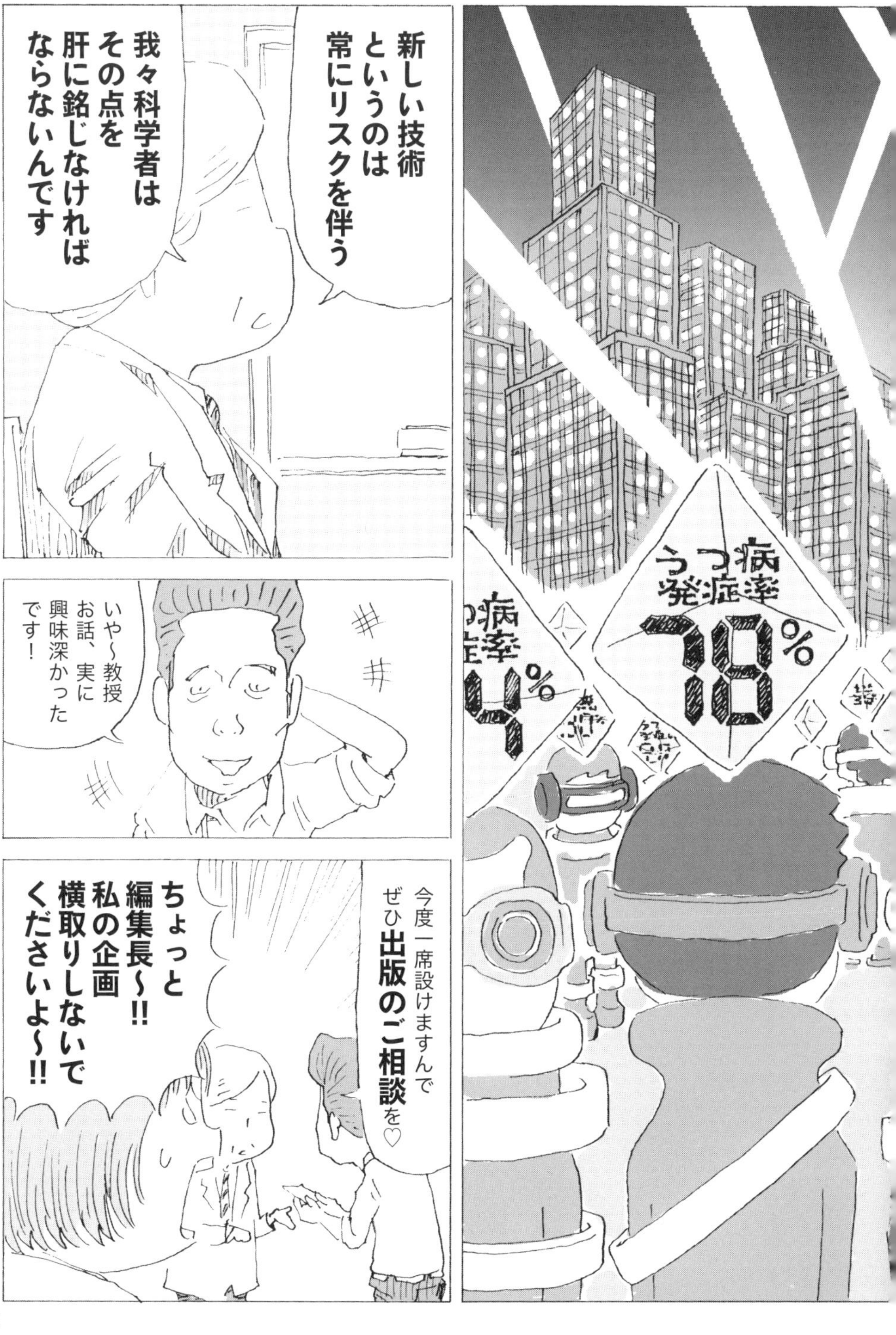
うつ病
発症率
78%
新しい技術というのは常にリスクを伴う
我々科学者はその点を肝に銘じなければならないんです
いや〜教授お話、実に興味深かったです！
今度一席設けますんでぜひ出版のご相談を♡
ちょっと編集長〜!!私の企画横取りしないでくださいよ〜!!

解説⑥

SITH-1はうつ病の原因と言ってはいけない？

SITH-1の発見の意義は色々あるのですが、
重要なものの一つに、うつ病とストレスとの関係がはっきりとわかったことが挙げられます。
ストレスがうつ病と関係するなんて、昔からわかっていたことでは？
我々、日本人はそう思うでしょう。
しかし、欧米で「ストレスはうつ病と関係するかも？」
と思われるようになったのは、ごく最近のことです。
では、我々日本人はストレスとうつ病との関係を正しくとらえていたのでしょうか？
おそらく、違うと思います。
大抵の人は、ストレスによって「心が弱くなってうつ病になる」と、
心の問題としてとらえていたのではないでしょうか？
SITH-1は、脳のストレス物質を増加させて、
ストレスを増幅してしまうことでうつ病を起こします。
つまり、「SITH-1による脳の変化でうつ病が起こる」ことがわかったわけです。
このことは、「うつ病は脳の病気」という証明に一歩近づいたことになります。
同時にわかったことは、うつ病の予防法です。
ストレスがうつ病のリスクファクターになっていることが証明されたので、

うつ病予防のためには、ストレスをコントロールしなければなりません。
ＳＩＴＨ－Ｉを発現している人は、脳の中でストレスが増幅されるので、
ストレスにはさらに注意する必要があります。
ＳＩＴＨ－Ｉとストレス、どちらをおろそかにしても、うつ病の予防はできません。
リスクファクターを原因と言って決めつけてはいけない理由がここにあります。
色々なリスクファクターが互いに足し算をしたり、掛け算をしたり、
場合によっては引き算をしたりしながら、病気に結びついていくのです。
ＳＩＴＨ－Ｉの発見によって、うつ病の起きる仕組みがわかることは、
医学や社会に様々な影響を与えます。
一つは、本当にうつ病に効く薬の開発が可能になることです。
現在の抗うつ薬はうつ病の特効薬ではありません。
これは、セロトニン説が正解ではなかったからです。
ＳＩＴＨ－Ｉ説は正解で、特効薬の開発につながるものと我々は信じています。
もう一つの影響は、ＳＩＴＨ－Ｉによって、
うつ病になりやすいかどうかがわかってしまうことによるものです。
マンガの中では、とんでもないディストピア（終末世界）が描かれています。
発見者である我々も、このような危険を感じて、
研究室のメンバーのＳＩＴＨ－Ｉ検査は行いませんでした。
私も、自分のＳＩＴＨ－Ｉの値を知りません。
次の七章では、実は、こんな心配をする必要はないというお話をします。

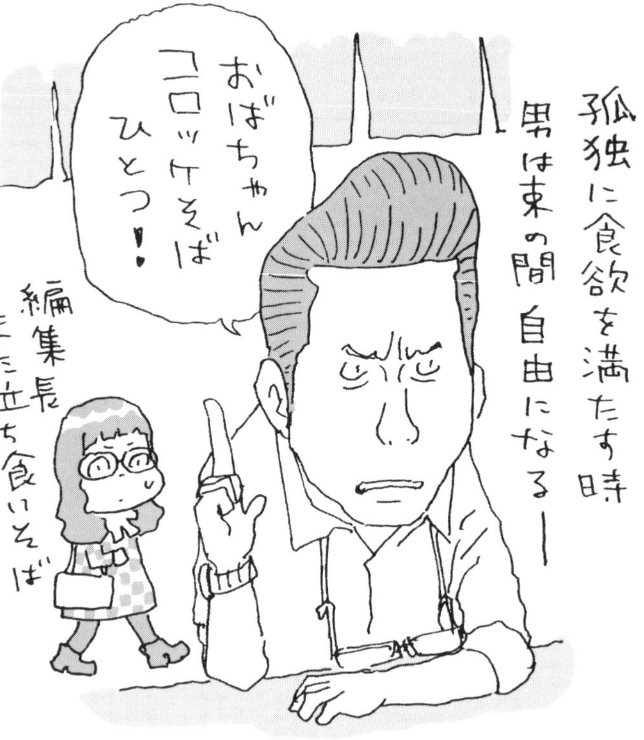
孤独に食欲を満たす時
男は束の間自由になる――
おばちゃん
コロッケそば
ひとつ！
編集長
また立ち食いそばか…

第七章

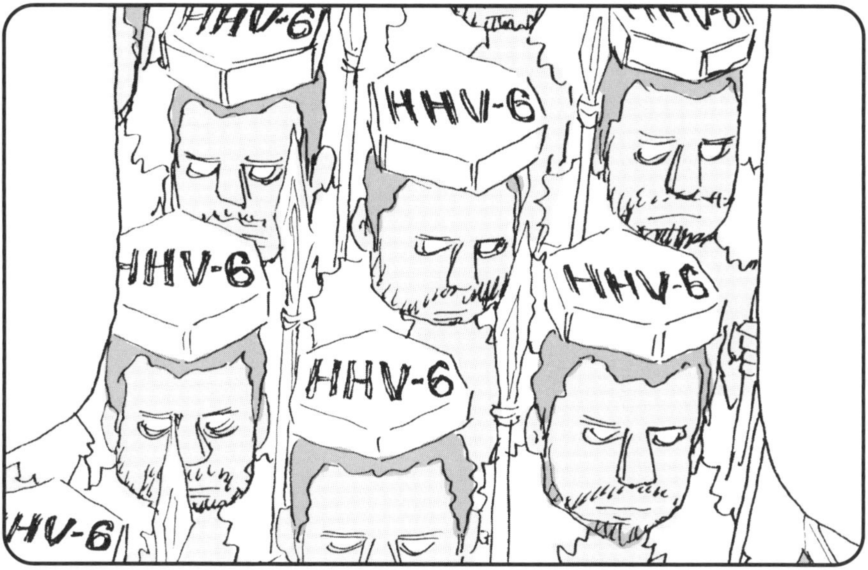

SITH-1は
暗黒の遺伝子
なのか
人類は
うつ病のおかげで
進化した？

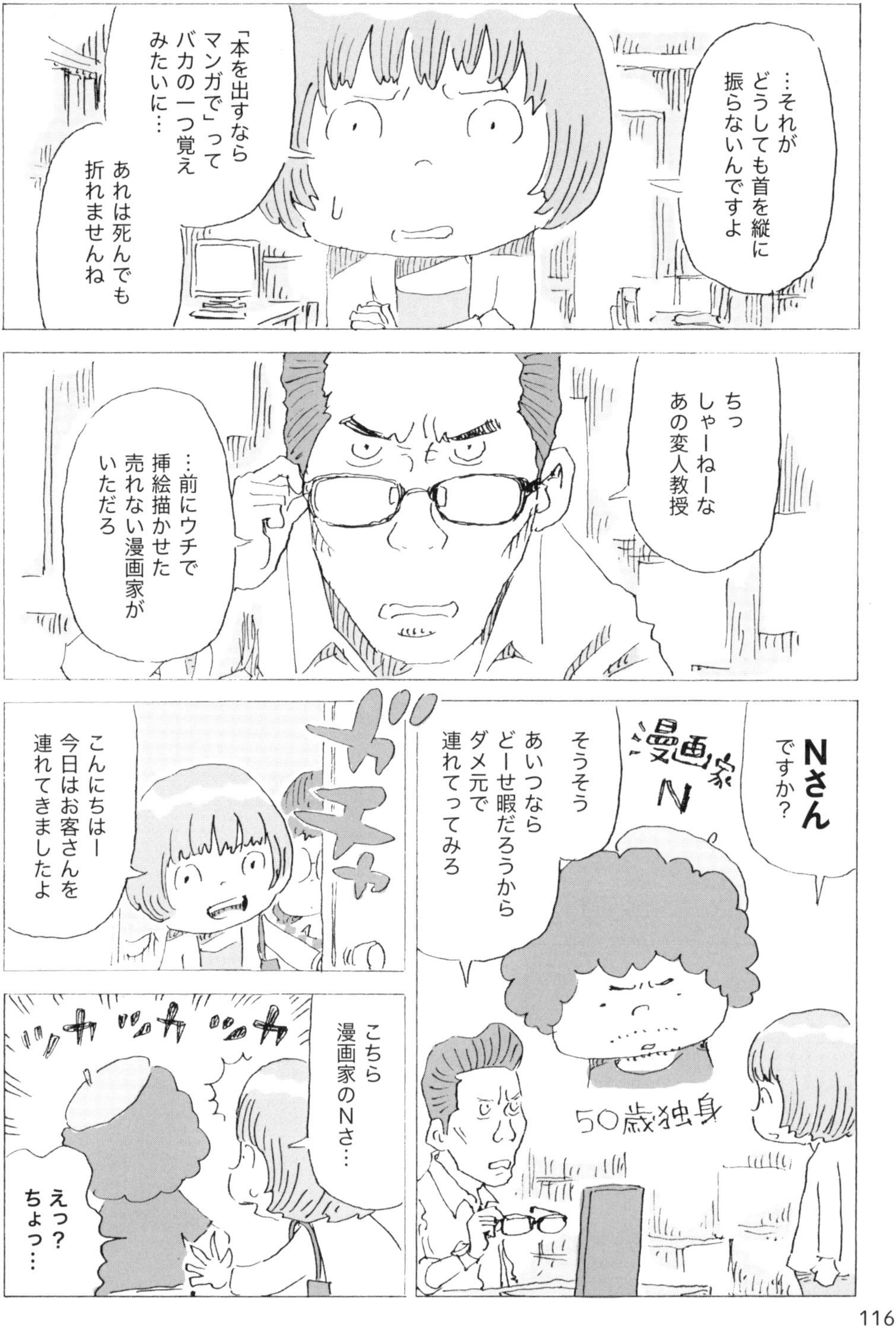
…それが
どうしても首を縦に
振らないんですよ
「本を出すなら
マンガで」って
バカの一つ覚え
みたいに…
あれは死んでも
折れませんね
ちっ
しゃーねーな
あの変人教授
…前にウチで
挿絵描かせた
売れない漫画家が
いただろ
Nさん
ですか？
漫画家
N
そうそう
あいつなら
どーせ暇だろうから
ダメ元で
連れてってみろ
50歳独身
ガチャ
こんにちはー
今日はお客さんを
連れてきましたよ
こちら
漫画家のNさ…
ツカツカツカ
えっ？
ちょっ…

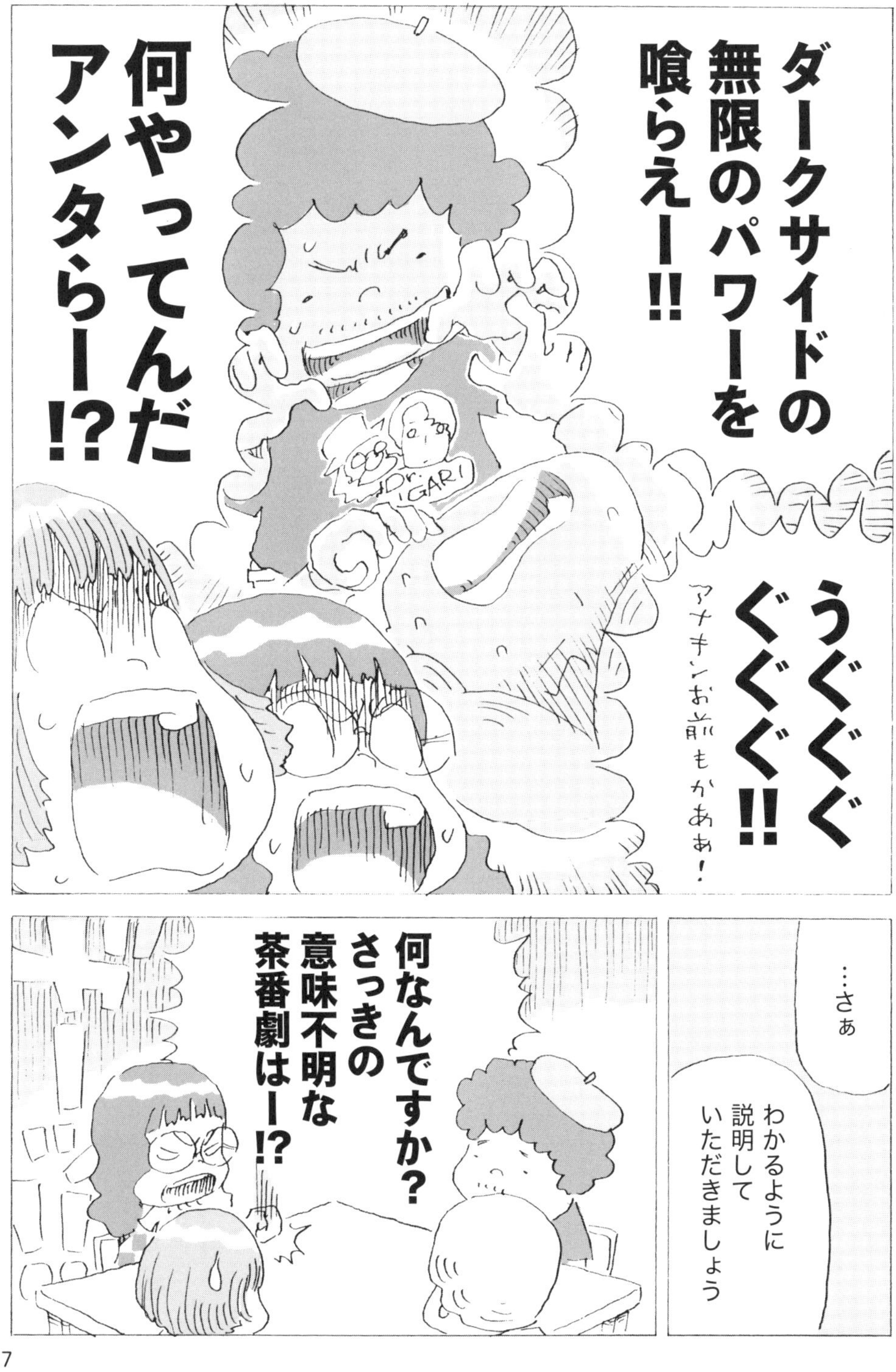
ダークサイドの無限のパワーを喰らえー!!
何やってんだアンタらー!?
うぐぐぐぐぐぐ!!
アナキンお前もかぁぁ！
…さぁ
わかるように説明していただきましょう
何なんですか？さっきの意味不明な茶番劇はー!?

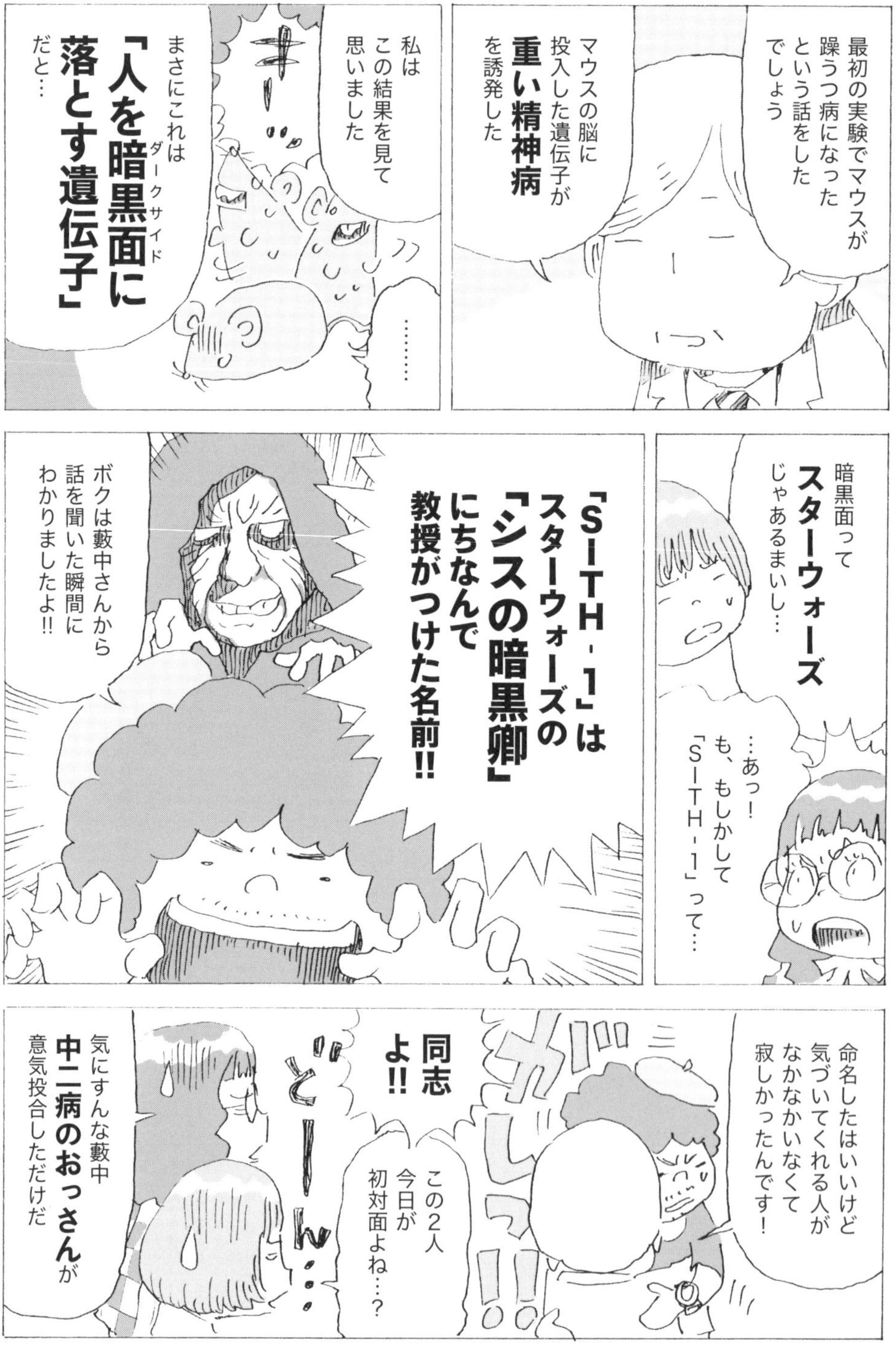

最初の実験でマウスが躁うつ病になったという話をしたでしょう
マウスの脳に投入した遺伝子が重い精神病を誘発した
私はこの結果を見て思いました
………
まさにこれは「人を暗黒面《ダークサイド》に落とす遺伝子」だと…
暗黒面ってスターウォーズじゃあるまいし…
…あっ! も、もしかして「SITH-1」って…
「SITH-1」はスターウォーズの「シスの暗黒卿」にちなんで教授がつけた名前!!
ボクは藪中さんから話を聞いた瞬間にわかりましたよ!!
命名したはいいけど気づいてくれる人がなかなかいなくて寂しかったんです!
ガしーっ!!
同志よ!!
どーん…
この2人今日が初対面よね…?
気にすんな藪中 中二病のおっさんが意気投合しただけだ

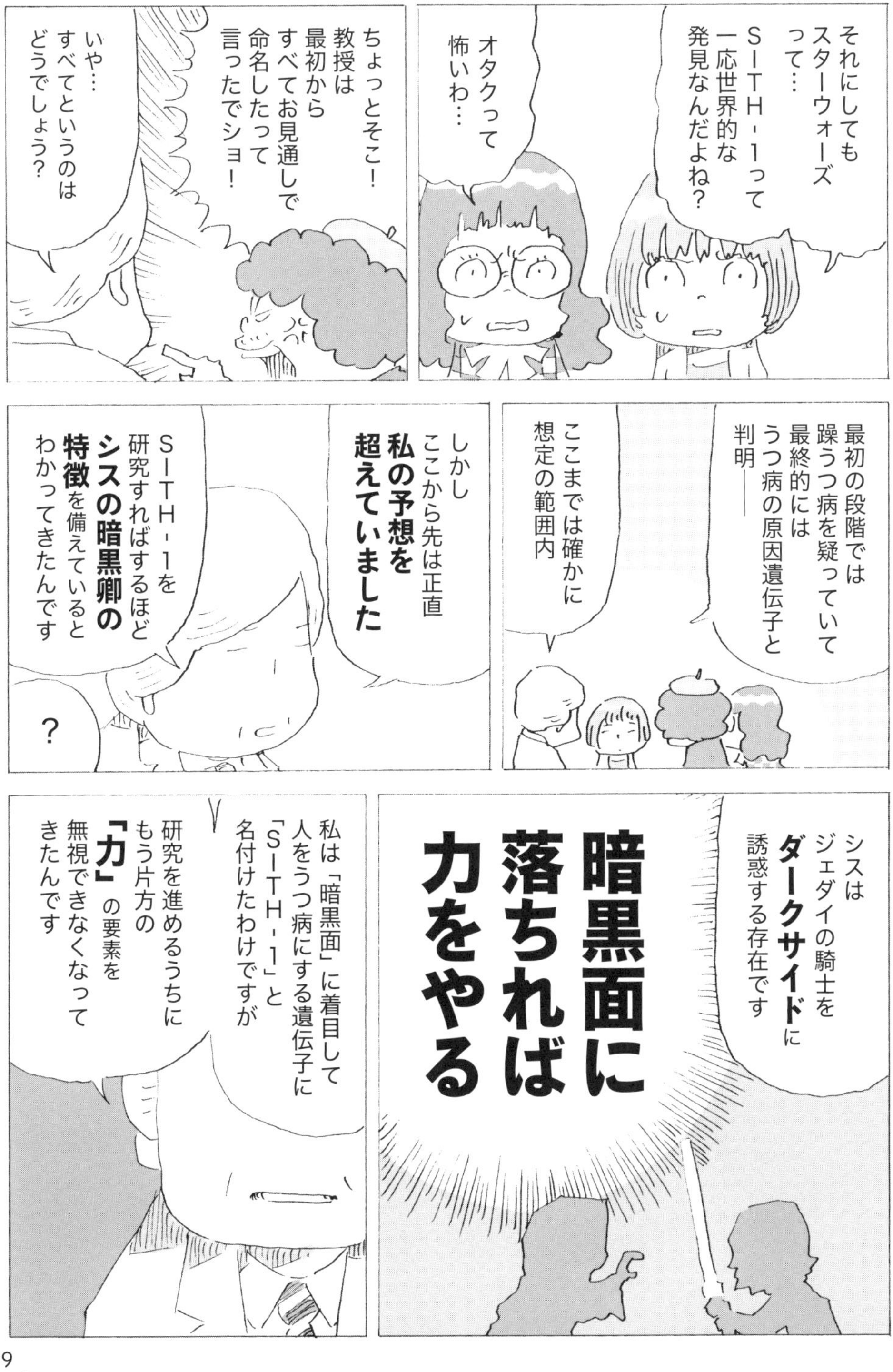
それにしてもスターウォーズって…SITH-1って一応世界的な発見なんだよね？
オタクって怖いわ…
ちょっとそこ！教授は最初からすべてお見通しで命名したって言ったでショ！
いや…すべてというのはどうでしょう？
最初の段階では躁うつ病を疑っていて最終的にはうつ病の原因遺伝子と判明――
ここまでは確かに想定の範囲内
しかしここから先は正直**私の予想を超えていました**
SITH-1を研究すればするほど**シスの暗黒卿の特徴**を備えているとわかってきたんです
？
シスはジェダイの騎士を**ダークサイド**に誘惑する存在です
暗黒面に落ちれば力をやる
私は「暗黒面」に着目して人をうつ病にする遺伝子に「SITH-1」と名付けたわけですが
研究を進めるうちにもう片方の**「力」**の要素を無視できなくなってきたんです

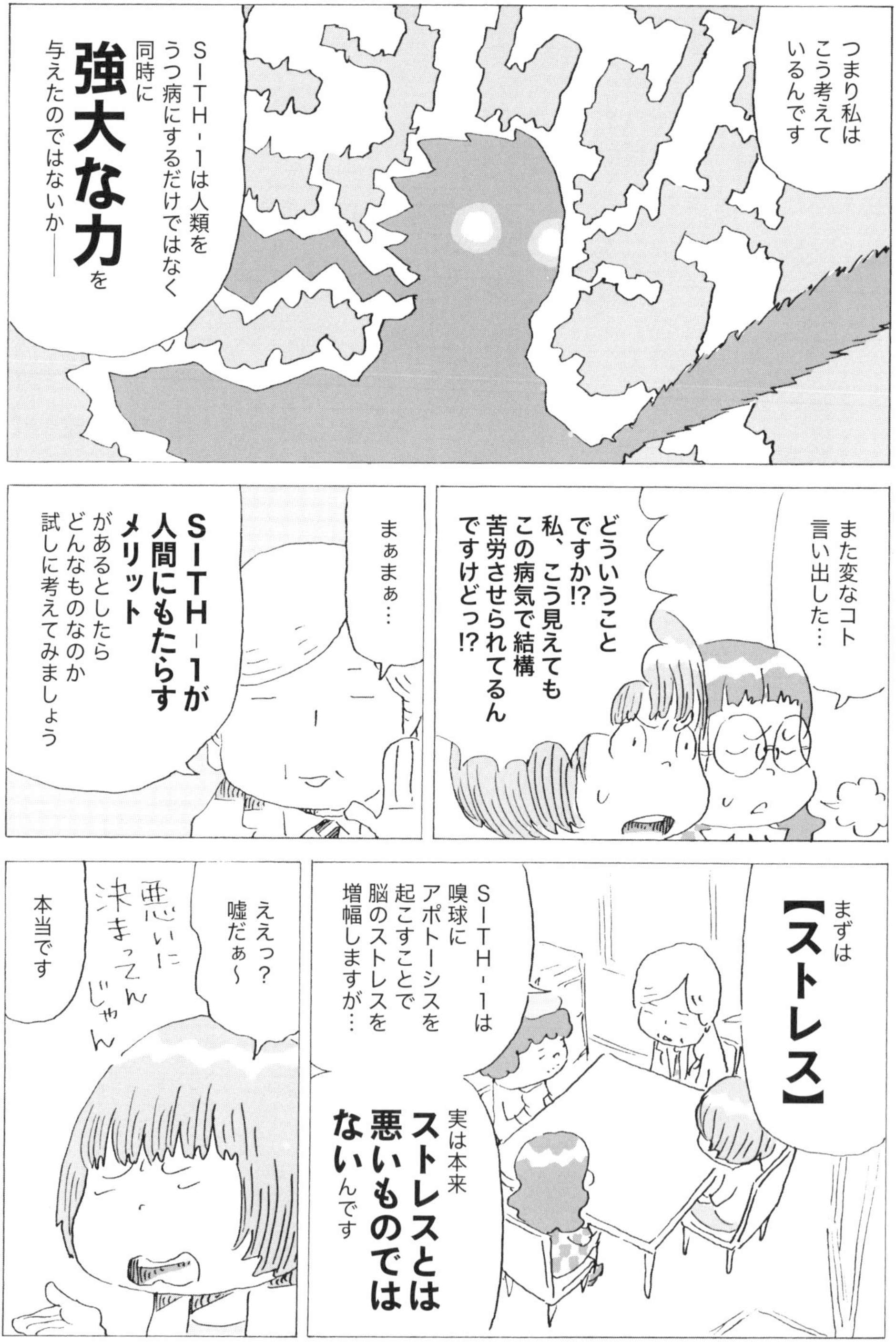
つまり私は
こう考えて
いるんです
SITH-1は人類を
うつ病にするだけではなく
同時に
強大な力を
与えたのではないか――
また変なコト
言い出した…
どういうこと
ですか!?
私、こう見えても
この病気で結構
苦労させられてるん
ですけどっ!?
まぁまぁ…
SITH-1が
人間にもたらす
メリット
があるとしたら
どんなものなのか
試しに考えてみましょう
まずは
【ストレス】
SITH-1は
嗅球に
アポトーシスを
起こすことで
脳のストレスを
増幅しますが…
実は本来
ストレスとは
悪いものでは
ないんです
ええっ?
嘘だぁ～
悪いに
決まってん
じゃん
本当です

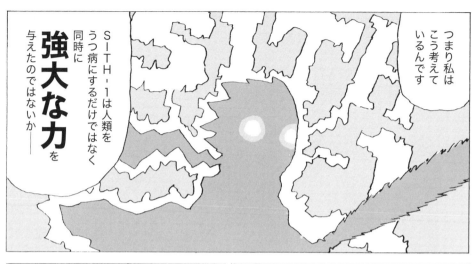

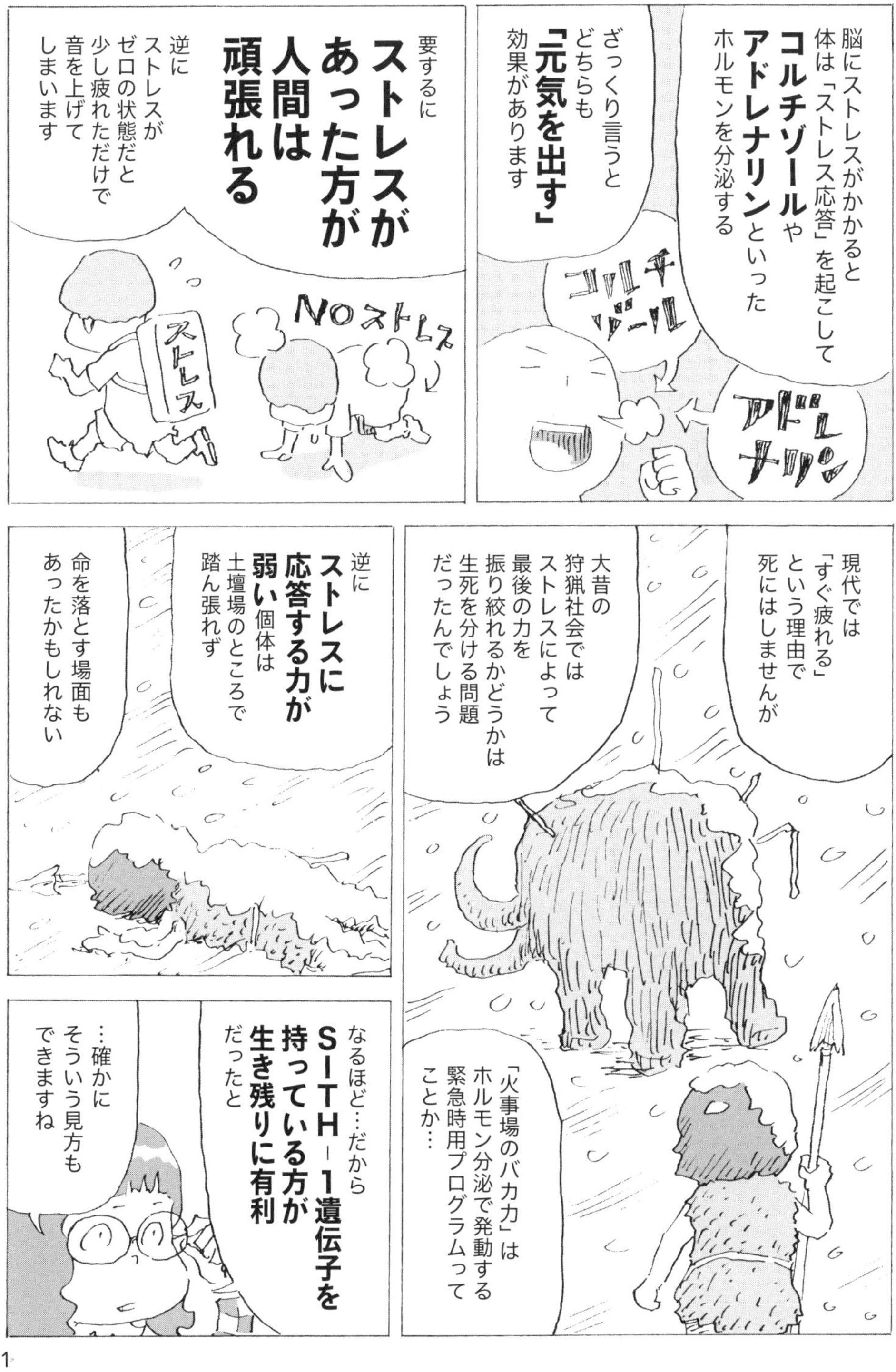
脳にストレスがかかると体は「ストレス応答」を起こしてコルチゾールやアドレナリンといったホルモンを分泌する
ざっくり言うとどちらも「元気を出す」効果があります
コルチゾール
アドレナリン
要するにストレスがあった方が人間は頑張れる
逆にストレスがゼロの状態だと少し疲れただけで音を上げてしまいます
ストレス
NOストレス
現代では「すぐ疲れる」という理由で死にはしませんが
大昔の狩猟社会ではストレスによって最後の力を振り絞れるかどうかは生死を分ける問題だったんでしょう
逆にストレスに応答する力が弱い個体は土壇場のところで踏ん張れず
命を落とす場面もあったかもしれない
「火事場のバカ力」はホルモン分泌で発動する緊急時用プログラムってことか…
なるほど…だからSITH－1遺伝子を持っている方が生き残りに有利だったと
…確かにそういう見方もできますね

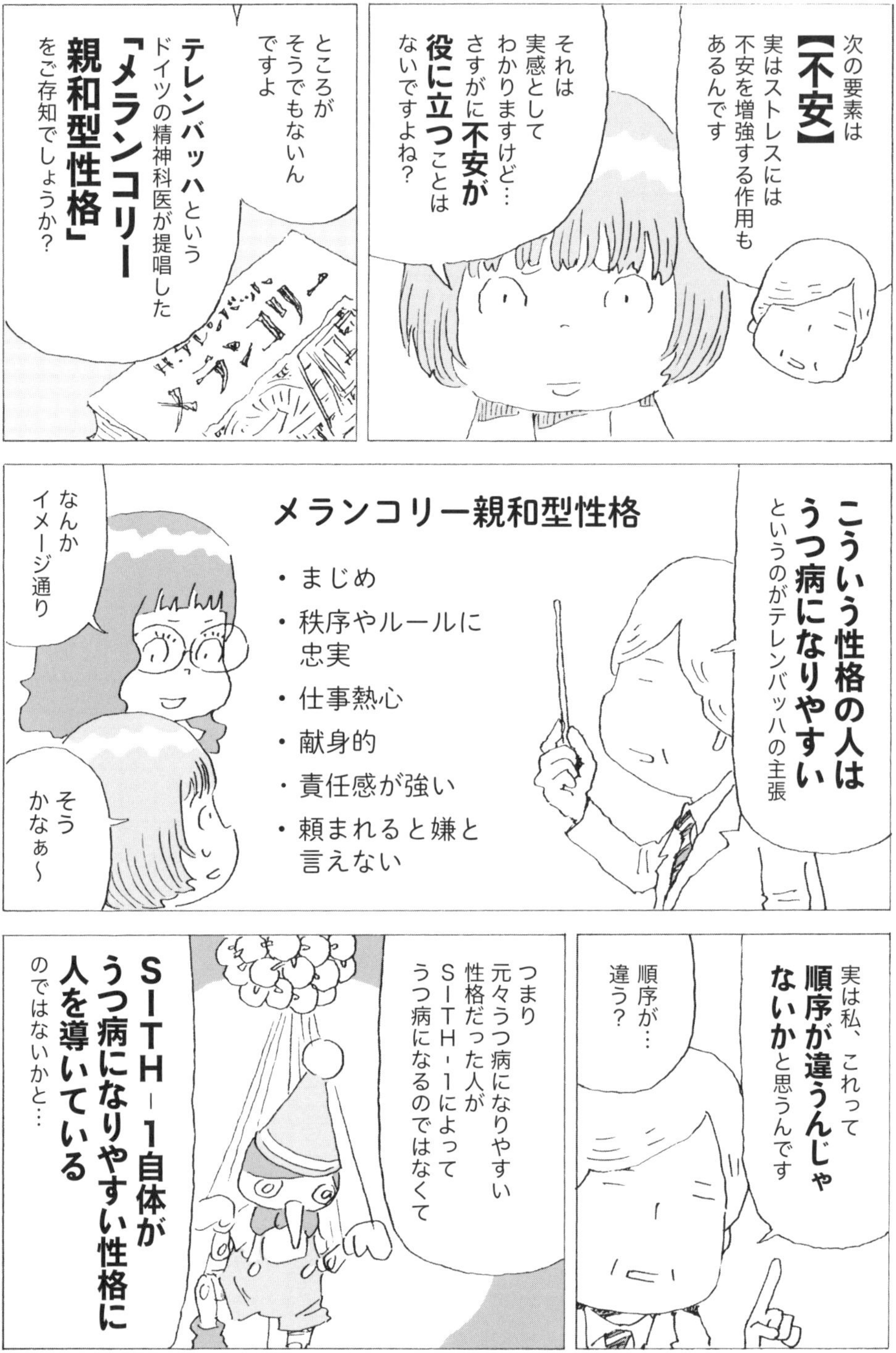

次の要素は【不安】
実はストレスには不安を増強する作用もあるんです
それは実感としてわかりますけど…さすがに不安が役に立つことはないですよね？
ところがそうでもないんですよ
テレンバッハというドイツの精神科医が提唱した「メランコリー親和型性格」をご存知でしょうか？
こういう性格の人はうつ病になりやすいというのがテレンバッハの主張
メランコリー親和型性格
・まじめ
・秩序やルールに忠実
・仕事熱心
・献身的
・責任感が強い
・頼まれると嫌と言えない
なんかイメージ通り
そうかなぁ～
実は私、これって順序が違うんじゃないかと思うんです
順序が…違う？
つまり元々うつ病になりやすい性格だった人がＳＩＴＨ－１によってうつ病になるのではなくて
ＳＩＴＨ－１自体がうつ病になりやすい性格に人を導いているのではないかと…

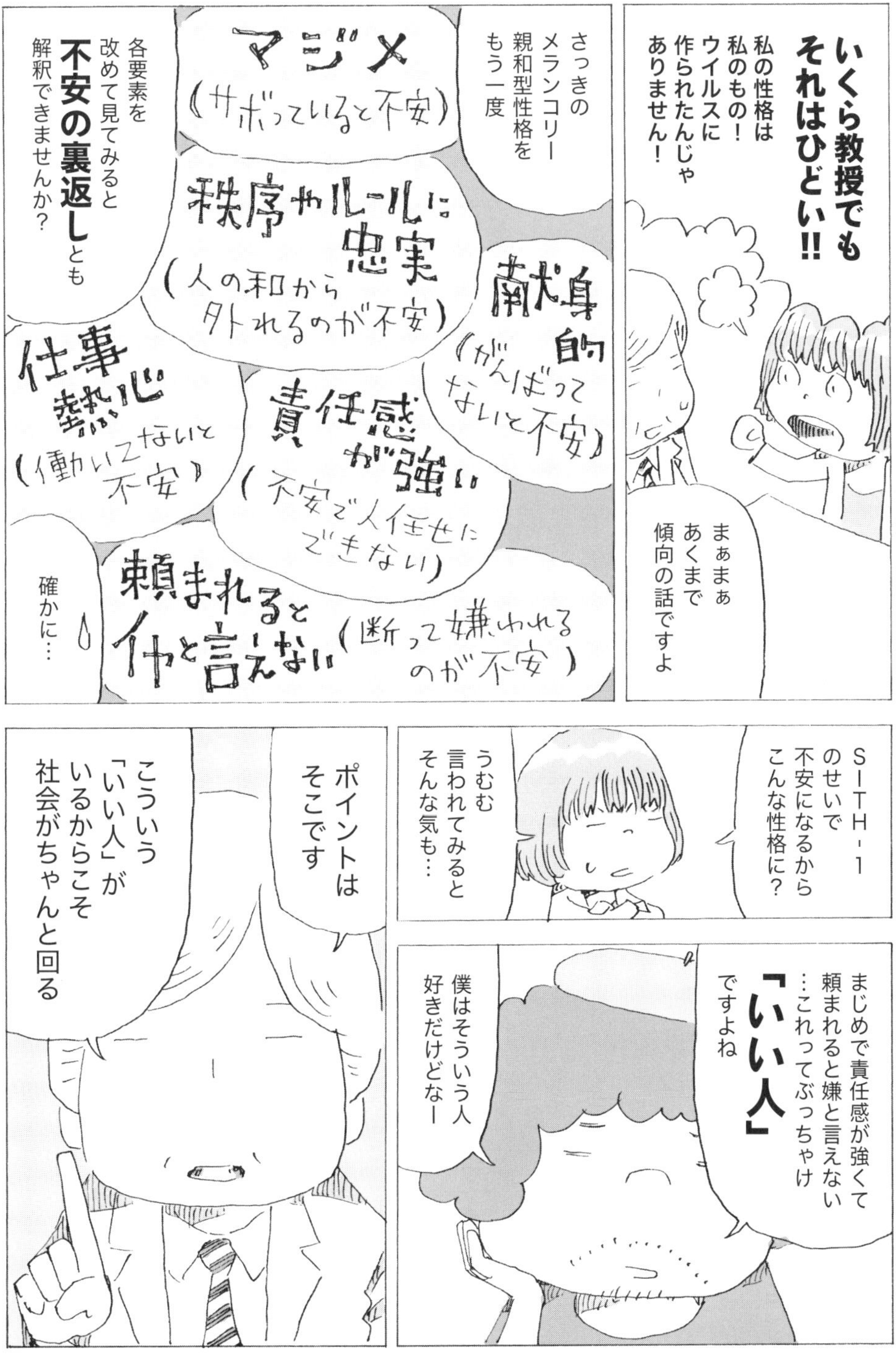
いくら教授でもそれはひどい!!
私の性格は私のもの！ウイルスに作られたんじゃありません！
まぁまぁあくまで傾向の話ですよ
さっきのメランコリー親和型性格をもう一度
マジメ（サボっていると不安）
秩序やルールに忠実（人の和から外れるのが不安）
献身的（がんばってないと不安）
仕事熱心（働いてないと不安）
責任感が強い（不安で人任せにできない）
頼まれるとイヤと言えない（断って嫌われるのが不安）
各要素を改めて見てみると不安の裏返しとも解釈できませんか？
確かに…
SITH-1のせいで不安になるからこんな性格に？
うむむ言われてみるとそんな気も…
まじめで責任感が強くて頼まれると嫌と言えない…これってぶっちゃけ「いい人」ですよね
僕はそういう人好きだけどなー
ポイントはそこです
こういう「いい人」がいるからこそ社会がちゃんと回る

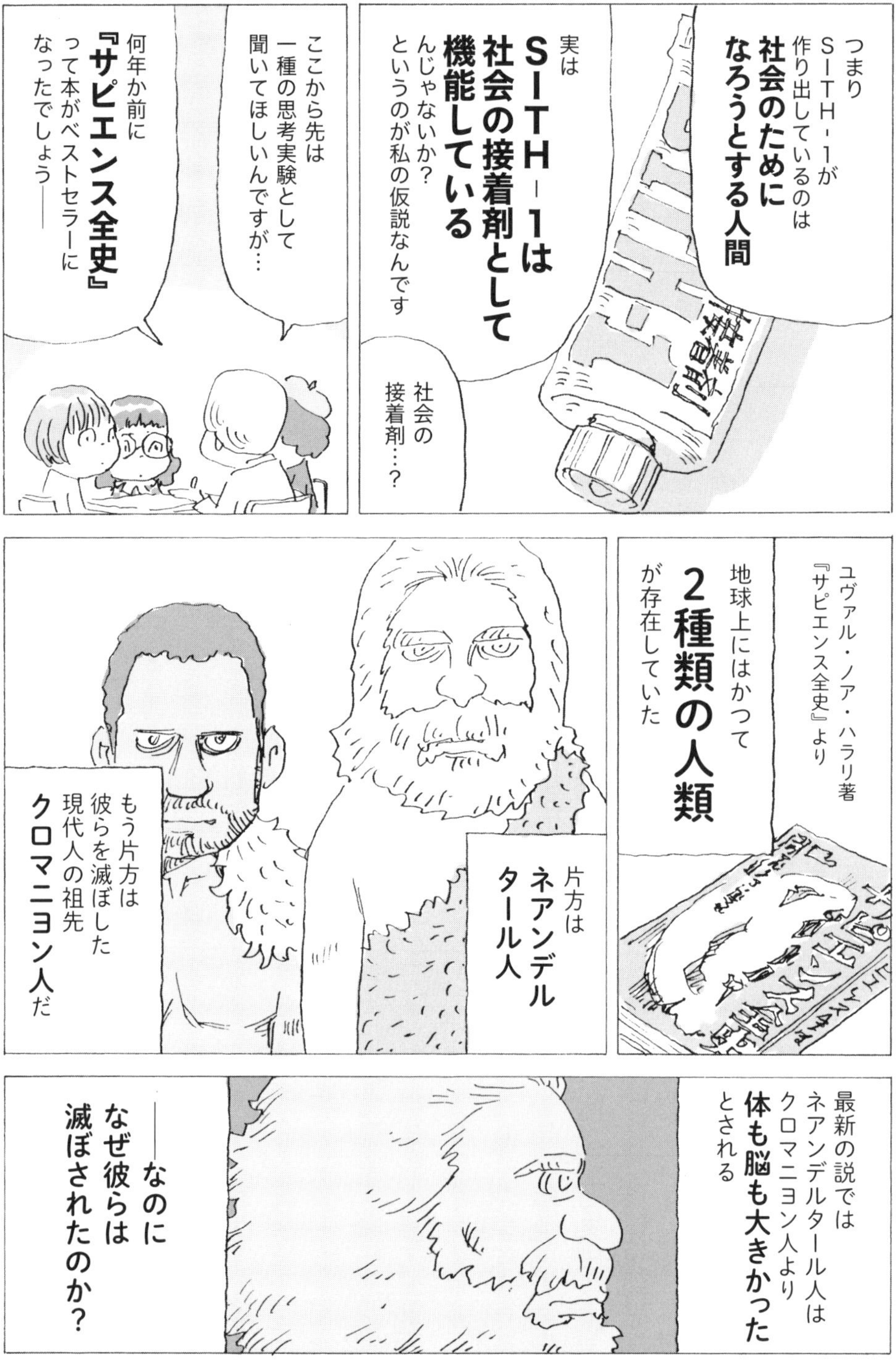
つまり
SITH-1が作り出しているのは
社会のためになろうとする人間
実は
SITH-1は社会の接着剤として機能している
んじゃないか?
というのが私の仮説なんです
社会の接着剤…?
ここから先は一種の思考実験として聞いてほしいんですが…
何年か前に『サピエンス全史』って本がベストセラーになったでしょう——
ユヴァル・ノア・ハラリ著『サピエンス全史』より
地球上にはかつて
2種類の人類
が存在していた
片方はネアンデルタール人
もう片方は彼らを滅ぼした現代人の祖先
クロマニヨン人だ
最新の説ではネアンデルタール人はクロマニヨン人より
体も脳も大きかった
とされる
——なのに
なぜ彼らは滅ぼされたのか?

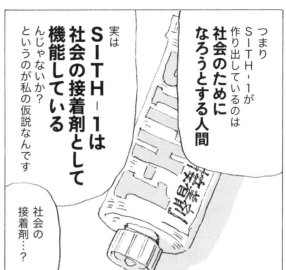

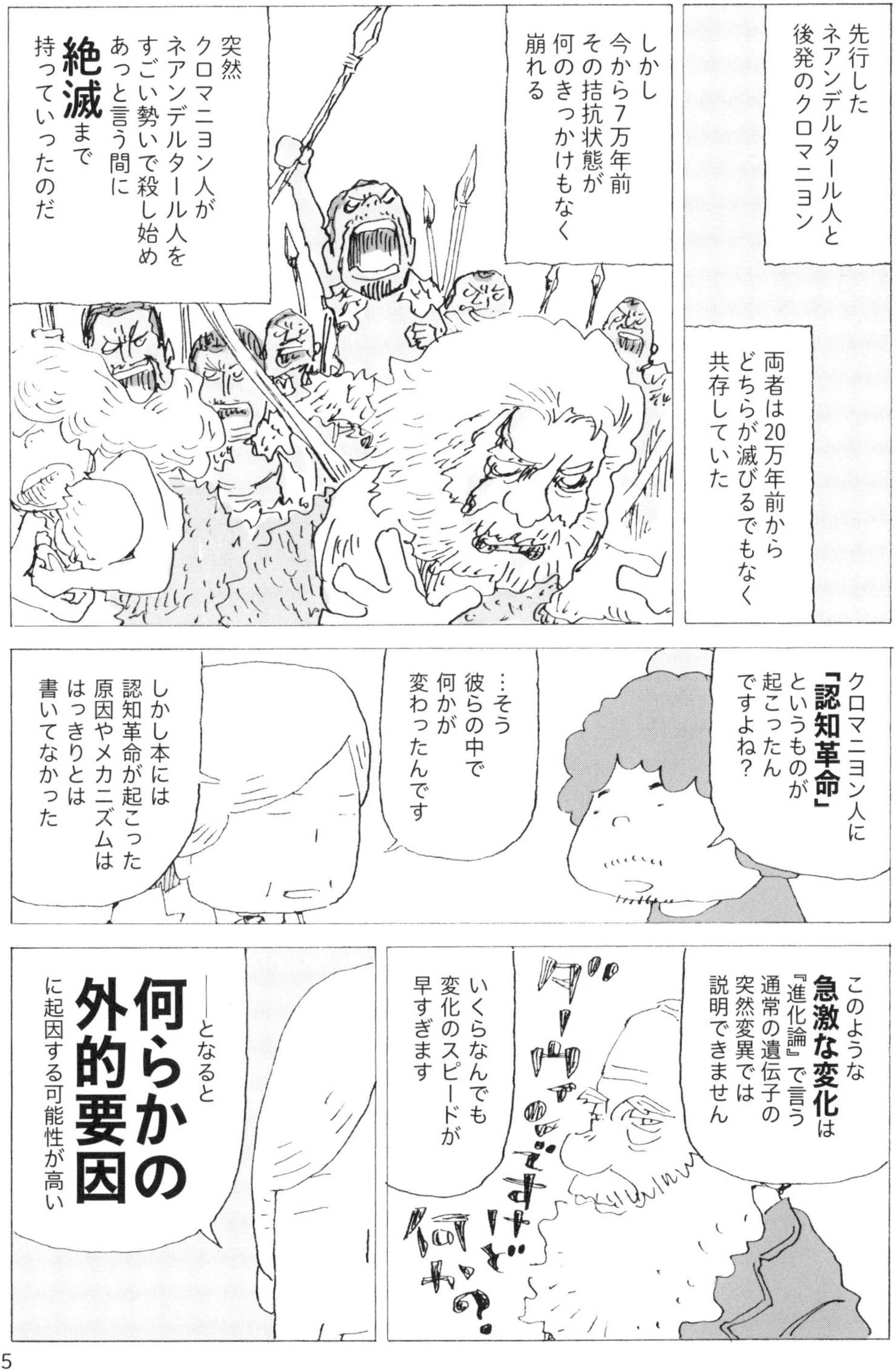
先行したネアンデルタール人と後発のクロマニヨン
両者は20万年前からどちらが滅びるでもなく共存していた
しかし今から7万年前その拮抗状態が何のきっかけもなく崩れる
突然クロマニヨン人がネアンデルタール人をすごい勢いで殺し始めあっと言う間に**絶滅**まで持っていったのだ
クロマニヨン人に**「認知革命」**というものが起こったんですよね？
…そう彼らの中で何かが変わったんです
しかし本には認知革命が起こった原因やメカニズムははっきりとは書いてなかった
このような**急激な変化**は『進化論』で言う通常の遺伝子の突然変異では説明できません
いくらなんでも変化のスピードが早すぎます
ダーウィンのですけど何かの？
――となると**何らかの外的要因**に起因する可能性が高い

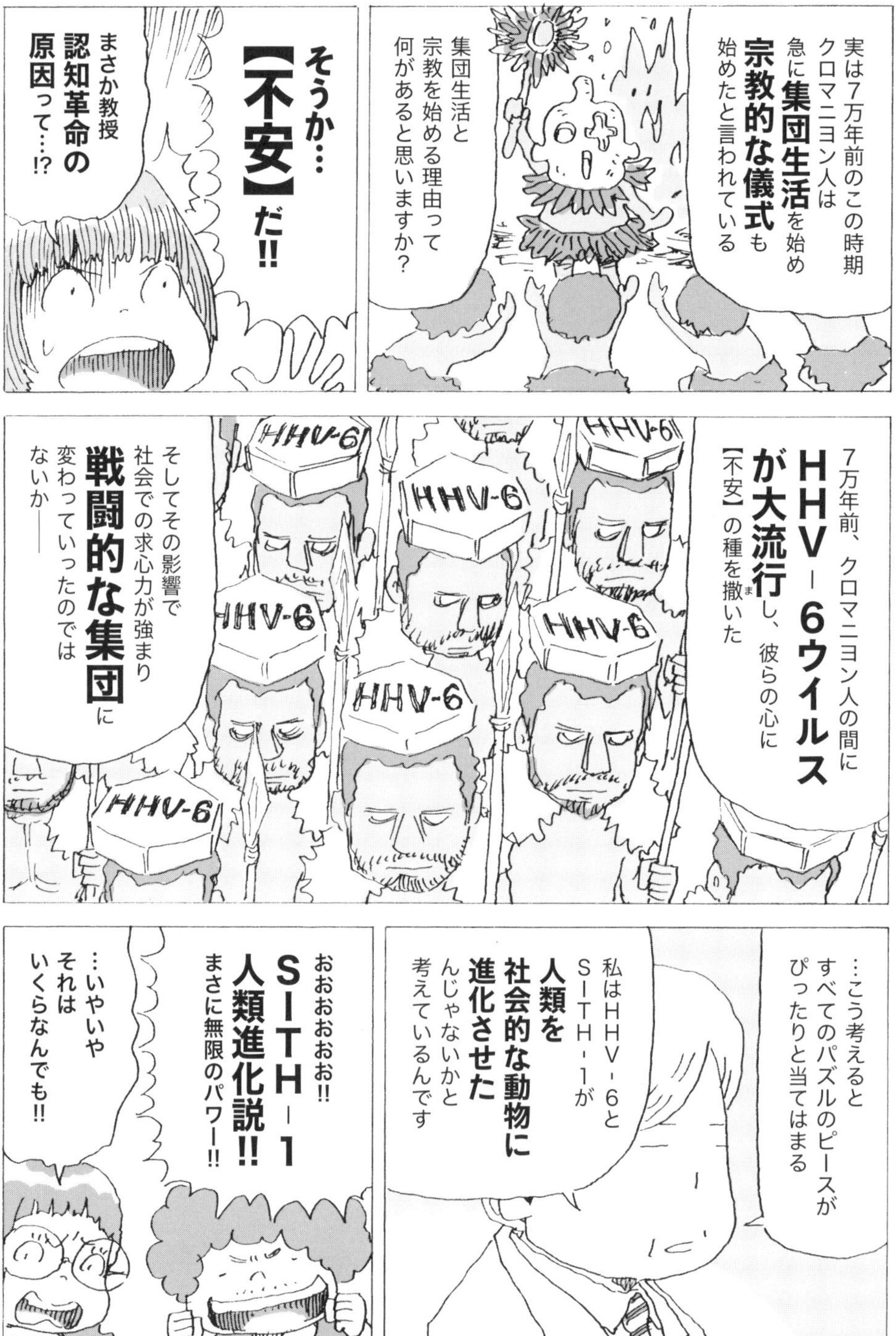
実は7万年前のこの時期クロマニヨン人は急に集団生活を始め宗教的な儀式も始めたと言われている
集団生活と宗教を始める理由って何があると思いますか？
そうか…【不安】だ!!
まさか教授認知革命の原因って…!?
7万年前、クロマニヨン人の間にHHV－6ウイルスが大流行し、彼らの心に【不安】の種を撒《ま》いた
そしてその影響で社会での求心力が強まり戦闘的な集団に変わっていったのではないか――
…こう考えるとすべてのパズルのピースがぴったりと当てはまる
私はHHV－6とSITH－1が人類を社会的な動物に進化させたんじゃないかと考えているんです
おおおおおお!!
SITH－1人類進化説!!
まさに無限のパワー!!
…いやいやそれはいくらなんでも!!

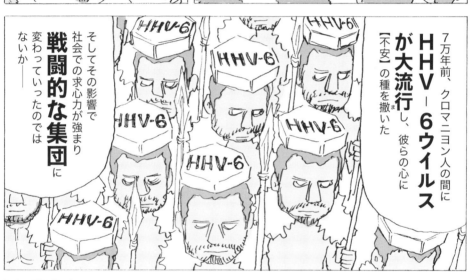

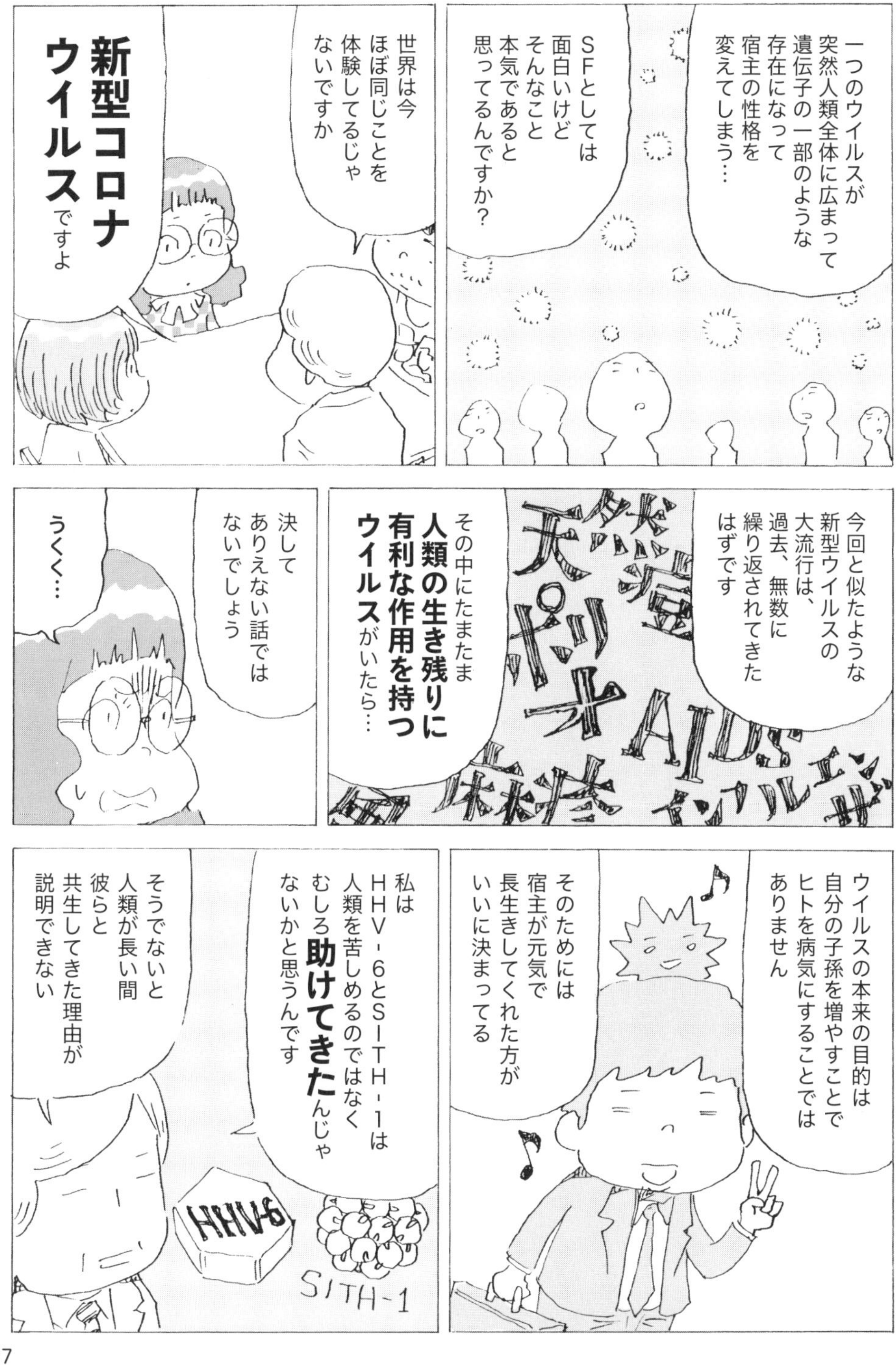
一つのウイルスが突然人類全体に広まって遺伝子の一部のような存在になって宿主の性格を変えてしまう…
SFとしては面白いけどそんなこと本気であると思ってるんですか？
世界は今ほぼ同じことを体験してるじゃないですか
新型コロナウイルスですよ
今回と似たような新型ウイルスの大流行は、過去、無数に繰り返されてきたはずです
その中にたまたま人類の生き残りに有利な作用を持つウイルスがいたら…
AIDS
決してありえない話ではないでしょう
うくく…
ウイルスの本来の目的は自分の子孫を増やすことでヒトを病気にすることではありません
そのためには宿主が元気で長生きしてくれた方がいいに決まってる
私はHHV-6とSITH-1は人類を苦しめるのではなくむしろ助けてきたんじゃないかと思うんです
そうでないと人類が長い間彼らと共生してきた理由が説明できない
HHV6
SITH-1

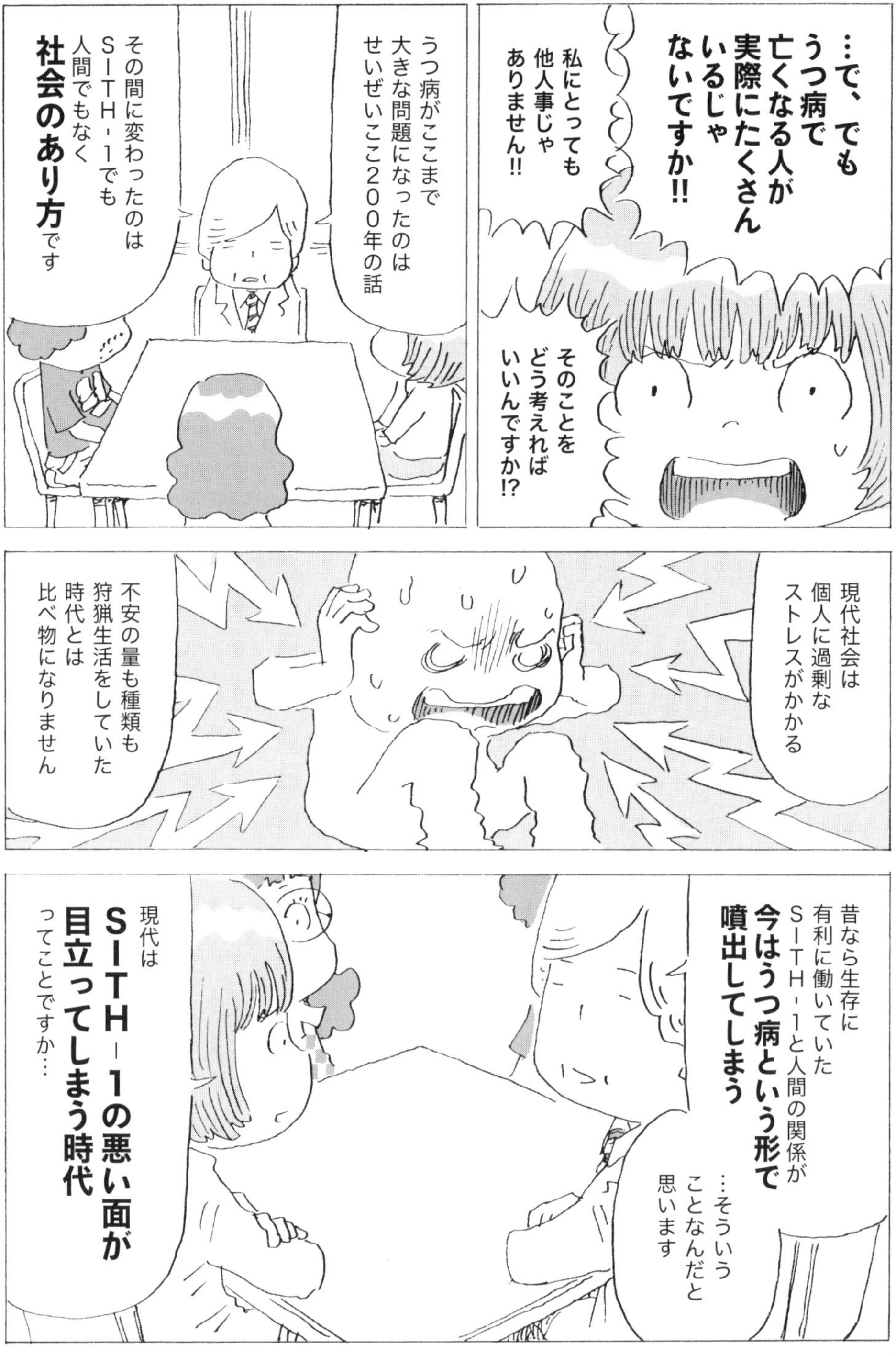
…で、でもうつ病で亡くなる人が実際にたくさんいるじゃないですか!!
私にとっても他人事じゃありません!!
そのことをどう考えればいいんですか!?
うつ病がここまで大きな問題になったのはせいぜいここ200年の話
その間に変わったのはSITH-1でも人間でもなく社会のあり方です
現代社会は個人に過剰なストレスがかかる
不安の量も種類も狩猟生活をしていた時代とは比べ物になりません
昔なら生存に有利に働いていたSITH-1と人間の関係が今はうつ病という形で噴出してしまう
…そういうことなんだと思います
現代はSITH-1の悪い面が目立ってしまう時代ってことですか…

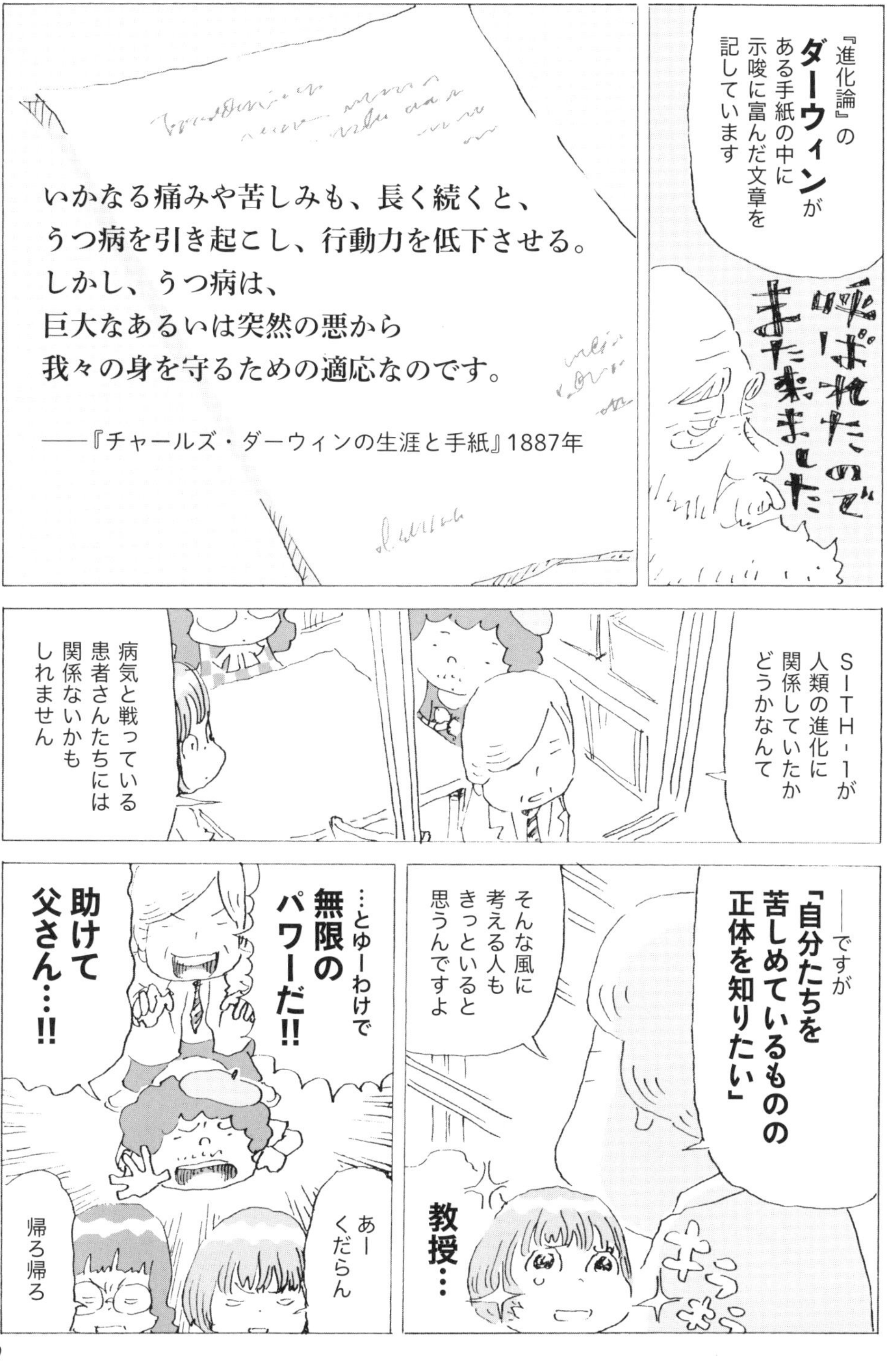
『進化論』のダーウィンがある手紙の中に示唆に富んだ文章を記しています
呼ばれたので
また来ました
いかなる痛みや苦しみも、長く続くと、
うつ病を引き起こし、行動力を低下させる。
しかし、うつ病は、
巨大なあるいは突然の悪から
我々の身を守るための適応なのです。
——『チャールズ・ダーウィンの生涯と手紙』1887年
SITH-1が人類の進化に関係していたかどうかなんて
病気と戦っている患者さんたちには関係ないかもしれません
——ですが
「自分たちを苦しめているものの正体を知りたい」
そんな風に考える人もきっといると思うんですよ
教授…
…とゆーわけで
無限のパワーだ!!
助けて父さん…!!
あーくだらん
帰ろ帰ろ

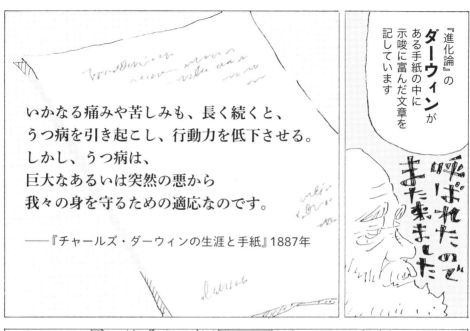

解説⑦

SITH-1抗体陽性者は入社試験で落とされる時代が来る？

SITH-1を持つということは、そんなに悲惨なことなのでしょうか？

SITH-1をマンガにしている私は、とんでもないサイコパスなのでしょうか？

本当は、そんなことはないというのが、七章の内容です。

マウスの実験などから、SITH-1はストレスや不安を強くすることで、社会のためになろうとする人格形成に役立っていると考えられます。

それは、単なる仮説でしょう？　とお思いかもしれません。

もう一つ証拠があるのです。

SITH-1は、12倍うつ病になりやすくなり、うつ病の人の8割がSITH-1抗体陽性、という説明をしてきました。

これまで黙っていましたが、実は、うつ病でない人も、4分の1がSITH-1抗体陽性なのです（もちろん、うつ病患者よりも値は低いですが）。

それは、うつ病ウイルス原因説としてはどうなの？　とお思いになるかもしれません。

でも、これはSITH-1の重要性の証拠でもあるのです。

実は、うつ病でない人のうち、まったくうつ症状のない人のSITH-1抗体価は、非常に低く、ほとんどはSITH-1抗体陰性でした。

このことから、SITH-1抗体陰性者は特にうつ病になりにくい人と言えます。

それでは、うつ病になりにくい人とは、どんな人なのでしょうか？
社会学の研究から、うつ病になりにくい人は、人のことはまったく気にせず、仕事にも関心がない、ということがわかっています。
では、この解説の題名に戻って、入社試験でＳＩＴＨ－Ｉ抗体陽性者をはねて、陰性者ばかり入社させたらどうなるでしょう。
会社なのに誰も仕事をしない。人が困っていても誰も助けてくれない。
まさに、こちらの方がディストピアです。
何か、ＳＩＴＨ－Ｉ陽性者の方が偉いような気がしてきませんか？
このようなわけで、みんなが正しく理解さえしていれば、ＳＩＴＨ－Ｉの検査はとても有用だと考えています。
ＳＩＴＨ－Ｉが人類の進化に重要な役割を演じたというのは、以上のような科学的推論から、私が想像したＳＦです。
でも、不思議とつじつまが合っているとは思いませんか？
そんな中で、あの進化論の生みの親であるダーウィンが、うつ病は身を守るために我々に備わった適応力だと考えていたことは、ちょっと感激です。
ちなみに、ダーウィンの進化論の根幹は、適者生存と言って、適応能力を持ったものが生き残ることが、進化の原動力であるとするものです。
うつ病とＳＩＴＨ－Ｉは、ヒトの進化の原動力である。
何か、勇気が湧く話だと思いませんか？

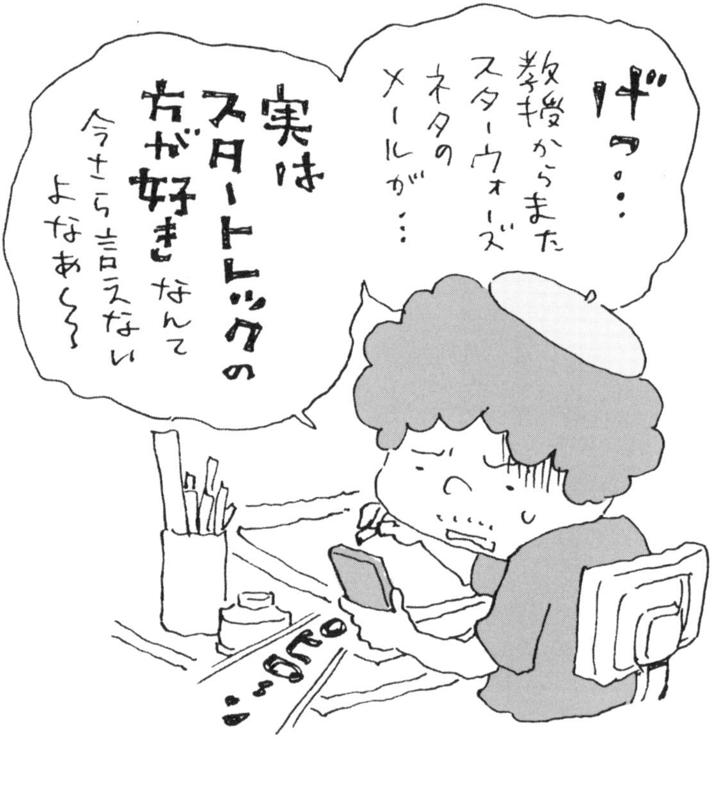
げっ・・・教授からまたスターウォーズネタのメールが・・・
実はスタートレックの方が好きなんて今さら言えないよなあ〜

第八章

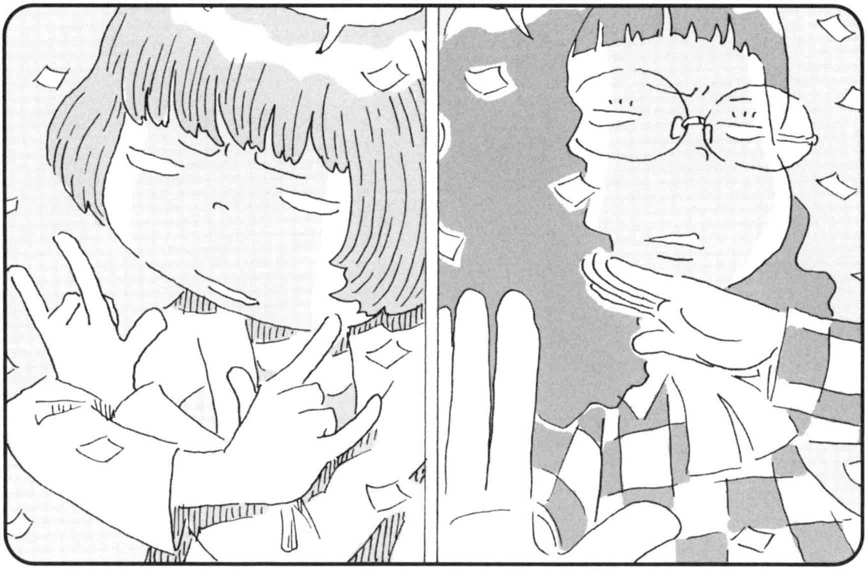

うつ病を予防するにはどうしたらいい？

疲労とストレスとうつ

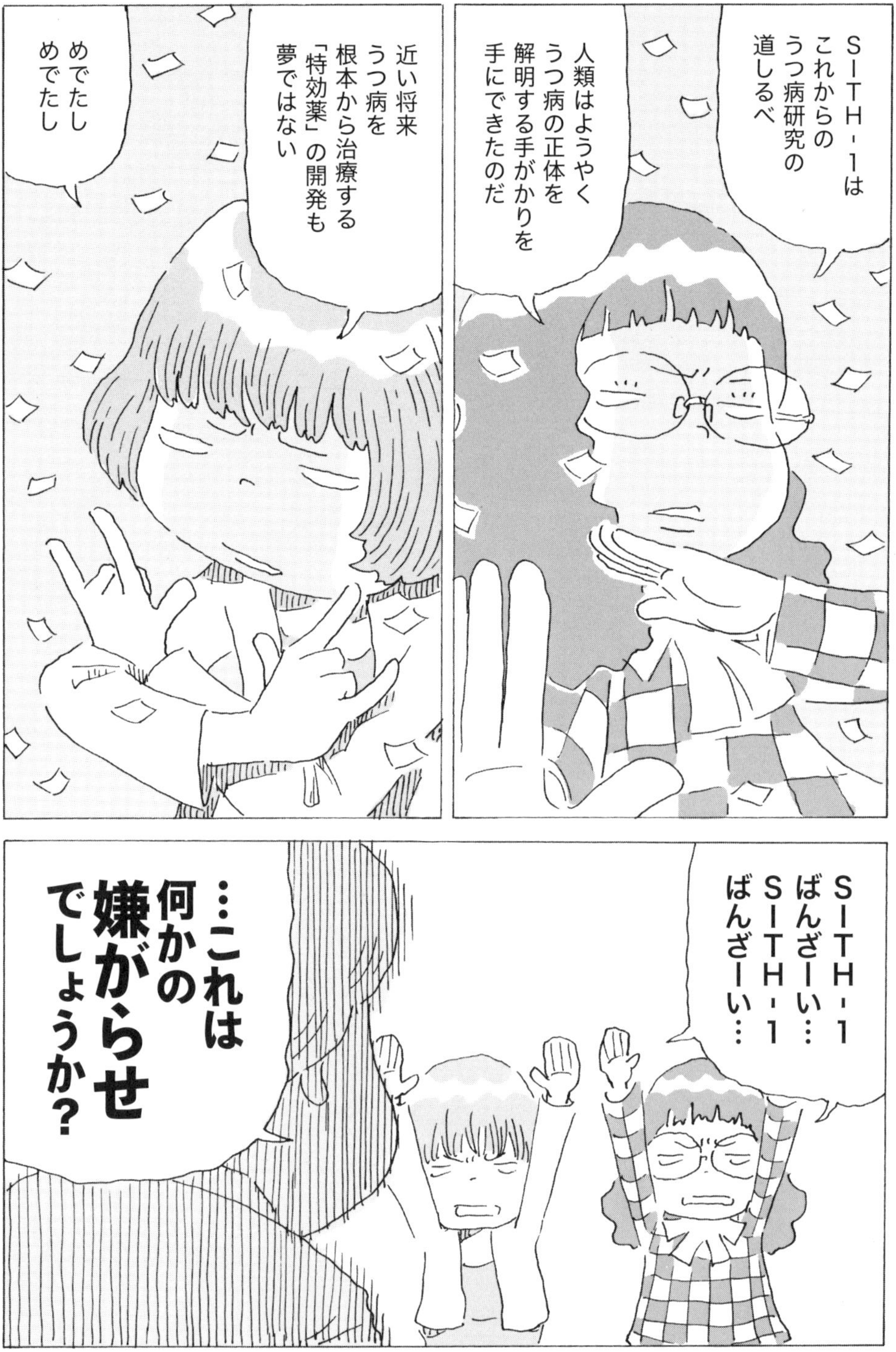
SITH-1は これからの うつ病研究の 道しるべ
人類はようやく うつ病の正体を 解明する手がかりを 手にできたのだ
近い将来 うつ病を 根本から治療する 「特効薬」の開発も 夢ではない
めでたし めでたし
SITH-1 ばんざーい… SITH-1 ばんざーい…
…これは 何かの **嫌がらせ** でしょうか?

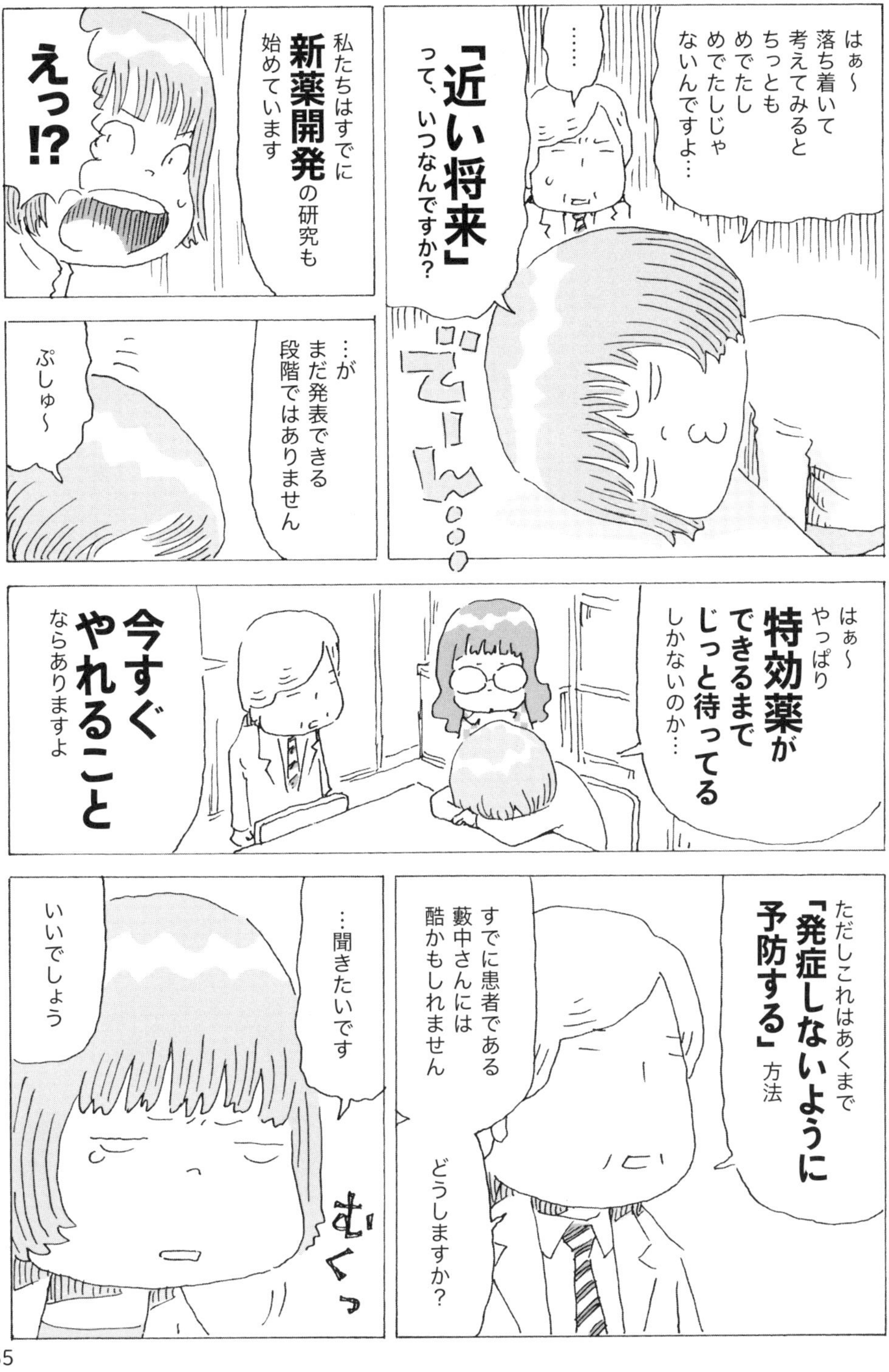
はぁ～
落ち着いて
考えてみると
ちっとも
めでたし
めでたしじゃ
ないんですよ…
……
「近い将来」
って、いつなんですか？
私たちはすでに
新薬開発の研究も
始めています
えっ!?
…が
まだ発表できる
段階ではありません
ぷしゅ～
はぁ～
やっぱり
特効薬が
できるまで
じっと待ってる
しかないのか…
今すぐ
やれること
ならありますよ
ただしこれはあくまで
「発症しないように
予防する」方法
すでに患者である
藪中さんには
酷かもしれません
どうしますか？
…聞きたいです
いいでしょう
むくっ

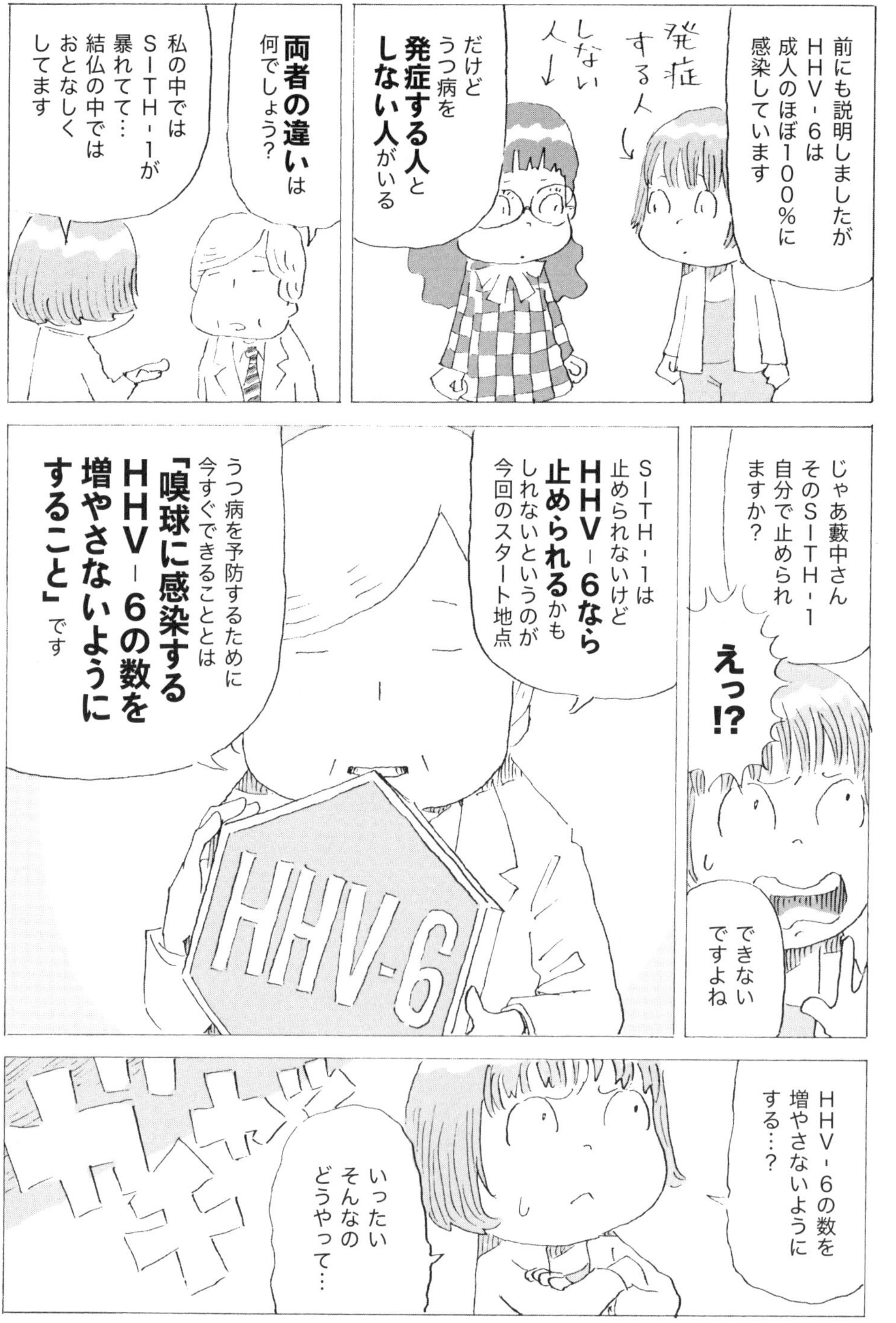
前にも説明しましたがHHV-6は成人のほぼ100%に感染しています
発症する人
しない人
だけどうつ病を発症する人としない人がいる
両者の違いは何でしょう?
私の中ではSITH-1が暴れてて…結仏の中ではおとなしくしてます
じゃあ藪中さんそのSITH-1自分で止められますか?
えっ!?
できないですよね
SITH-1は止められないけどHHV-6なら止められるかもしれないというのが今回のスタート地点
うつ病を予防するために今すぐできることとは「嗅球に感染するHHV-6の数を増やさないようにすること」です
HHV-6
HHV-6の数を増やさないようにする…?
いったいそんなのどうやって…

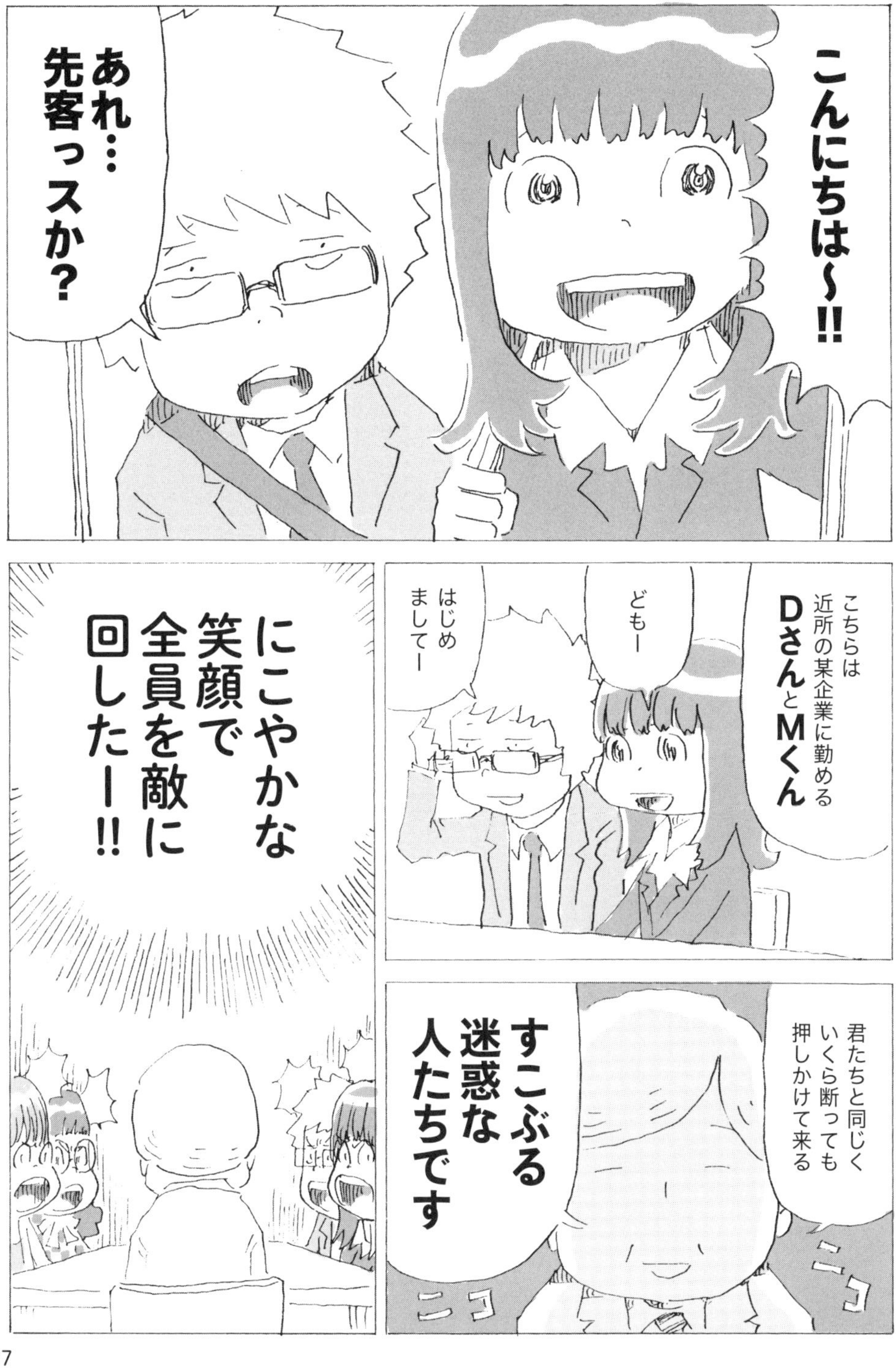
こんにちは〜!!
あれ…先客っスか？
こちらは近所の某企業に勤めるDさんとMくん
どもー
はじめましてー
にこやかな笑顔で全員を敵に回したー!!
君たちと同じくいくら断っても押しかけて来る
すこぶる迷惑な人たちです
ニコ
ニコ

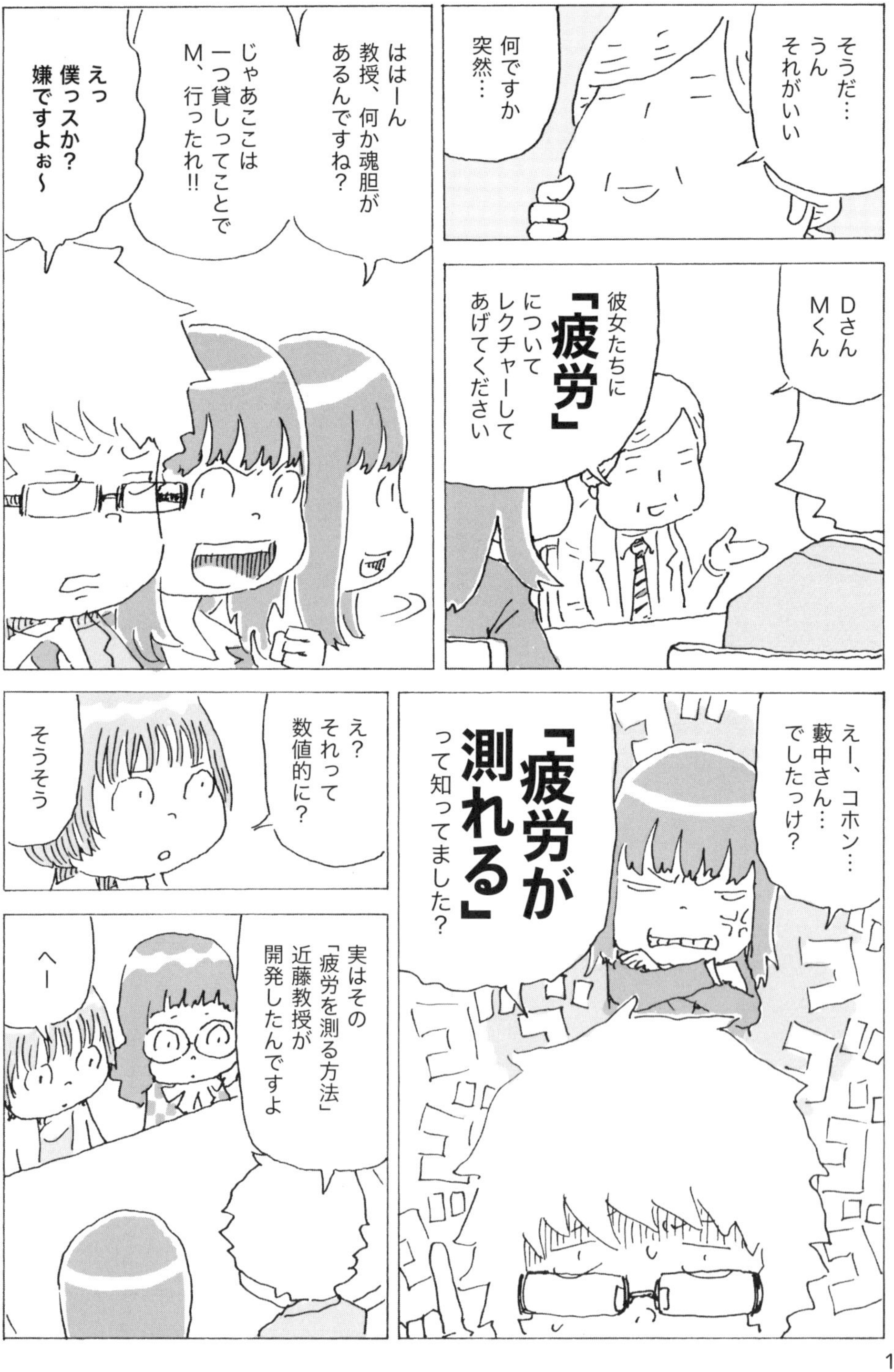
そうだ… うん それがいい
何ですか 突然…
Dさん Mくん
彼女たちに「疲労」についてレクチャーしてあげてください
ははーん 教授、何か魂胆があるんですね？
じゃあここは一つ貸しってことでM、行ったれ!!
えっ 僕っスか？ 嫌ですよぉ～
えー、コホン… 藪中さんでしたっけ？
「疲労が測れる」って知ってました？
え？ それって数値的に？
そうそう
実はその「疲労を測る方法」近藤教授が開発したんですよ
へー

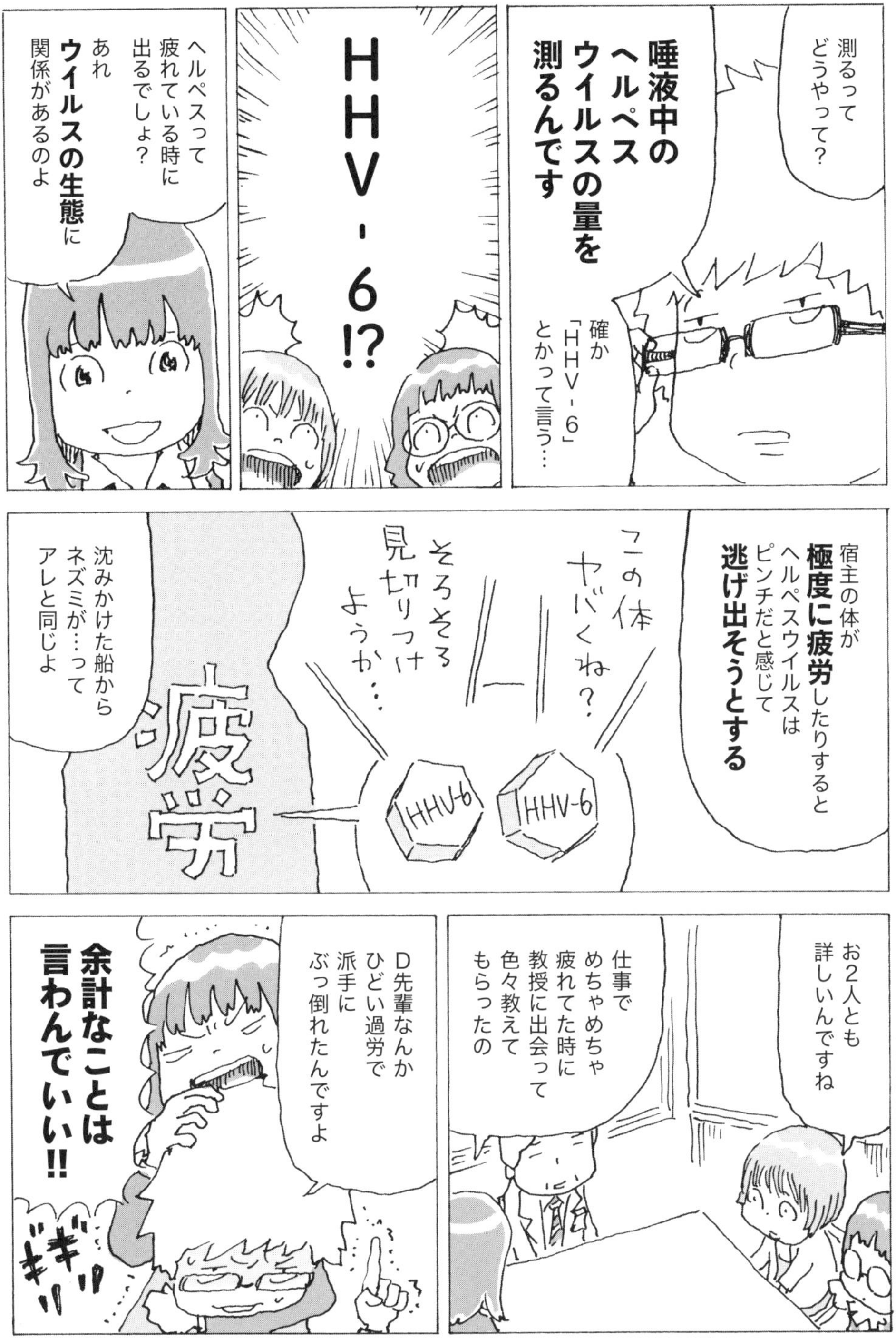
測るって どうやって？
唾液中のヘルペスウイルスの量を測るんです
確か「HHV-6」とかって言う…
HHV-6!?
ヘルペスって疲れている時に出るでしょ？ あれウイルスの生態に関係があるのよ
宿主の体が極度に疲労したりするとヘルペスウイルスはピンチだと感じて逃げ出そうとする
この体ヤバくね？
そろそろ見切りつけようか…
HHV-6
HHV-6
疲労
沈みかけた船からネズミが…ってアレと同じよ
お2人とも詳しいんですね
仕事でめちゃめちゃ疲れてた時に教授に出会って色々教えてもらったの
D先輩なんかひどい過労で派手にぶっ倒れたんですよ
余計なことは言わんでいい!!

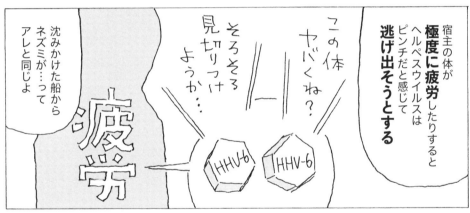

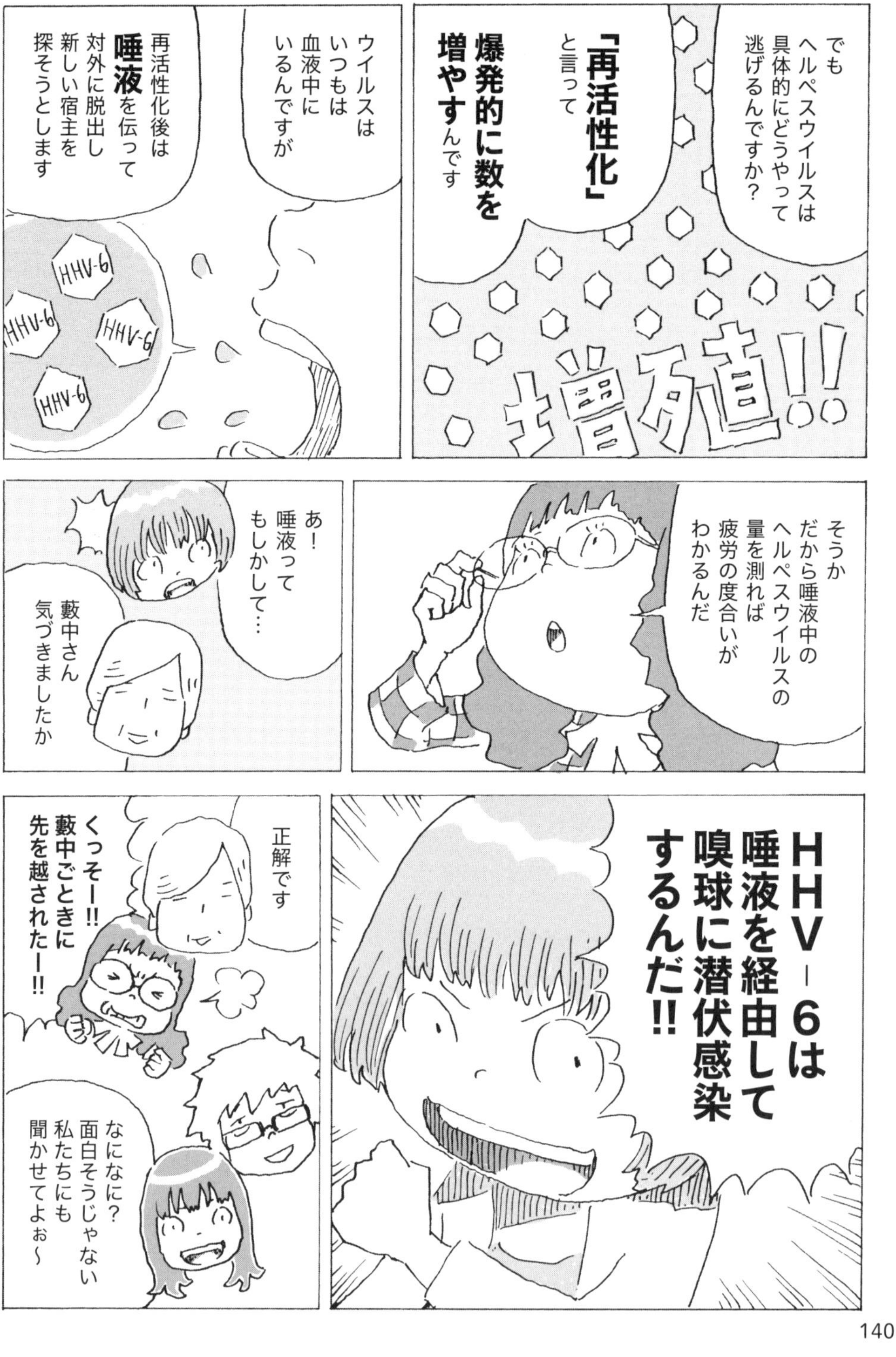
でも ヘルペスウイルスは 具体的にどうやって 逃げるんですか?
「再活性化」と言って 爆発的に数を増やすんです
増殖!!
ウイルスは いつもは 血液中に いるんですが
再活性化後は 唾液を伝って 対外に脱出し 新しい宿主を 探そうとします
HHV-6
HHV-6
HHV-6
HHV-6
そうか だから唾液中の ヘルペスウイルスの 量を測れば 疲労の度合いが わかるんだ
あ! 唾液って もしかして…
藪中さん 気づきましたか
HHV-6は 唾液を経由して 嗅球に潜伏感染 するんだ!!
正解です
くっそー!! 藪中ごときに 先を越されたー!!
なになに? 面白そうじゃない 私たちにも 聞かせてよぉ～

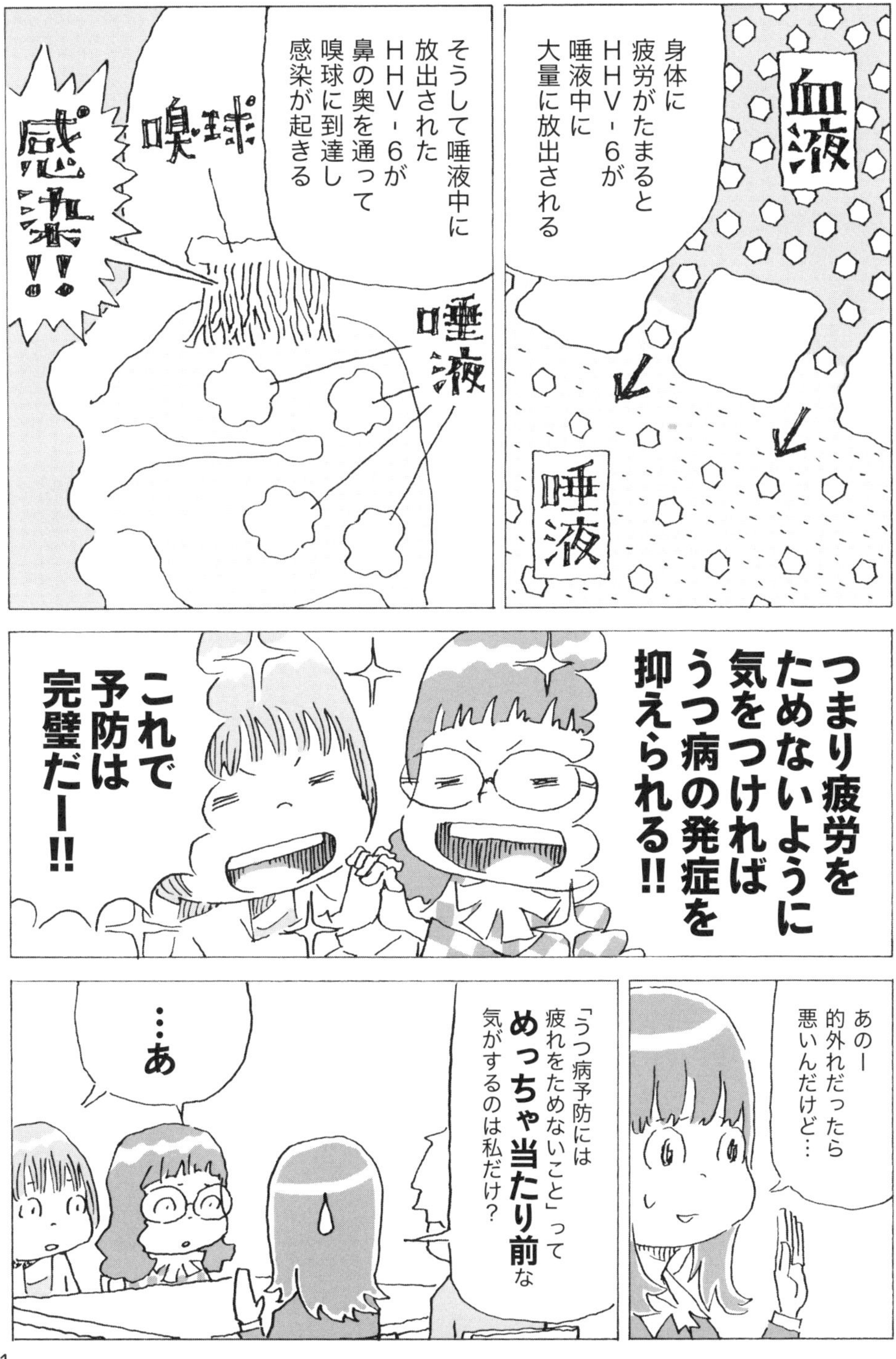
身体に
疲労がたまると
HHV-6が
唾液中に
大量に放出される
血液
唾液
そうして唾液中に
放出された
HHV-6が
鼻の奥を通って
嗅球に到達し
感染が起きる
嗅球
唾液
感染!!
つまり疲労を
ためないように
気をつけければ
うつ病の発症を
抑えられる!!
これで
予防は
完璧だー!!
あのー
的外れだったら
悪いんだけど…
「うつ病予防には
疲れをためないこと」って
めっちゃ当たり前な
気がするのは私だけ？
…あ

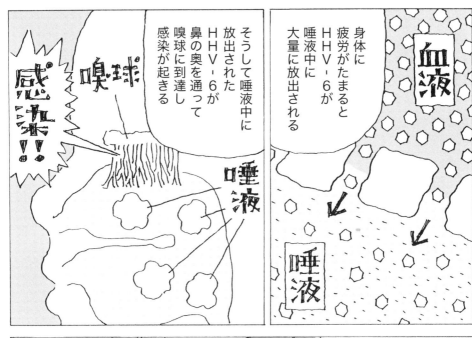

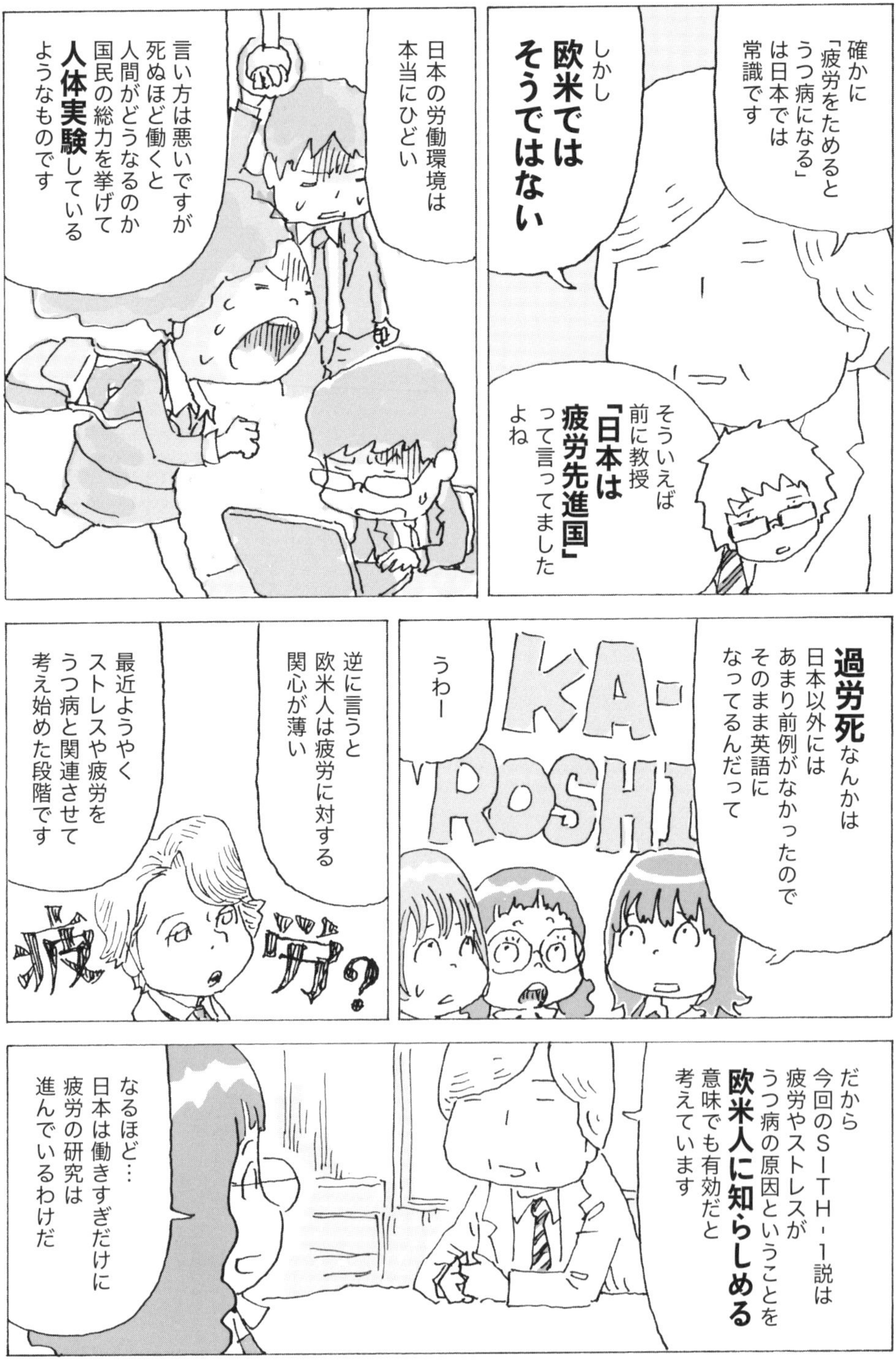
確かに「疲労をためるとうつ病になる」は日本では常識です
しかし欧米ではそうではない
そういえば前に教授「日本は疲労先進国」って言ってましたよね
日本の労働環境は本当にひどい
言い方は悪いですが死ぬほど働くと人間がどうなるのか国民の総力を挙げて人体実験しているようなものです
過労死なんかは日本以外にはあまり前例がなかったのでそのまま英語になってるんだって
KA-ROSHI
うわー
逆に言うと欧米人は疲労に対する関心が薄い
最近ようやくストレスや疲労をうつ病と関連させて考え始めた段階です
疲労?
だから今回のSITH-1説は疲労やストレスがうつ病の原因ということを欧米人に知らしめる意味でも有効だと考えています
なるほど…日本は働きすぎだけに疲労の研究は進んでいるわけだ

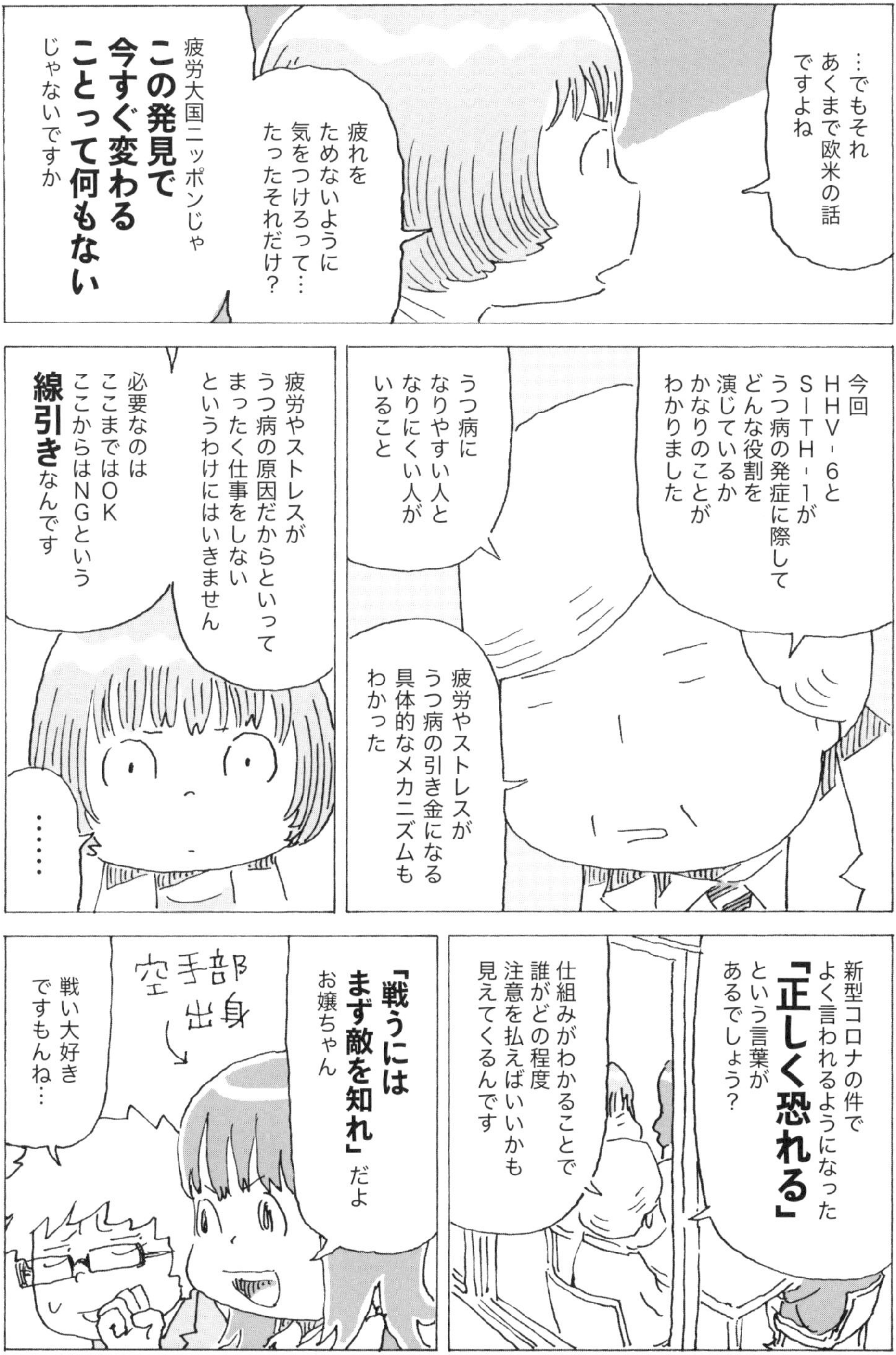
…でもそれ
あくまで欧米の話
ですよね
疲れを
ためないように
気をつけろって…
たったそれだけ？
疲労大国ニッポンじゃ
この発見で
今すぐ変わる
ことって何もない
じゃないですか
今回
HHV-6と
SITH-1が
うつ病の発症に際して
どんな役割を
演じているか
かなりのことが
わかりました
うつ病に
なりやすい人と
なりにくい人が
いること
疲労やストレスが
うつ病の引き金になる
具体的なメカニズムも
わかった
疲労やストレスが
うつ病の原因だからといって
まったく仕事をしない
というわけにはいきません
必要なのは
ここまではOK
ここからはNGという
線引きなんです
……
新型コロナの件で
よく言われるようになった
「正しく恐れる」
という言葉が
あるでしょう？
仕組みがわかることで
誰がどの程度
注意を払えばいいかも
見えてくるんです
「戦うには
まず敵を知れ」だよ
お嬢ちゃん
空手部出身
戦い大好き
ですもんね…

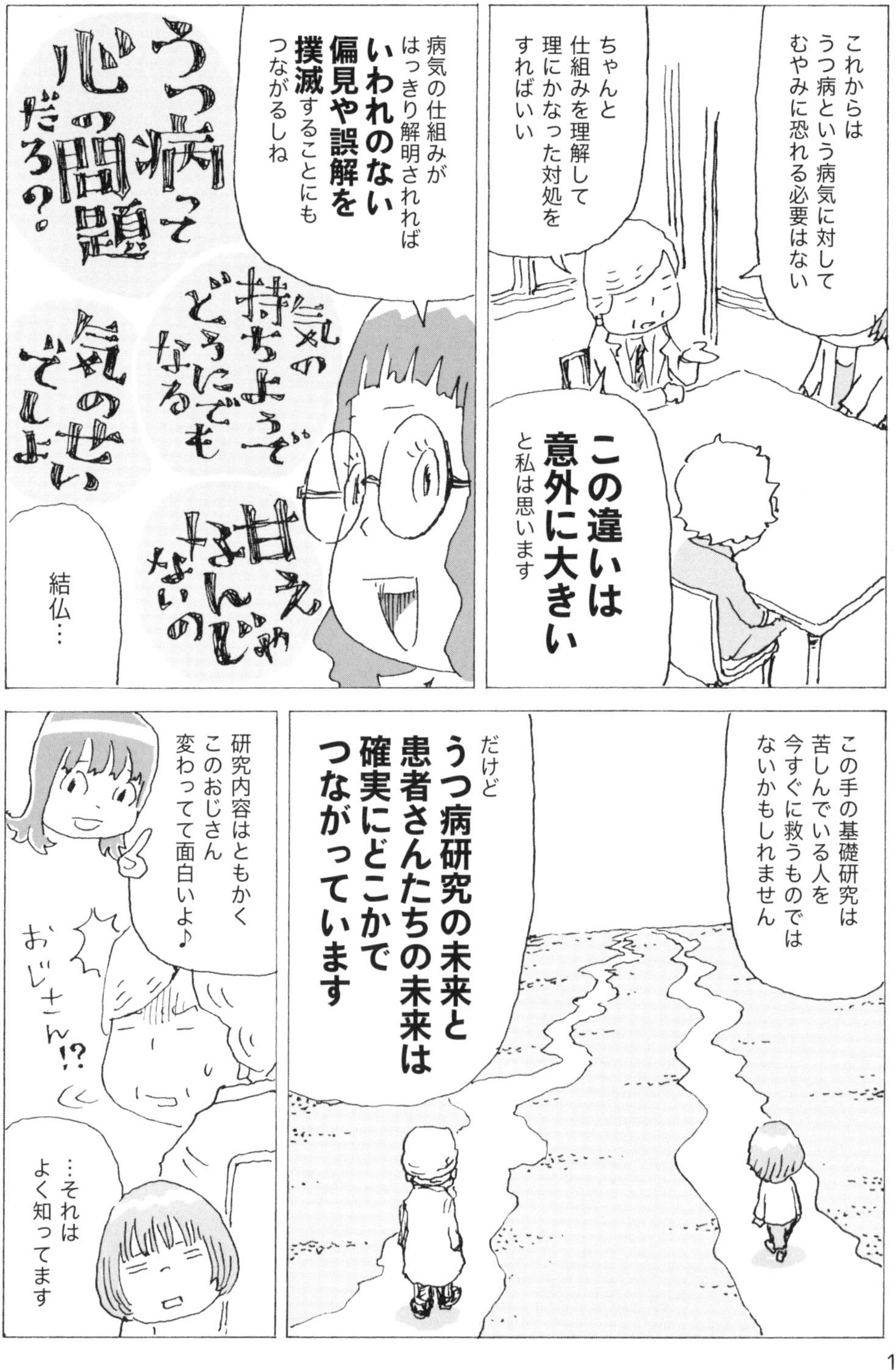
これからは
うつ病という病気に対して
むやみに恐れる必要はない
ちゃんと
仕組みを理解して
理にかなった対処を
すればいい
この違いは
意外に大きい
と私は思います
病気の仕組みが
はっきり解明されれば
いわれのない
偏見や誤解を
撲滅することにも
つながるしね
うつ病って
心の問題
だろ？
気の持ちようで
どうにでも
なる
気のせい
でしょ
甘えじゃ
ないの
結仏…
この手の基礎研究は
苦しんでいる人を
今すぐに救うものでは
ないかもしれません
だけど
うつ病研究の未来と
患者さんたちの未来は
確実にどこかで
つながっています
研究内容はともかく
このおじさん
変わってて面白いよ♪
おじさん!?
…それは
よく知ってます

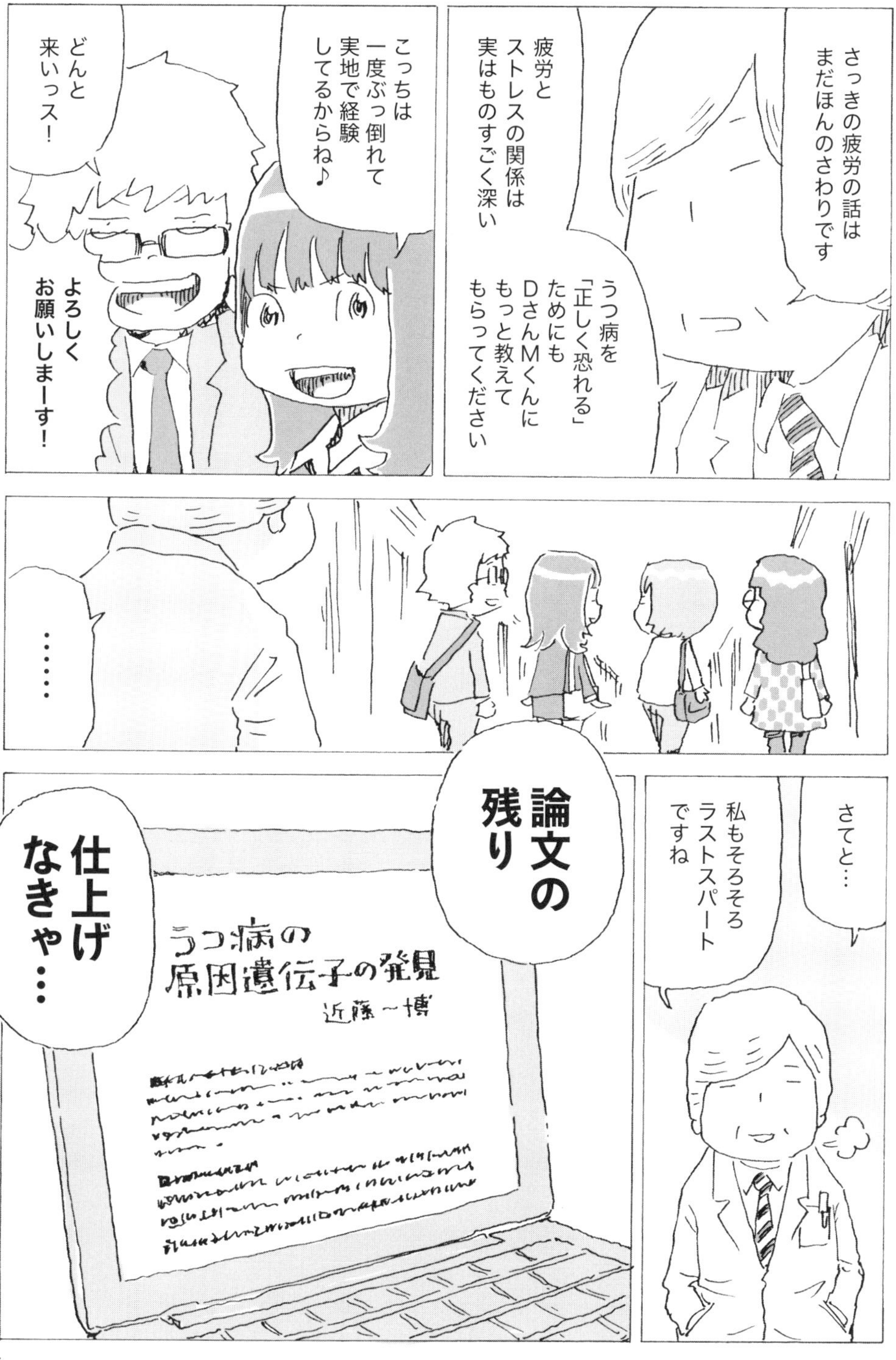
さっきの疲労の話はまだほんのさわりです
疲労とストレスの関係は実はものすごく深い
うつ病を「正しく恐れる」ためにもDさんMくんにもっと教えてもらってください
こっちは一度ぶっ倒れて実地で経験してるからね♪
どんと来いっス！
よろしくお願いしまーす！
……
さてと…
私もそろそろラストスパートですね
論文の残り
仕上げなきゃ…
うつ病の原因遺伝子の発見
近藤一博

解説⑧

疲労大国ニッポン

ＳＩＴＨ－Ｉ研究の結果、
うつ病予防には、疲労とストレスの解決が重要だということが再確認されました。
大抵の分野で欧米の研究は進んでいるものなのですが、
こと疲労の分野では日本の研究の方が進んでいます。
というよりも、欧米では疲労というものが重要だと認識されていないようなのです。
医療人類学という分野があって、
文化による健康や医療のあり方の違いを研究する学問なのですが、
本当に医学や医療が文化の影響を受けていることに驚きます。
例えば、欧米では無理をしてヘトヘトになるまで残業するといったことはしません。
ヘトヘトで働いても、効率が悪いだろうとみんなが考えているからです。
また、長時間働くことも良いことだとはされません。
こんなに長い時間働いてこの程度の成果しか出ないとは、
よほどダメな人間だという目で見られてしまうからです。
日本のように、「お疲れさん」などと言って慰めてはくれないのです。
こんな状況なので、過労で病気になるという考えが頭に浮かばないようなのです。
このため、過労でうつ病になるとか、欧米人には理解できません。

ストレスがうつ病のリスクファクターという考え方も、
ようやく最近、認める人が増えてきたという程度です。
この本で紹介したＳＩＴＨ‐Ｉ説からしても、我々の経験からしても、
疲労とストレスはうつ病の重要なリスクファクターなのですが、
文化が違うと理解できないということのようです。
欧米人のうつ病は、疲労やストレスがリスクファクターではないのでしょうか？
実は、そんなことはありません。
欧米でうつ病になりやすい職業を調べると、教師、弁護士、医師、警察官、軍人、消防士と、
いかにも疲労やストレスがたまりそうな職業が並びます。
この職業の傾向は、日本とほとんど同じです。
それでは、これらの仕事の人がどうやってうつ病になると考えているのでしょうか？
答えは、死体を見るというトラウマだそうです。
また、最近有力な説では、うつ病の原因は貧困なのだそうです。
ちょっと首を傾《かし》げざるを得ません。
やはりこれは、社会的に疲労というものの重要性を認識していないから
としか言いようがないと思います。
それでは、欧米でうつ病患者が少ないかというと、そんなことはありません。
日本よりも多いくらい患者はいます。
うつ病と疲労との関係をしっかりとらえている日本の方が、
うつ病の解決に近いと言えるかもしれません。

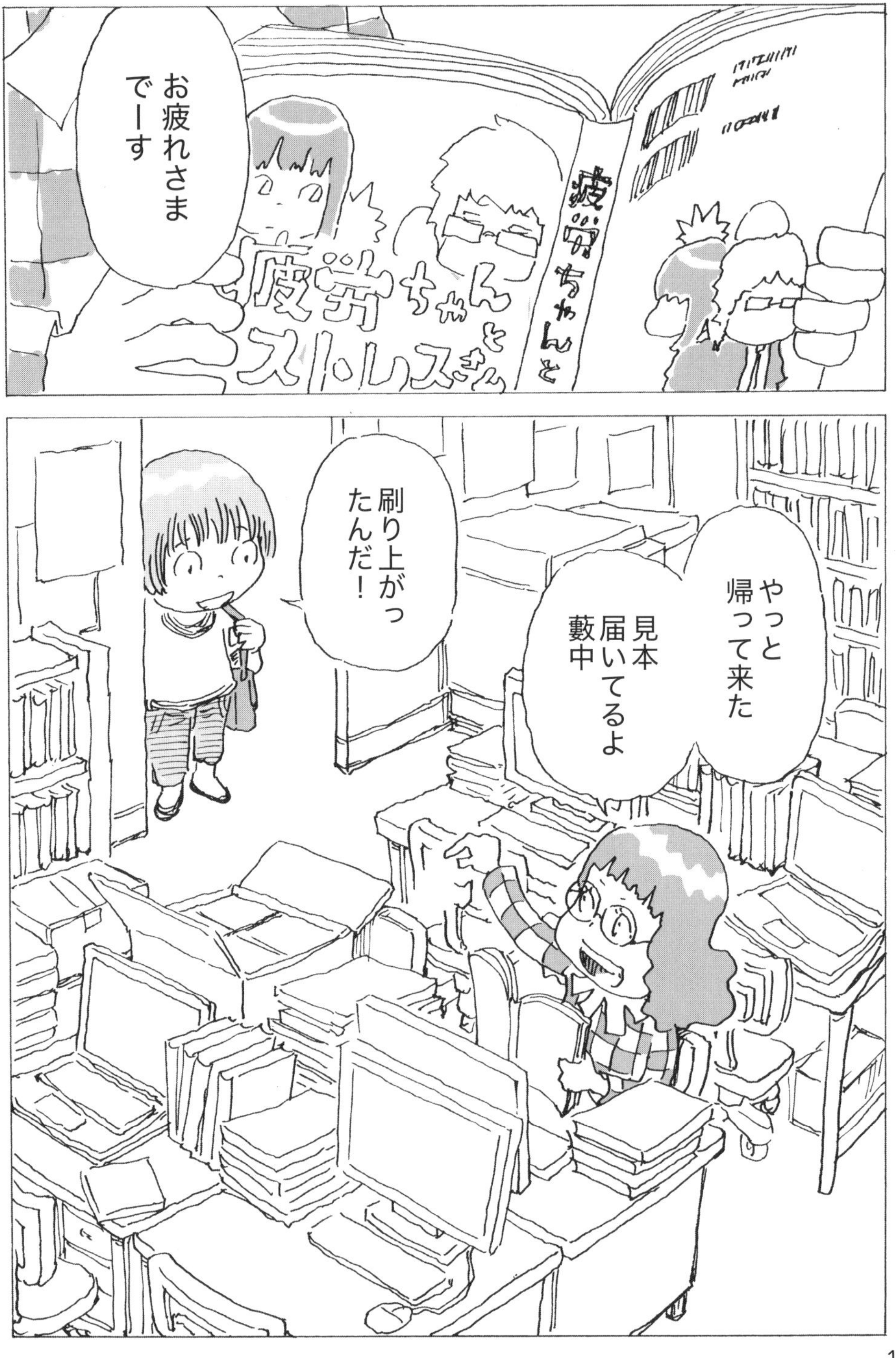
お疲れさまでーす
疲労ちゃんとストレスさん
疲労ちゃんと
やっと帰って来た
見本届いてるよ
藪中
刷り上がったんだ!

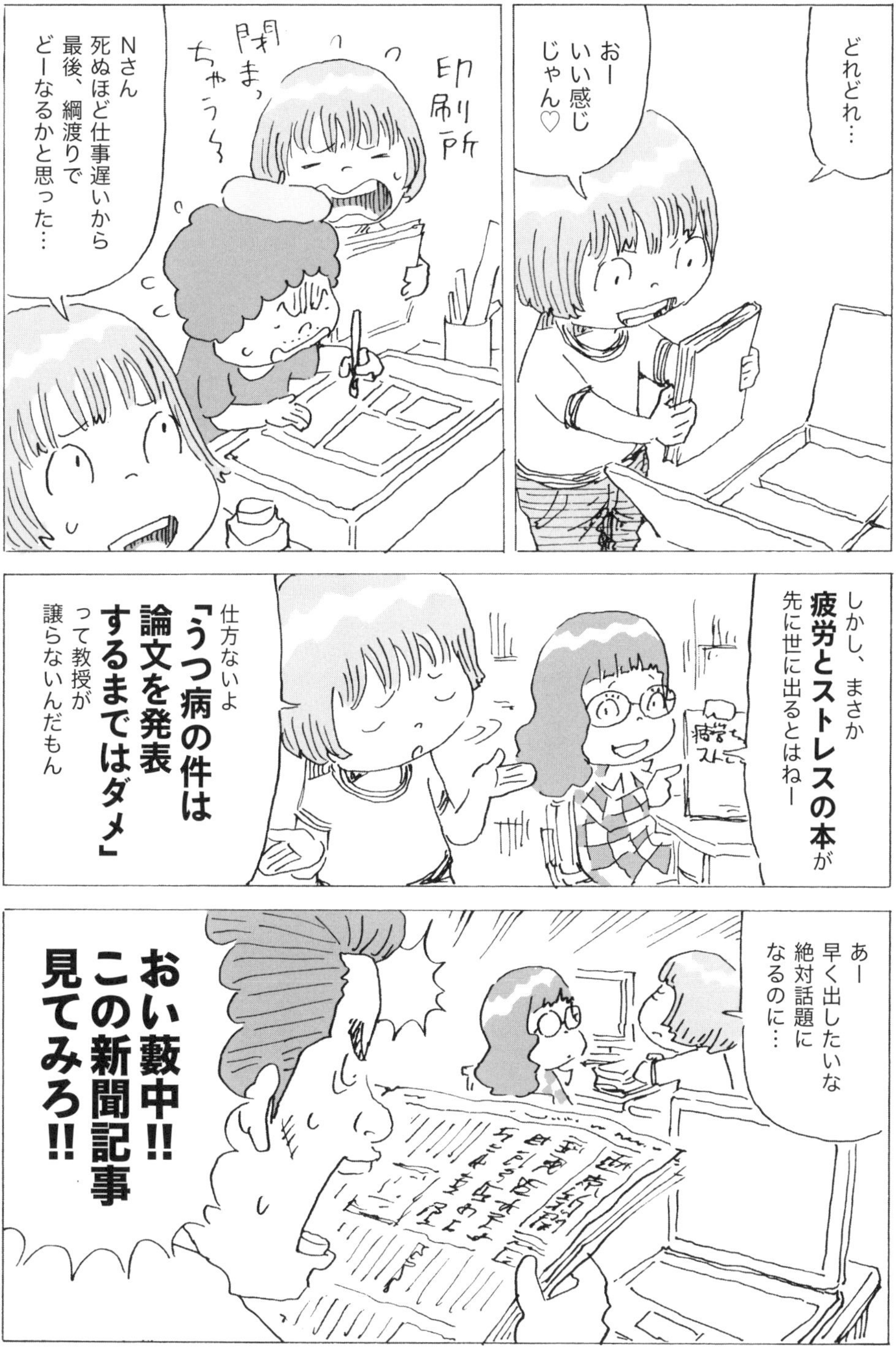
どれどれ…
おー
いい感じ
じゃん♡
印刷所
閉まっちゃう〜
Nさん
死ぬほど仕事遅いから
最後、綱渡りで
どーなるかと思った…
しかし、まさか
疲労とストレスの本が
先に世に出るとはねー
仕方ないよ
「うつ病の件は
論文を発表
するまではダメ」
って教授が
譲らないんだもん
あー
早く出したいな
絶対話題に
なるのに…
おい藪中!!
この新聞記事
見てみろ!!

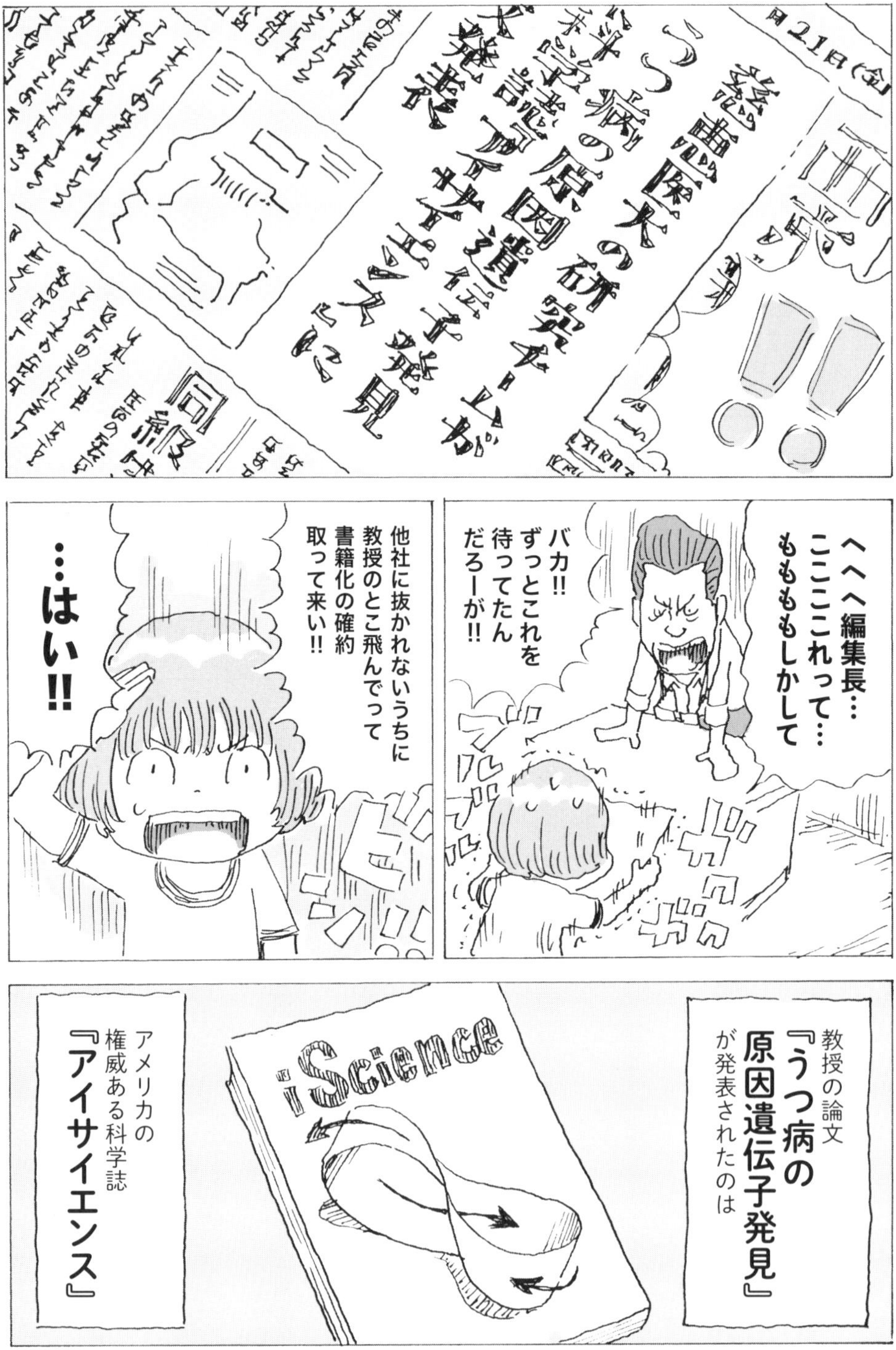
へへへ編集長…
こここれって…
ももももしかして
バカ!!
ずっとこれを
待ってたん
だろーが!!
他社に抜かれないうちに
教授のとこ飛んでって
書籍化の確約
取って来い!!
…はい!!
教授の論文
『うつ病の
原因遺伝子発見』
が発表されたのは
iScience
アメリカの
権威ある科学誌
『アイサイエンス』

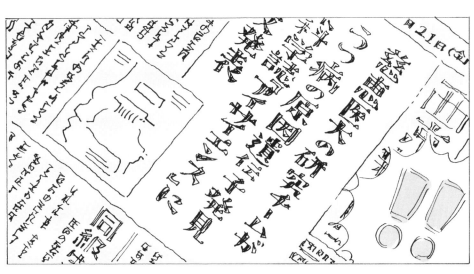

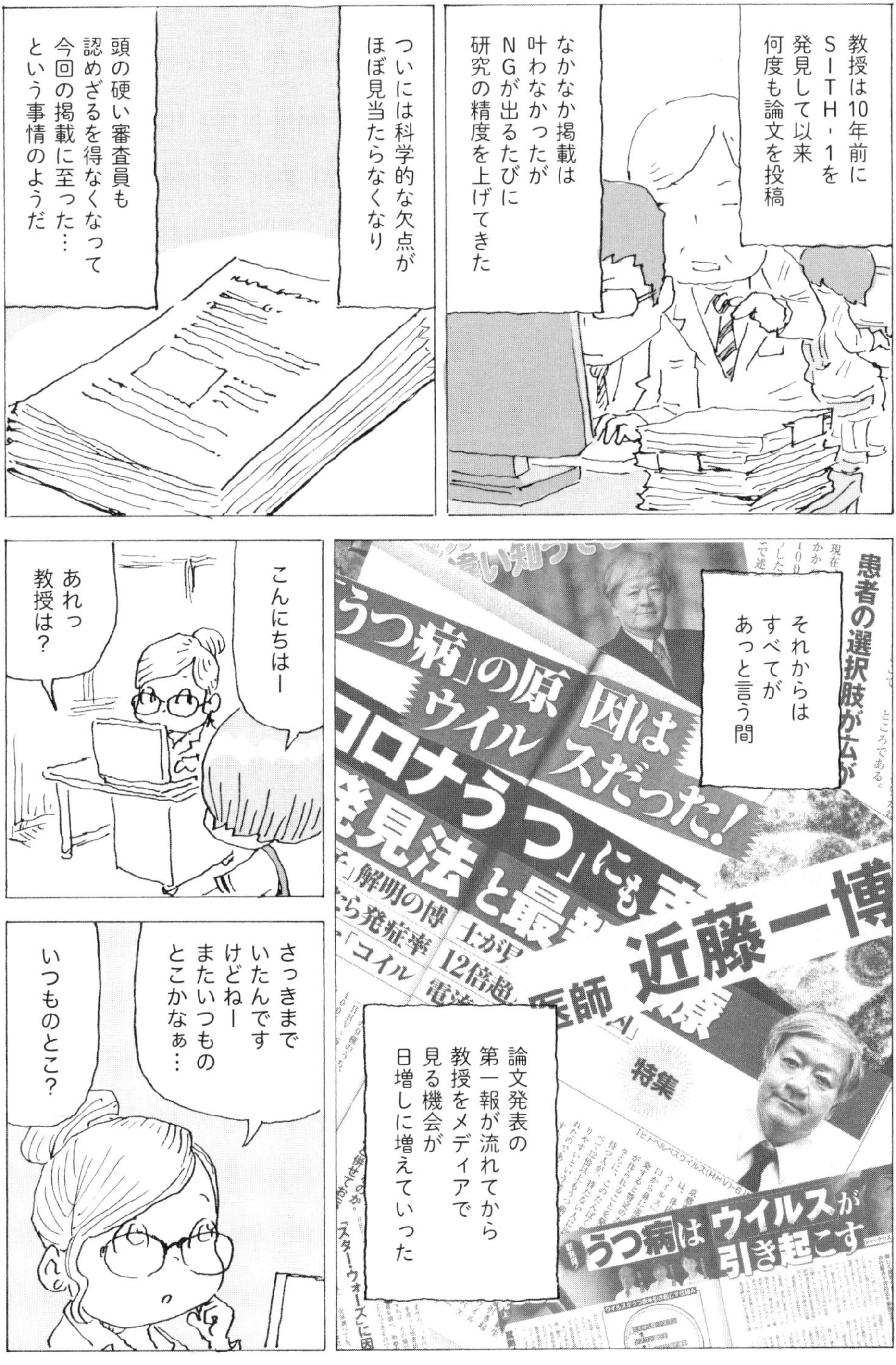
教授は10年前にSITH-1を発見して以来何度も論文を投稿
なかなか掲載は叶わなかったがNGが出るたびに研究の精度を上げてきた
ついには科学的な欠点がほぼ見当たらなくなり
頭の硬い審査員も認めざるを得なくなって今回の掲載に至った…という事情のようだ
それからはすべてがあっと言う間
「うつ病」の原因はウイルスだった!
コロナうつ」にも
近藤一博
特集
うつ病はウイルスが引き起こす
論文発表の第一報が流れてから教授をメディアで見る機会が日増しに増えていった
こんにちはー
あれっ教授は?
さっきまでいたんですけどねーまたいつものとこかなぁ…
いつものとこ?

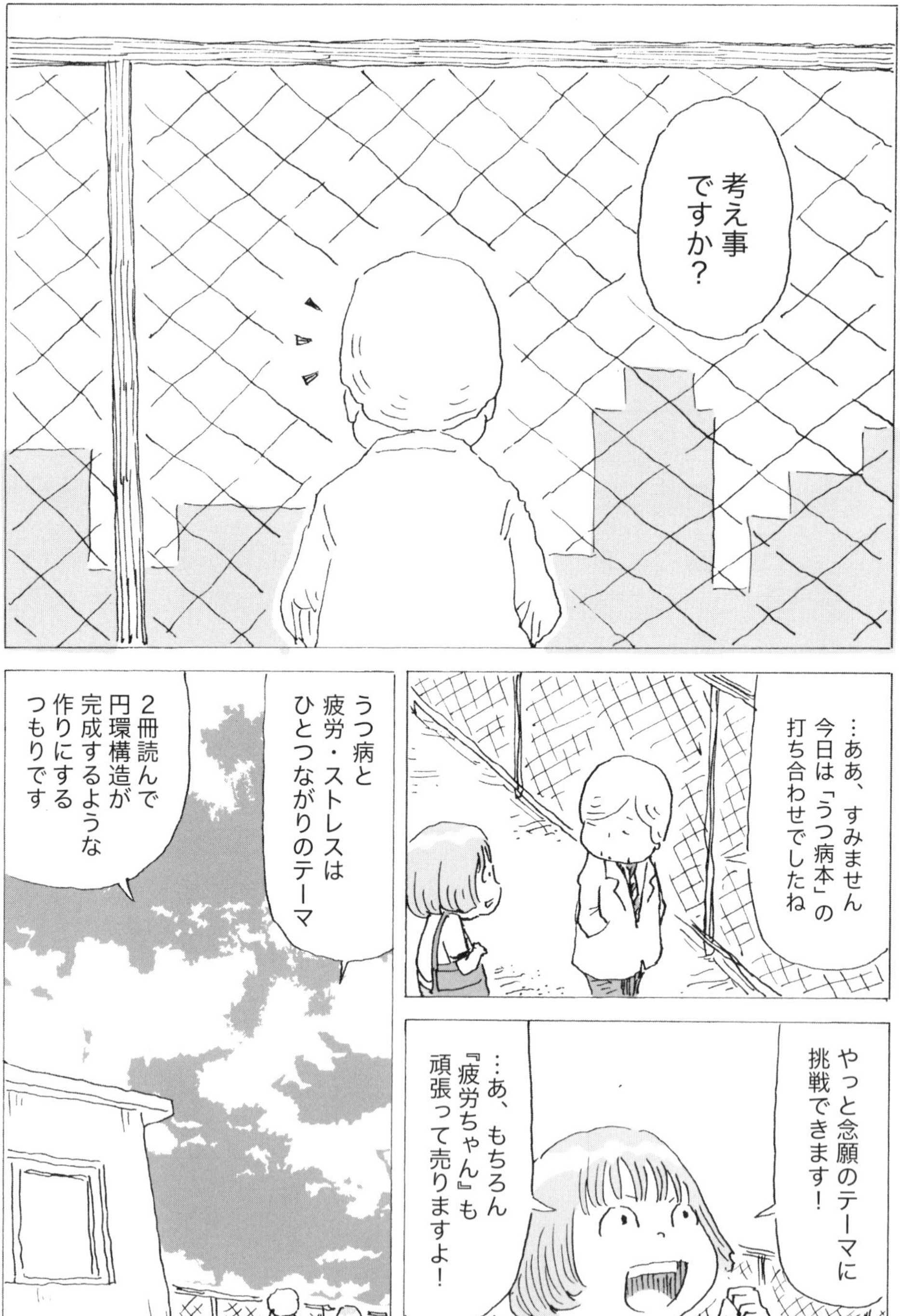
考え事ですか?
…ああ、すみません今日は「うつ病本」の打ち合わせでしたね
うつ病と疲労・ストレスはひとつながりのテーマ
2冊読んで円環構造が完成するような作りにするつもりです
やっと念願のテーマに挑戦できます!
…あ、もちろん『疲労ちゃん』も頑張って売りますよ!

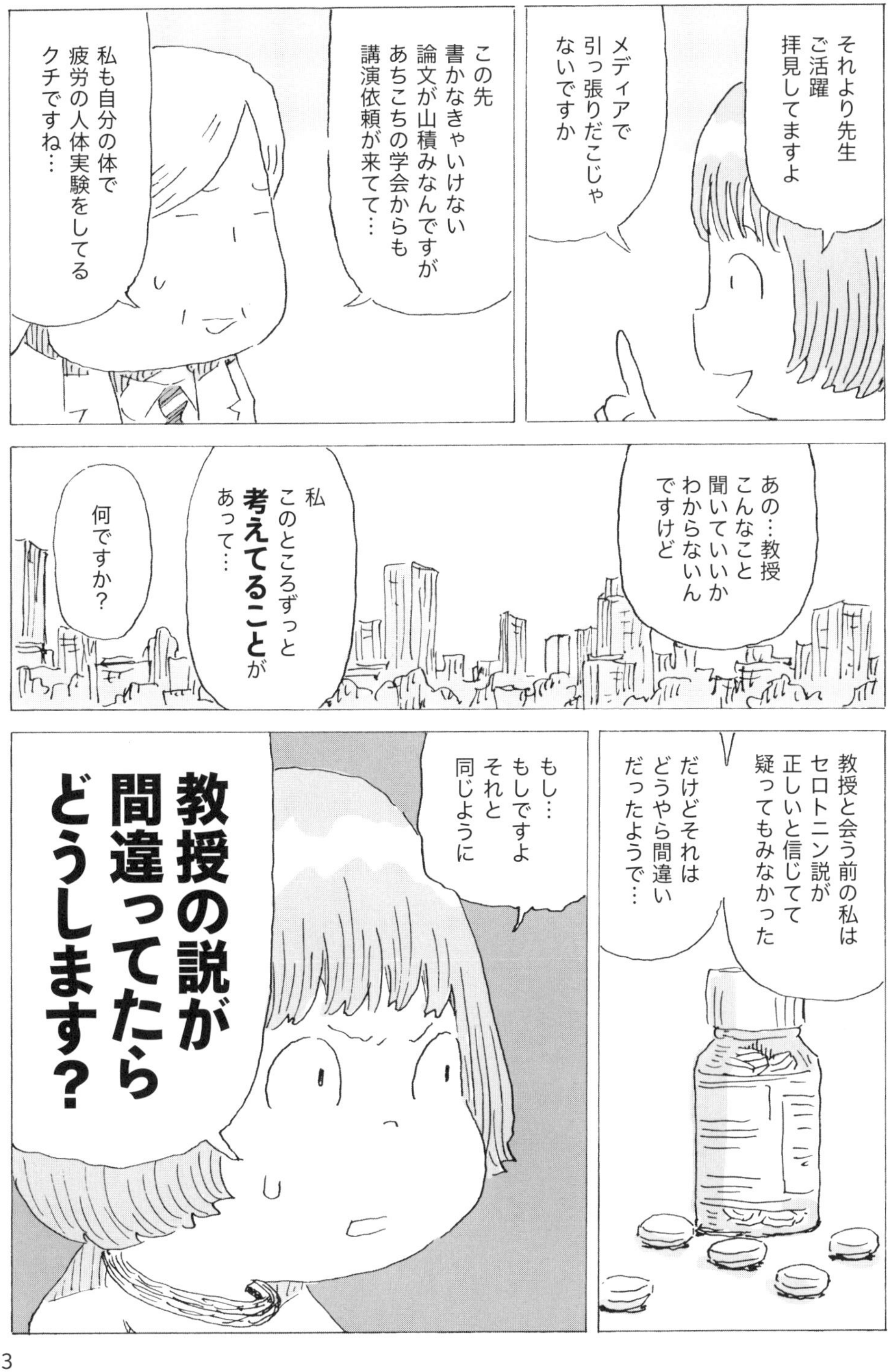
それより先生 ご活躍 拝見してますよ
メディアで引っ張りだこじゃないですか
この先 書かなきゃいけない論文が山積みなんですが あちこちの学会からも講演依頼が来てて…
私も自分の体で疲労の人体実験をしてるクチですね…
あの…教授 こんなこと聞いていいかわからないんですけど
私 このところずっと**考えてること**があって…
何ですか？
教授と会う前の私は セロトニン説が正しいと信じてて 疑ってもみなかった
だけどそれは どうやら間違いだったようで…
もし… もしですよ それと同じように
教授の説が間違ってたらどうします？

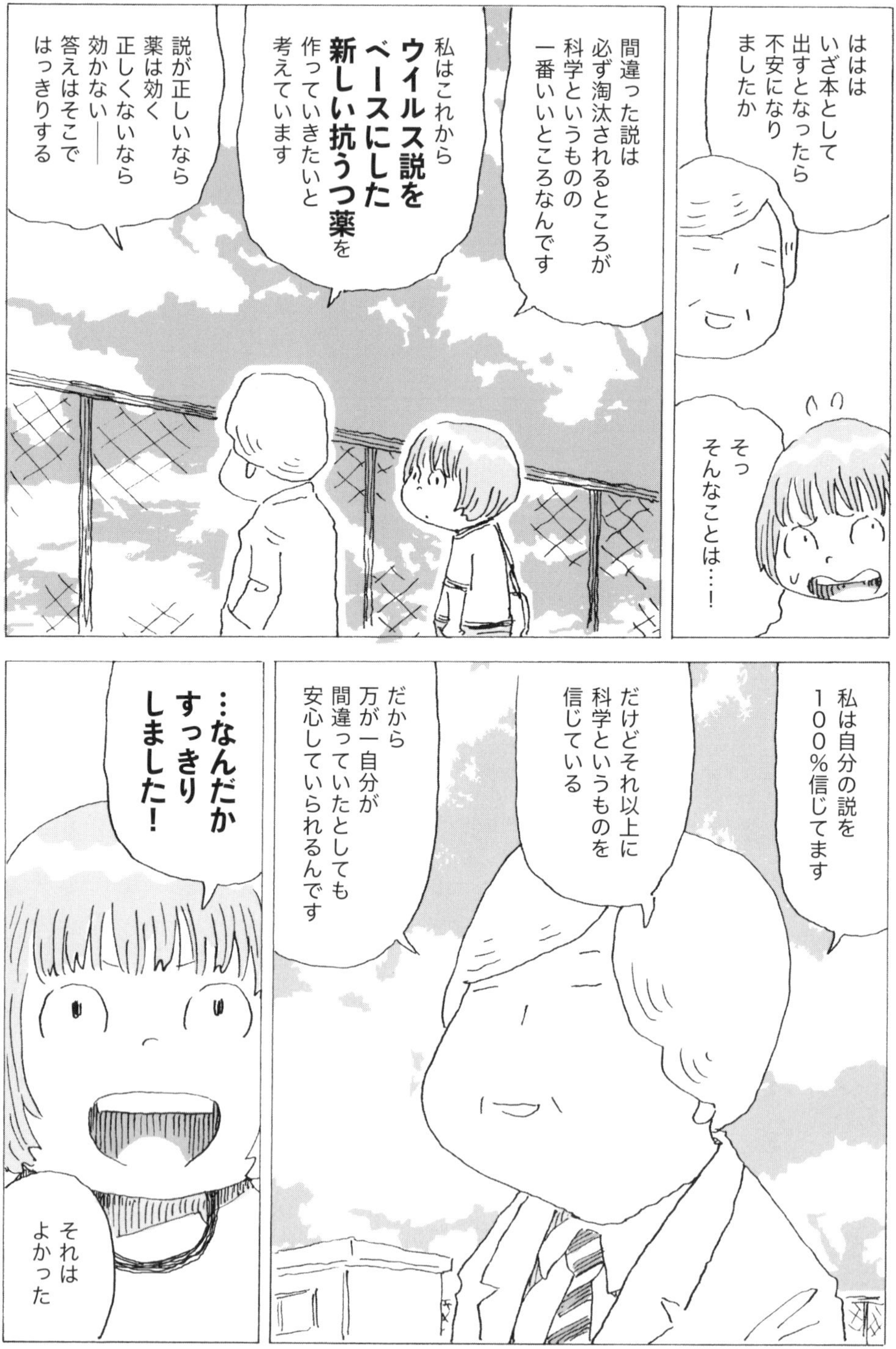
ははは いざ本として 出すとなったら 不安になり ましたか
そっ そんなことは…！
間違った説は 必ず淘汰されるところが 科学というものの 一番いいところなんです
私はこれから **ウイルス説を ベースにした 新しい抗うつ薬**を 作っていきたいと 考えています
説が正しいなら 薬は効く 正しくないなら 効かない―― 答えはそこで はっきりする
私は自分の説を 100％信じてます
だけどそれ以上に 科学というものを 信じている
だから 万が一自分が 間違っていたとしても 安心していられるんです
…なんだか すっきり しました！
それは よかった

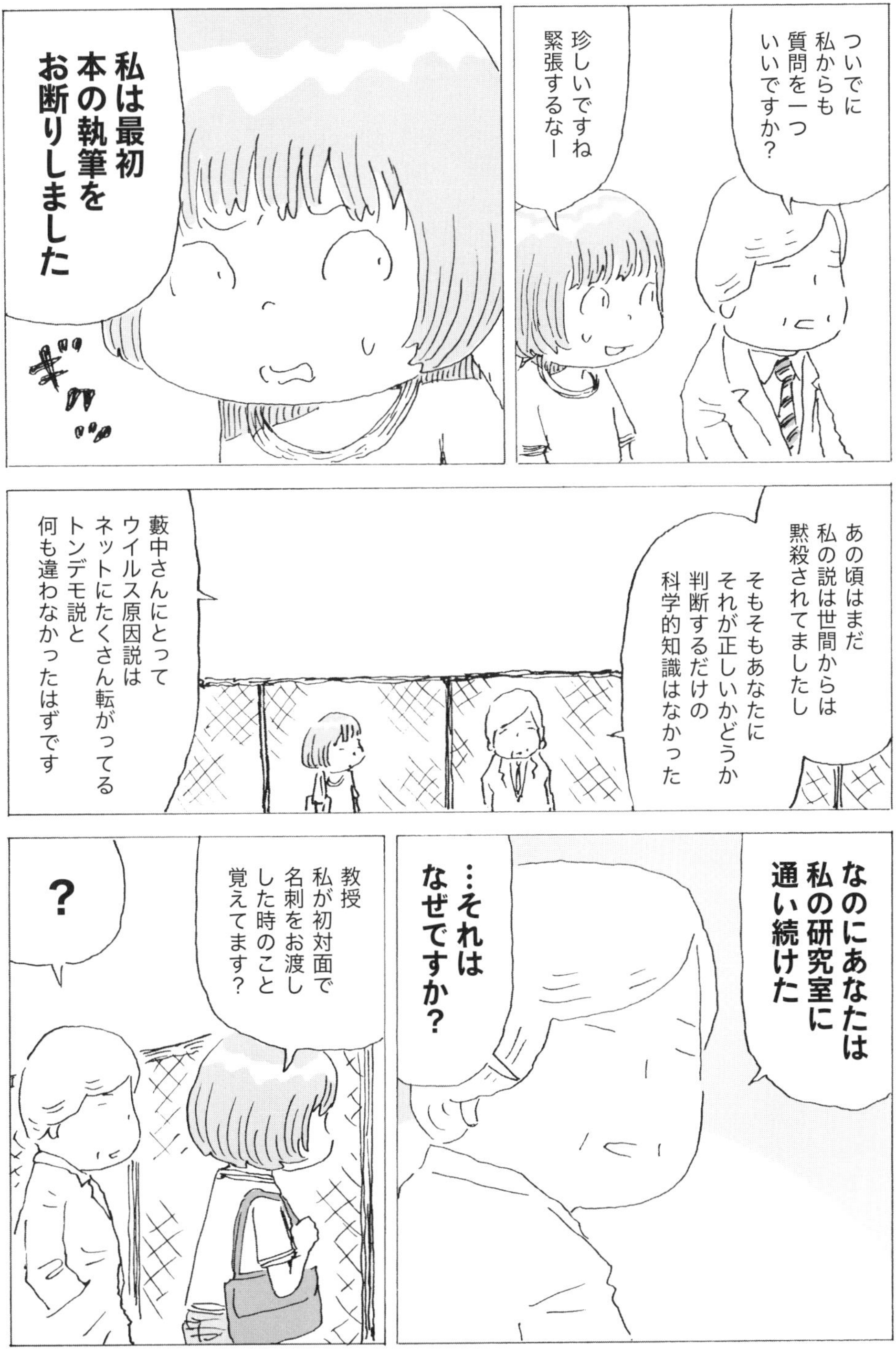

ついでに私からも質問を一つ いいですか？
珍しいですね 緊張するなー
私は最初 本の執筆をお断りしました
あの頃はまだ私の説は世間からは黙殺されてましたし
そもそもあなたにそれが正しいかどうか判断するだけの科学的知識はなかった
藪中さんにとってウイルス原因説はネットにたくさん転がってるトンデモ説と何も違わなかったはずです
なのにあなたは私の研究室に通い続けた
…それはなぜですか？
教授 私が初対面で名刺をお渡しした時のこと覚えてます？
？

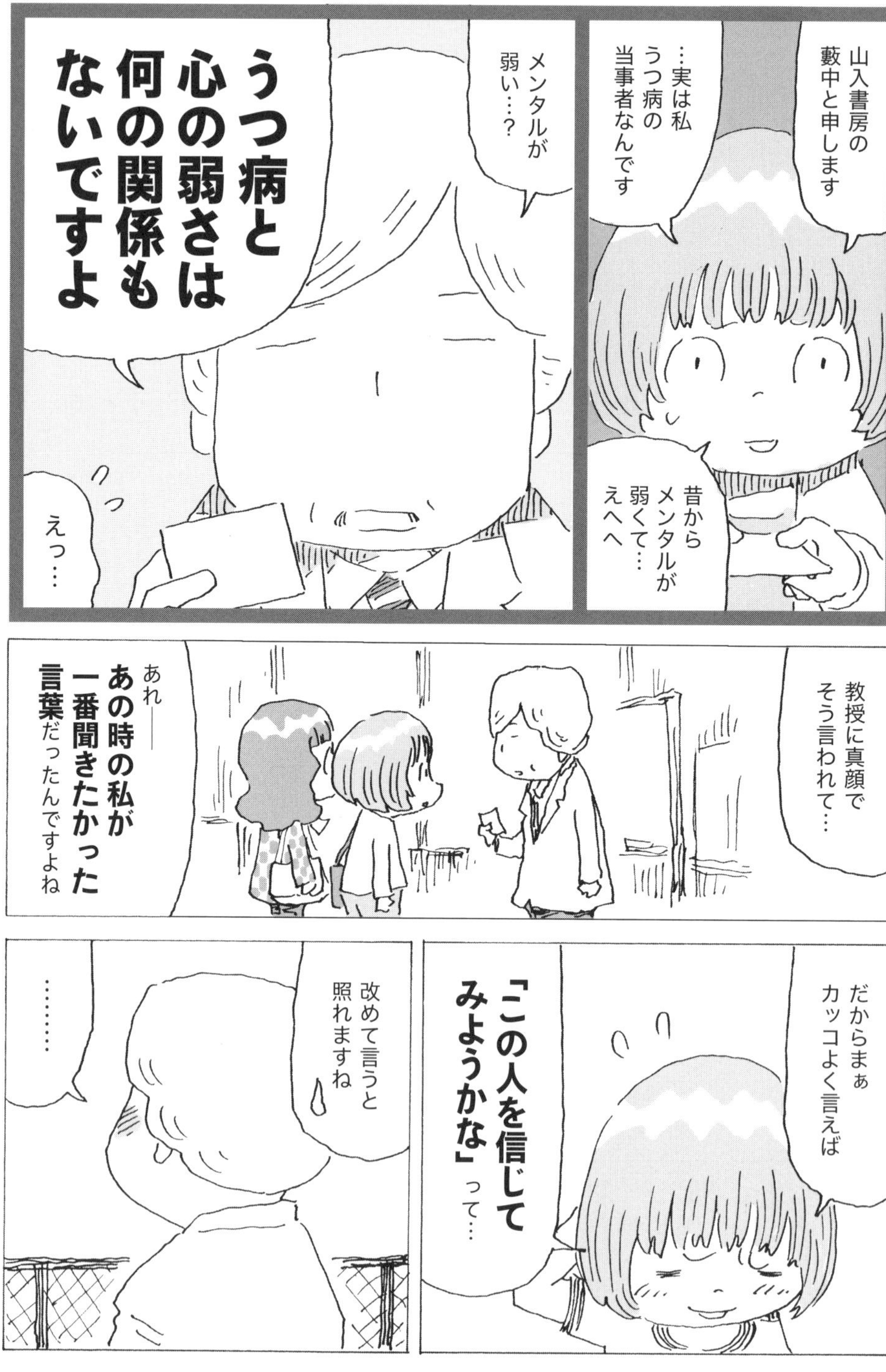
山入書房の藪中と申します
…実は私うつ病の当事者なんです
昔からメンタルが弱くて…えへへ
メンタルが弱い…？
うつ病と心の弱さは何の関係もないですよ
えっ…
教授に真顔でそう言われて…
あれ——あの時の私が一番聞きたかった言葉だったんですよね
だからまぁカッコよく言えば
「この人を信じてみようかな」って…
改めて言うと照れますね
………

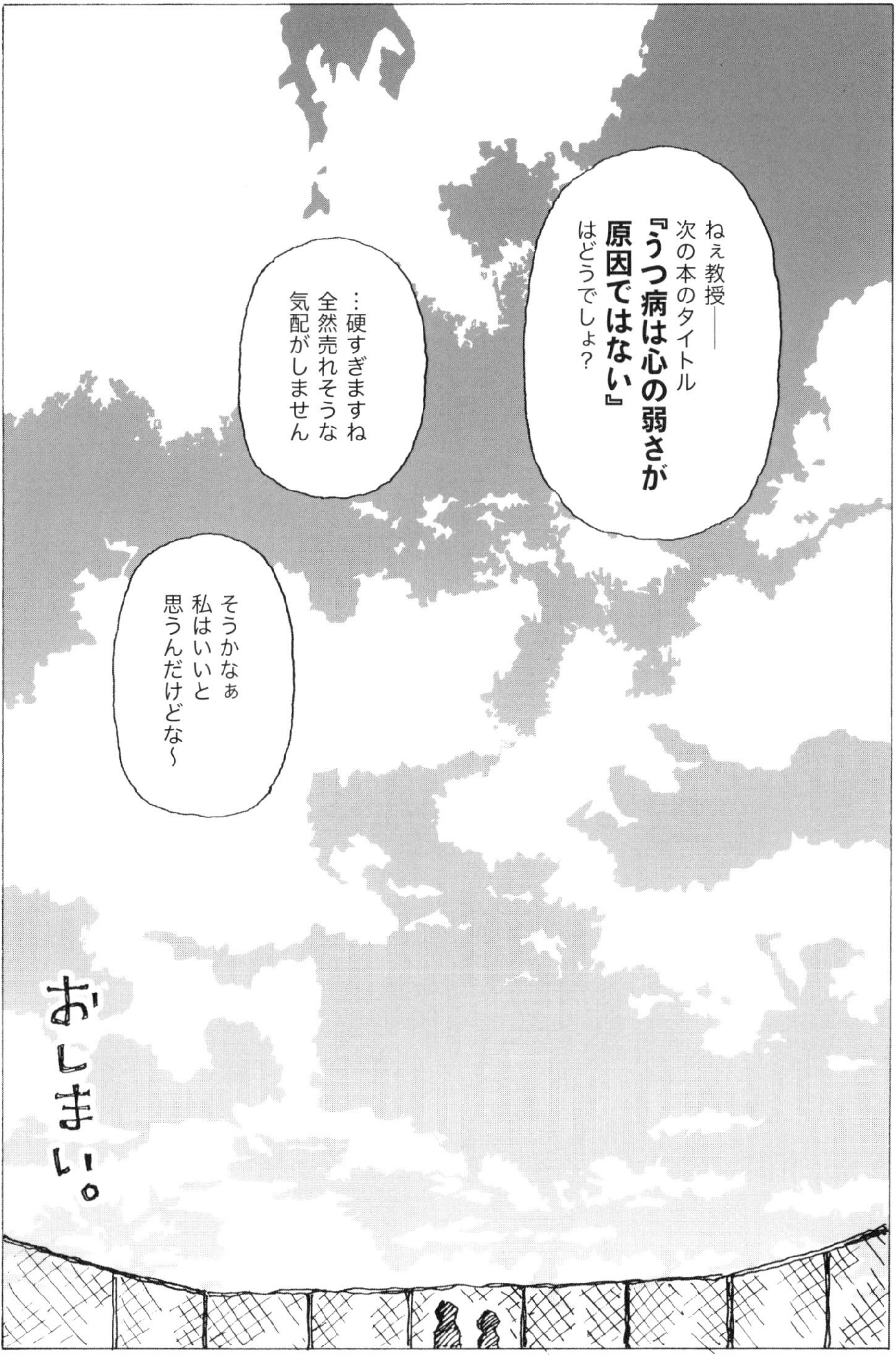
ねぇ教授——
次の本のタイトル
『うつ病は心の弱さが原因ではない』
はどうでしょ?
…硬すぎますね
全然売れそうな
気配がしません
そうかなぁ
私はいいと
思うんだけどな〜
おしまい。

※うつ病は人により様々な症状があります。

おわりに

人は見たいものしか見ない

「ほとんどの場合、人間たちは、自分が望んでいることを喜んで信じる」
カエサルの有名な言葉です。
うつ病や疲労の研究をしていると本当にそうだなと思います。
何か決定的なものが欠けているのに、無理やりつじつまを合わせようとする。
素人だけでなく、むしろ専門家だからこそ、
説明に困って適当なことを、もっともらしく言ってしまう。
「教科書に書いてあることは100パーセント間違い」
これは、私が医学生時代に、講義で習った言葉です。
この先生は、後にノーベル賞を取られました。
見たいものしか見ないために、科学的な発展が遅れ、偏見が生まれる。
かつて、結核やハンセン病などの細菌感染症は、
悪霊のせいだと考えられていました。治療は、当然、加持祈禱です。
今では細菌学が進んだので、これらは迷信だとはっきり言うことができます。
しかし、医学には、科学的な解明が十分に進んでいない分野が数多く残っています。
先ほどの「教科書は100パーセント間違い」発言は、
このような状況を憂えた言葉だと思います。

残念ながら、今もこの状況はあまり変わっていません。
うつ病は、科学的な解明が十分に進んでいない分野の代表格です。
この本をお読みいただいた皆さんは、このことをおわかりいただけたのではないかと思います。
「はじめに」にも書きましたが、うつ病に対する偏見が生まれた背景を知っていただくことで、偏見に流されないようにしていただきたいと思います。
また、この本では、我々の「うつ病ウイルス説」や、この説で改めて明らかにされたうつ病と疲労やストレスとの関係を説明させていただきました。
日本は疲労大国ですが、その分、うつ病に対する研究や社会制度の発展は、諸外国よりも希望が持てると思います。
特に、うつ病による自殺を過労死と位置づけられたことは、多くの犠牲者の方々の残して下さった大きな遺産だと思います。
本文中でも紹介しましたが、
この本は、前著『疲労ちゃんとストレスさん』の続編となっています。
疲労やストレスの重要性を理解していただけた読者の方は、
そちらの本も見ていただけると有り難いです。
本書で紹介させていただいた研究は、
東京慈恵会医科大学の多くの先生の御指導・御協力によって成し遂げられたものです。
この場を借りて心より御礼申し上げます。

東京慈恵会医科大学・ウイルス学講座教授・近藤一博

著者紹介

近藤一博（監修・原作 担当）
1958年三重県生まれ。愛知県と大阪府で育つ。大阪大学医学部卒業後、大阪大学附属病院研修医、大阪大学微生物病研究所助手、スタンフォード大学ポストドクトラルフェロー、大阪大学医学部微生物学講座准教授を経て、東京慈恵会医科大学ウイルス学講座教授。同・疲労医科学研究センター教授を兼任。日本ウイルス学会評議員、日本疲労学会理事。著書に『疲労ちゃんとストレスさん』がある。

にしかわたく（漫画・原作 担当）
1969年長崎県生まれ。東京都国分寺市で育つ。大学在学中に『月刊アフタヌーン』で商業誌デビューするも紆余曲折、現在は漫画・イラスト・映画コラムと場当たり的に活動中。著書に『僕と王様』、共著に『法廷ライター まーこと裁判所へ行こう!』『常岡さん、人質になる。』『母親やめてもいいですか　娘が発達障害と診断されて…』『ブラック企業やめて上海で暮らしてみました』『疲労ちゃんとストレスさん』など。

うつ病は心の弱さが原因ではない

ウイルス原因説から見えるうつ病治療の未来

2021年2月18日 初版印刷
2021年2月28日 初版発行

監修・原作　近藤一博
漫画・原作　にしかわたく
発行者　小野寺優
発行所　株式会社 河出書房新社
〒151-0051　東京都渋谷区千駄ヶ谷2-32-2
電話：03-3404-1201［営業］
　　　03-3404-8611［編集］
http://www.kawade.co.jp/

印刷・製本　三松堂株式会社

Printed in Japan
ISBN 978-4-309-24991-9

編集・デザイン　神崎夢現[mugenium inc.]
本文組版　小石和男
企　画　mugenium inc.